国家出版基金项目
NATIONAL PUBLICATION FOUNDATION

OVERSEAS TCM
RESEARCH

海外中医研究

主　编　李振吉

副主编　徐春波

日本汉方医学与中医学

——主要流派及诊疗特点

戴昭宇　著

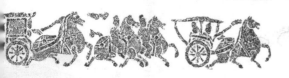

求真出版社

图书在版编目（CIP）数据

日本汉方医学与中医学. 主要流派及诊疗特点 / 戴昭宇著. —北京：求真出版社，2023.6（2024.3 重印）

ISBN 978-7-80258-298-9

Ⅰ.①日… Ⅱ.①戴… Ⅲ.①中国医药学—研究—日本 Ⅳ.①R2

中国国家版本馆 CIP 数据核字（2023）第 085521 号

日本汉方医学与中医学——主要流派及诊疗特点

著　　者：戴昭宇

出版发行：求真出版社

社　　址：北京市西城区太平街甲 6 号

邮政编码：100050

印　　刷：三河市新科印务有限公司

经　　销：新华书店

开　　本：680×960　1/16

字　　数：304 千字

印　　张：27.25

版　　次：2023 年 10 月第 1 版　2024 年 3 月第 3 次印刷

书　　号：ISBN 978-7-80258-298-9/R·89

定　　价：82.00 元

销售服务热线：（010）83190520

《海外中医研究丛书》序

随着中国改革开放的不断深入，中医药学作为中华民族优秀传统文化的代表，由于其卓越的疗效和安全性，在世界各地得到广泛传播。一批国内中医药专家、学者，在海外开设诊所、开展专业教育，为当地民众提供医疗保健服务，用现代科技方法总结治疗经验，赢得了良好的国际声誉，逐步融入当地社会。

在海外，现代医学作为主流医学，在疾病的预防、治疗、康复、保健中发挥着主体作用。但是由于其局限性，在一些重大疑难病症、慢性病痛、自身免疫性疾病、亚健康状态等领域，尚无有效的治疗方法。中医药作为一门研究人体生理健康和疾病防治的医学科学，具有独特的生理观、病理观和疾病防治观，注重从整体联系角度、功能角度、运动变化角度来把握生命规律和疾病演变，为解决上述领域的难题，提供了崭新的视角和防治思路。中医药在临证实践中体现的个性化的辨证论治、求衡性的防治原则、人性化的治疗方法、多样化的干预手段、天然化的用药取向和临床疗效确切、用药相对安全、服务方式灵活、费用比较低廉的优势，逐渐为当地患者接受，并得到学术界认可。中西医学优势互补、各取所长，已经成为当地民众医疗保健的最佳选择。

　　海外中医师，大都在国内接受过中医药院校的正规教育，又曾广拜名师，中医基础理论扎实，临床经验丰富。他们在多年从事海外中医教育、临床实践的基础上，及时归纳总结，不仅对中医理论有独到的见解，积累了大量医案，而且积极利用现代信息技术对临床资料进行分析、归纳、凝练，逐渐汇集了中医临床疗效的科学证据。

　　由世界中医药学会联合会组织策划的《海外中医研究丛书》面世，并获国家出版基金资助。丛书记载了中医在英国、美国、日本等国的发展现状，总结了当地著名中医教育者、中医师的思考与临床经验。丛书的出版、发行，不仅对中医药临床科研成果的国际化推广、国际名医的培育发挥桥梁作用，而且对推动中医药的国际传播，弘扬中华民族优秀传统文化都有重要意义。

世界中医药学会联合会创会副主席兼秘书长
国家中医药管理局原副局长
2020 年冬

郑金生序

2021年末，戴君昭宇给我寄来他的新书文稿，书名《日本汉方医学与中医学——主要流派及诊疗特点》，邀我作序。我与戴君有过一段师生之谊，此书又与其博士论文有关，故自觉撰序之事义不容辞。

戴君1985年从北京中医药大学本科毕业之后，旋即投在董建华、田德禄教授门下，从事消化系统疾病中医诊疗的临床与研究工作，顺利完成其硕士学业。1989年，戴君又渡海赴日本留学，嗣后即留在日本工作，从事教育、编辑及临床研究工作，并担任日文版《中医临床》杂志编委，兼任中医学讲师，意气风发地投入中日传统医学交流活动，终日忙碌，事业开展得风生水起。1999年，我赴日本开展日本现存中国亡佚古医籍的调研回归工作，得以结识戴君，曾多次参与戴君组织的学术活动，深感戴君乃极为难得的日本汉医通。他在日本工作的24年间，以其对中医与日本汉方医学的深入了解，在两国医家交流方面做了大量联系、沟通、协调与促进工作，待人热情诚挚，凡与戴君有过交往的中日医家莫不交口称赞。

百忙之中，戴君不忘再提高，希望能接受博士课程学习，因此于 2000 年报考中医研究院的医史博士研究生，选择我作为合作研究的导师。不才深恐学识不足，遂邀请陶广正、王致谱两位学兄共同组成导师组，并根据戴君之所长，确定以《汉方医学主要流派"证"的学术史研究》作为其博士论文题目。此论文完成后，博得答辩委员会专家一致好评，我也因此对日本汉方医学的学术流派有了初步的了解。戴君在日本的 24 年中，一边讲授中医，一边在教学、临证中体察彼邦的汉方医学，故能深入了解到日本汉医的来龙去脉，切身体会两种"同源异流、同根异枝"的传统医学各自的短长，也由此确立了他的主要研究方向，即基于诊疗思路与方法的中日传统医学比较研究。

我非常欣赏戴君的这一充满新意的研究方向，也期待他能在博士论文的基础上继续深入研究。2013 年，戴君转职到香港浸会大学中医药学院从事中医学教学和临床研究，但他并没有停止中日传统医学的比较研究。他的博士论文主要集中考察江户时代日本汉方医学流派及其临证诊疗思维与方法，在时间跨度上还未能过多扩展。近 20 年，他又潜心收集资料，不断探索新知，修订、充实了原论文的有关内容，增加了日本明治维新至现代的日本汉方医学演进情况，终于在 2021 年完成了这部新作。

日本汉方医学的流派研究难度很大。近现代日本的医家及医史学者对此有多种不同的学派划分法，或繁或简，一直没有一个比较通行的说法。戴君通过综述各家之说，比较各种学派的特点、影响，认为其中四派（后世派、古方派、考证派、折衷派）的存在，是学界普遍认同的。因此，戴君之书共七章，除第一章"绪论"之外，其余六章均以学派出现的时间为序，渐次展开论述，充分发挥了戴君善于讲授的特点，条理清晰，娓娓而谈。

戴君在绪论中提到，中日两国传统医学交流至今已近1500年。由公元5世纪起，中国医学通过朝鲜半岛进入日本；公元562年，吴人知聪又携医书160卷抵日，中日两国的医学开始了人、物与学术的直接交流；直至日本室町时代（1336—1573），相当于中国元末至明嘉靖间，日本医学以引入和模仿中国医学为主要特征。这段日本汉方医学发展历程见于该书第二章"汉方医学形成以前的'证'与'治'"，其中丹波氏《医心方》与半井家业绩是这一时期最大的亮点。

中医历史上，"医之门户分于金元"，日本汉方医学的门户之分要慢半拍，直到金元医学传入日本才促使日本汉方医学流派以及各种具有日本本土特色的学术体系形成。这一时期的田代三喜成为开创汉方医学体系和汉方后世派的先驱。戴君书的第三章"后世派的学术与诊疗特点"中指出，"后世派"是相对于此后独尊仲景方药的"古方派"而得名，其特点是以宋金元明医方为主。此章详细探讨了后世派的源流与谱系、学术特色（尤其是"证"与"治"的理论与临床研究），以及受南宋金元与明代医学影响而出现的"口诀汉方"。

戴君书第四章介绍的是"致力于《伤寒论》证治研究的古方派"。这一派产生于日本江户时期，该派的特点虽然至今还有争议，但公认的特点是注重《伤寒论》证治法。在此章中，戴君分析了古方派出现的时代背景，深入探讨了他们在《伤寒论》证治理论研究中的某些观点，其中病因方面有"万病一寒""一气留滞""万病一毒""气血水"等，其共同点是试图以一元化的病因来推究诸证（即所谓"挈因命证"）。汉方医学界对吉益东洞（1702—1773）"方证相对"诊疗观点的激烈讨论，该章也一一予以剖析。

较古方派晚出的是"考证派"与"折衷派"，他们均活跃于18世纪中期至19世纪中期，且这两派的研究内容交叉互补，学术观点亦颇接近，故戴君将这两派集中在其书第五章"考证派和折衷派的病证学研究"予以探讨。日本汉方医学考证派的兴起受到中国清代儒学考证派的影响，在中医文献的考据与整理研究方面业绩辉煌。折衷派的特点更多表现在临床诊疗中，折衷后世派与古方派之见，也可包括"汉兰折衷"（即汉方与兰学），同时汲取传统医学与西洋医学诊疗之长。戴君在该章探讨了这两派的源流与谱系，以及他们在整理文献与临床求索方面的某些突出贡献。

在论述了日本汉方医学四大学派之后，戴君书中的第六章首次探讨了"近现代汉方医学的复兴与流派演变"，其中包括西洋医学传日至日本明治维新后汉方的衰退，以及大正至昭和年间汉方医学的复兴及主要流派的演变。这一全新的内容，戴君下了很大的功夫去梳理、研究，资料非常丰富。这一时期的日本汉方医学与中国近现代中医的历史有许多交流与联系，从中也可看出日本汉方医学对中医的某些影响。

戴君书的最后一章，即第七章题为"继往开来的汉方医学现状与展望"，在这一章中，戴君畅谈了平成时代（1989—2019）以来的30年来的日本汉方医学的新发展、新成果、新的学术动向与发展趋势。其中包括当代中日两国传统医学学术团体与学者的密切交流，评介了和汉诊疗派与日本中医学派的形成及其相关的研究。在本章最后一节的展望中，戴君选取了日本著名医家矢数道明、寺泽捷年、秋叶哲生、平马直树对日本汉方医学今后发展前景与方向的期望。"他山之石，可以攻玉"，这些展望也可以成为当今中医发展的参考。

　　以上是我学习了戴君新作之后对本书结构与主要内容的归纳。由于本人从事医史研究以后就脱离了中医临床，所以上述归纳给人的印象是戴君之书乃单纯的医史书，其实不然！日本许多学者在探讨汉方医学学派时，并不像中国的医史与各家学说书那样侧重于学术理论的观点，他们认为学派探讨需要以临床医案作为诊疗特点分析的依据。戴君借鉴了此方法，本书中有大量的各学派典型疾病治疗医案，与临床治疗紧密相关，此点与我国现有医史书有很大的不同。本人囿于学识有限，也限于序言的性质，无法罗列并评述有关例证，但必须在此加以说明，以便读者多关注戴君书的这一特点。

　　戴君数十年如一日从事中日传统医学发展的比较研究，切实解答了中日传统医学"同源异流、同根异枝"的关系与内因。日本汉方医学虽然最早引进了中国古代医学，但因受日本本土文化及医疗实践等多方面的影响，他们在近1500年间对中医由最初的复制、模仿、移植，逐渐演进到筛选、甄别、消化、创新、共进。日本汉方医学与中医各自沿着不同的轨道发展，各有所长。讲清这一历史过程，有助于在未来更进一步地加强中日两国传统医学的交流、合作，使之更好地为两国人民乃至全人类的健康事业服务。这就是戴君书的价值所在。

中国中医科学院医史文献研究所原所长

郑金生教授

2022 年 1 月 1 日

赵中振序

今收到昭宇博士的大作《日本汉方医学与中医学——主要流派及诊疗特点》。捧着厚厚一沓 30 余万字的书稿，我的思绪一下子回到了 25 年前。

【相识在东瀛】

我和昭宇博士是北京中医药大学的校友，虽说我们共同在一所大学学习过，但当时并不相识。我学药，他学医；我是 77 级，他是 80 级，我比他高 3 届。

随着改革开放，国门敞开，中国不少学子负笈东瀛。这其中聚集了一大批学术上有所建树、志同道合的旅日中医药学者，他们成了现代中日医学交流领域的学术精英。

1996 年，我与昭宇相识在东京，共同发起成立了在日中国科学技术者联盟医学与药学协会。承蒙大家信赖，我被推选为创会会长，昭宇担当首任秘书长及第二任会长。"架桥、务实、贡献"是协会的目标。事实证明，协会在中日两国医药学领域的交流方面起到了积极作用。

客观地讲，日本对中国中医药了解较多，而中国对日本汉方的了解略显不足。由此，我们协会做的第一件事就是组织了上百名在日的中国中医药学者与日本传统医药学界的专家，共同主编《日本传统医药学现状与趋势》一书。

【共同主编《日本传统医药学现状与趋势》】

昭宇博士是北京中医药大学董建华教授的高足。在我们主编的《日本传统医药学现状与趋势》一书序言中，身为名老中医的董老曾语重心长地写道："他山之石，可以攻玉；海纳百川，方能致远。中医学与汉方医学是可以互为镜鉴的。"

中医药学与汉方医学，现在有些人将二者对等翻译。但是，中国和日本两国传统医学并不能简单地画等号，确切地说，二者的关系应当是"同源异流、同根异枝"。

我们主编的《日本传统医药学现状与趋势》中的每篇文章都是通过作者自己观察、亲历研究、亲笔记录，对日本传统医药学的历史源流与现状进行的一次全方位的系统的梳理和考察，内容涉及日本的汉方医药与中医药学的理论、临床、科研、教育，以及法规、出版、内外交流等方面。

参加《日本传统医药学现状与趋势》编著的年轻在日中国学者，包括我本人，多从事实验研究或临床工作，写篇科研论文还说得过去，但要写出雅俗共赏的文章，就离出版要求相距甚远了。昭宇秘书长是我们协会的"文豪"，那时他在日本唯一的中医学专业出版机构——东洋学术出版社工作，是日文版《中医临床》期刊的编辑，也是主编《日本传统医药学现状与趋势》的核心人物。为了此书的完成，他可谓殚精竭虑，最后 40 万字的统稿工作，他是在医院的病床上完成的。我也是后来才知道，《日本传统医药学现状与趋势》第一版发行之际，昭宇瞒着大家，自己拿出 10 万日元补贴了出版经费的不足。

《日本传统医药学现状与趋势》一书于 1998 年在北京出版，2000 年，又在香港出版《2000 日本传统医药学现状与趋势》(繁体版)，两书在中日两国医学界引起了不小的反响。

【昭宇在香港】

昭宇博士 2013 年到香港浸会大学中医药学院工作，我们成了同事。他的到来为学院注入了新的活力。他深受师生的好评与爱戴。

他在教学与临床工作之余，还担任《香港中医杂志》等学术期刊的编委，并时常在杂志上发表文章，参与网络媒体的中医学科普宣传。长期以来，他奔走于中日两国之间，为推动中日传统医药学的学术交流穿针引线，竭诚努力。

中医药行业内有一句话，"学中医，入门难，出门更难"。昭宇在中日两国传统医学的比较研究方面独树一帜。他有自己冷静的观察、研究与思考，有博览两国古今医学文献的功力与积淀。有言道：比较出真知。昭宇结合他习医 40 多年来在中国、日本的考察体验和深入研究，加以理论和临床上的对比，有许多自己独到的观点和见解。

【非常时期的非常之作】

昭宇有很好的中文文字功底，且有一颗淡定的心，矢志不移。

过去的 3 年极不平凡。香港经历了社会风波，也经历了漫长的疫情。昭宇博士波澜不惊，兢兢业业，无一日懈怠。这部心血结晶，便是他在非常时期的集成之作。

昭宇博士常自嘲说自己做事太慢。其实他是慢工出细活，板凳宁坐十年冷，文章不写半句空。翻阅此书，相信您能感受到书中的每一句话都是经过他深思熟虑的。

十年又十年，当年的博士论文，不断得以沉淀、更新和深化。日积月累，精益求精。30 多万字的皇皇巨著，可以说是中日传统医药学术史上的一部力作，也必将产生深远的影响。

【忠厚、诚信之人】

凡是与昭宇接触过的人都会留下这样的印象，他是一位谦谦君子，是一位真诚之人。

昭宇博士的真诚体现在他日常的待人接物，也体现在他面对从没谋面的读者，体现在他笔下的每一个字，每一个标点符号。正如《大医精诚》所说，"不问贵贱贫富，长幼妍蚩"。

人生事业上能遇到昭宇这样一位良师益友，我是幸运的。

这部作品是昭宇的心血之作，相信读者朋友在精品细读这部作品的过程中，也会与我有相同的感受。

先睹为快之余，分享以上感想，代为序。

香港浸会大学中医药学院原副院长

赵中振教授

2022 年 11 月 10 日

张永贤序

中医药学文化博大精深、源远流长，长久以来守护中国人民的健康福祉，也传播至邻国。其中的针灸学，已传遍世界 183 个国家和地区。

早在 562 年，吴人知聪携《明堂图》等 164 卷医书至日本传医。隋唐时期，日本共派 19 次遣隋、遣唐使团求道文化，也修习医学。其间，唐鉴真大师认为中日两国"山川异域、风月同天"，毅然应允前往日本弘法。经 6 次东渡，历时 10 载，终于 753 年抵达日本，传播戒律，行医治病。源自中国医学的日本传统医学，保留了许多中国医药理论，也产生了多家流派的争鸣。

至明治维新时代，日本引入西医体系，废黜并打压汉方医学，使得汉方医学一度衰落。但由于人民医疗所需，之后有了现代汉方医学的再度复兴。

1967 年，有数种汉方药浓缩颗粒方剂开始被收录到日本国家医保范围内。1976 年，日本厚生劳动省加大了开放的力度，使得 40 种汉方药浓缩颗粒方剂在医保范围内使用。至今，已有 148 种汉方的成药处方，汉方药产业随之得到迅速发展。目前，日本有 6 万家药妆店，其中 80%出售汉方制剂。而日本符合汉方复方颗粒剂处方药 GMP（《药品生产质量管理规范》）的药厂约有 200 家，汉方制剂达 2000 多种，日本汉方药厂每年投入的研发费用占到其销售额的 20%。日本最大的汉方药企业津村制药为确保中药原材料的质量，在中国建立了 70 余处符合 GAP（《中药材生产质量管理规范》）的药材种植基地。

自 2008 年起，在日本的医学院系中，东洋医学成为必修课程，也成为国家医师资格考试的必考内容。日本东洋医学会于 1987 年制定了东洋医学专门医（专科医师）制度，从 1991 年起，该学会也被允许加入西医学会云集的日本医学会。目前，约有 90%的日本医师给患者开具汉方药，一些大学附属医院也开设了汉方门诊。2010 年，日本东洋医学会循证医学特别委员会在《汉方治疗循证依据报告 2010》（《EKAT2010》）发表了 345 个采用严谨的随机对照临床试验（RCT）的研究结果，客观评价了汉方医药治疗多种疾病的疗效与安全性。此外，在日本部分国立和公立大学，也相继成立了汉方医学的研究机构。

戴昭宇博士文质彬彬、温雅敦重、满腹经纶，深研中日传统医学 36 年有余。他 1985 年于北京中医药大学中医系本科毕业后，得到董建华教授及田德禄教授指导，继续在中医内科的脾胃病领域进行研究，获得硕士学位，后成为北京中医药大学附属东直门医院内科医师。1989 年，他赴日留学，后活跃于日本传统医学界，无论是在中医出版领域耕耘还是到大学教书，或是参与日本的汉方医学与中医学临床研究，一直都锐意进取。他的研究涉及中医药学多领域，亦曾深入日本的针灸学界，多年来身体力行地致力于推动中日两国传统医学学术交流活动。其间，他还得到中国中医科学院医史文献研究所原所长郑金生教授等的指导，以对日本汉方医学主要流派的考察以及对中日传统医学诊疗方法与思路的比较研究为内容完成论文，获得博士学位。在2013年转职至香港浸会大学中医药学院担任教职及临床工作以来，他也一直受托而承担着日本中医药学会的国际交流工作。

戴教授深知中日传统医学各自的特色、优点，尤其对日本汉方医学各流派如后世派、古方派、折衷派、考证派及现代汉方派等的研究如数家珍，这也得益于他与日本当代众多的汉方学界以及针灸学界学者有过长期的交流。

从1998年他与赵中振教授联袂主编《日本传统医药学现状与趋势》到2003年完成博士论文《汉方医学主要流派"证"的学术史研究》，再到他对近现代汉方医学的复兴与流派演变的总结，戴教授博览群书，深入考察，如今能全方位系统地汇集、剖析汉方医学古今流派的形成与演变，并通过对汉方医学和中医学在诊疗思路与方法上的比较研究，提出自己的独特见解。我对于他集多年研究之大成的《日本汉方医学与中医学——主要流派及诊疗特点》一书出版，甚为敬佩。

目前，传统医学研究愈发受到国际重视，中日传统医学"同源异流、同根异枝"的现象及其缘由，值得我们进一步研究探讨，而本书给我们提供了相当多的指津及启发。

台湾中国医药大学原副校长

张永贤教授

2021年12月31日

导　言

　　说到汉方医学与中医学，有人认为目前日本的汉方医学，就是中国的中医学。例如在中国，时常可看到在"汉方"的招牌或名目下，一些人或机构在经营或宣传中医学的内容。但是也有与此截然不同的第二种观点，认为在今天的日本已经不存在中医学，不应该将汉方医学与中医学在概念上相互混淆、等同视之。还有第三种观点，认为二者是"同源异流、同根异枝"的关系，尽管各自的体系已经分立，但是彼此还存在相当多的相互包涵并且不断交融的部分，二者同多于异，同大于异。

　　本书作者从1989年（平成元年）负笈东瀛，至今已30多年，一直与日本医学界保持着广泛的交流，且将日本传统医学的学术流变史以及中日两国医学的比较研究作为课题。作者曾在日本的中医学专业出版社和医药大学工作，多年来在多家日本医疗机构参与合作研究，从多方位对日本的"汉方医学""东洋医学"加以系统和深入的考察。这部书稿，是以作者在 2003 年完成的博士学位论文为基础，加上其后多年来冷静深思的沉淀以及对新近文献与知见的研究考察而逐步完善的一部专论。跨时近 20 年，作者对其中的许多内容进行反复修订，并在国内外的多种专业期刊以及学会上发表，使得相关内容的研究以及学术观点能够在交流中不断得以更新和深化。

尽管日本至今也还流传着一些零散的原产于本土的民间医学内容，但如果说到其传统医学的主体，无疑就是源自中国的中医学，之后经过日本"因地制宜"的演变发展而来的"东洋医学"体系，而"汉方医学"则是其核心。

所谓汉方医学，也常被表述为"源自中国传统医学体系而经过日本化的医学"，主要是指运用生药（中药原料）的诊疗体系。而"东洋医学"的概念更为宽泛，其与"西洋医学"相对应，泛指发源于东亚或东方的传统医学。因此，就范畴而言，"东洋医学"不仅包括中国的中医学，还包括传统的印度或阿拉伯医学。从内容上看，"东洋医学"不仅仅局限于传统的药物疗法，还包括针灸、按摩、气功、药膳、瑜伽、香薰等诸多源于东方的传统医疗方法。

本书的研究对象，是以传统药物疗法为治疗手段的日本汉方医学。鉴于汉方医学与中医学"同源异流、同根异枝"的关系，在此主要借鉴发生学与比较医学手法，以汉方医学"证"的学术研究轨迹作为一条主线，着重就汉方医学体系形成以来各个主要流派的诊疗特点及其演变加以考察。目的是探讨汉方医学各个流派在临床诊疗中所反映出来的思路与方法，并与中医学加以比较，与读者一同对汉方医学与中医学在临床中所存在的同中有异或异中有同的诊疗方法论加以探讨，并试图挖掘二者在学术上有关法则或规律性的内容，以推动汉方医学与中医学的相互交流及学术水平的提高。

本书首先对汉方医学体系形成前日本有关"证"的研究进行回顾；继而将理论上和临床上与"证"相关的研究通过各流派代表人物典型医案的分析，以点带面地对汉方后世派、古方派、考证派和折衷派等主要流派进行考察；最后对处在发展变革中的日本现代汉方医学流派与临床特点进行考察。

作为本书姊妹篇的由秋叶哲生、平马直树原著，本书作者与王凤英共同译著的《日本汉方医学与中医学——江户医案纵横谈》与本书在内容上有颇多关联，为同一系列作品。本书侧重于对日本汉方医学的古今概貌以及各主要流派学术的诊疗特点从源流和演变上加以考察和把握，而前者则侧重于通过对江户时期以来一些具体医家医案的解析，探讨不同学术流派的诊疗特点以及与中医学的异同。可以说本书具有以点带面而偏重于系统考察的总览特点，前者的话题内容则更凸显了对具体医家医案的古今考察以及在中日两国之间的横向比较。

以上二者的共同点是：都运用了比较医学的研究方法，对日本传统医学的各个流派在诊疗中的方法和思路与中国的中医学进行比较和考察；都以临床医案作为分析诊疗特点时的主要研究解析对象和素材。二者在内容上有所互补，可以相参。

"同源异流、同根异枝"的中日两国传统医学，在古往今来的发展之路上有过相似的遭遇，在面对现代社会的临床和展望未来发展时，二者也怀抱着诸多类似的苦恼与问题。特别是进入 20 世纪以来，汉方医学与中医学之间逐步形成了相互影响的局面。与20世纪70年代以来针灸学迅速走出亚洲，而今广泛传播并普及于世界各地的情况有所不同，我们在进行中医药学的国际交流时，除在中医药学的影响下至今具有1500年历史的日本汉方医学之外，就学术特色、专家群体、成果积淀、互补效应、参考价值等方面而言，现实中难以找到更多具有共同语言而又"和而不同"的海外交流与合作伙伴了。

作者认为，日本汉方医学是古老而又年轻的中医药学在海外的一面镜子。"他山之石，可以攻玉；海纳百川，方能致远。"无论是在今天还是以后，从健全发展而言，汉方医学与中医学都需要有自己的参照系，当然也需要深化相互的交流与合作。不过，首先可以确认的一点是：在中日两国之间，中医学与汉方医学是可以互为镜鉴的。

前　言

笔者1980—1989年在北京中医药大学学习与工作期间，曾先后聆听导师董建华教授、田德禄教授以及赵绍琴教授等人讲到他们赴日进行学术交流时的一些经历，尤其是他们所谈到的中医学与汉方医学的诸多差异，给我留下了深刻印象。

1989年，笔者自费赴日本留学。至今记忆犹新的是，当初在向一些日本人介绍自己的中医学专业时，对方往往会说："噢，你说的中医也就是汉方嘛！"不过，在听了笔者更全面的一些介绍后，对方常常又会表示："这中医和汉方，看来不完全是一回事啊！"

1993—2004年，因有缘在日本唯一的中医学专业出版机构——东洋学术出版社日文版《中医临床》杂志编辑部工作过10余年，对于汉方医学流派与中医学的异同以及相互关系的考察，就成为笔者在面向中日两国医药学界组稿、采访、编辑、报道和交流之中一直需要面对的课题。

1996—2000 年，笔者在先后担任秘书长和会长的在日中国科学技术者联盟医学与药学协会中，与创会会长赵中振博士等同道动员了上百名在日中国医药学者同日本传统医药学界各领域的专家，联合主编并出版了《日本传统医药学现状与趋势》（中文简体版，华夏出版社，1998，北京）、《2000 日本传统医药学现状与趋势》（中文繁体修订版，亚洲医药出版社，2000，香港）两部专著，就日本传统医药学的历史源流与现状，从理论、文献、临床、科研、教育、法规、出版、内外交流，以及中日两国的中医学与汉方医学的比较等方面，进行了一次全方位的系统考察。以上专著的编辑与出版，在当时的中日两国医学界引起了较大的反响。作为主编之一，笔者对当时编委会所聘请的编辑顾问矢数道明先生所给予的指导和关怀，至今感铭尤深。

矢数道明先生（1905—2002），医学博士与文学博士，生平跨越明治、大正、昭和与平成时代，是现代日本汉方医学界德高望重的巨擘、现代后世派的代表医家、近现代日本汉方医学历史的见证人。他既是具有 70 多年诊疗研究经验的汉方临床大家，也是学术造诣精深而又勤于笔耕，在汉方医史文献研究领域著作等身的学术权威，同时还是昭和时代以来为复兴汉方医学而一直不停奔走、大声疾呼，积极推动传统医学内外交流的杰出社会活动家。

作为日本东亚医学协会理事长、北里大学东洋医学综合研究所所长以及名誉所长、《汉方之临床》杂志主编、温知堂矢数医院院长，他在 1979—1988 年，先后 8 次来华访问，为推动中日两国传统医药学界的现代交流，立下了卓越的历史功勋。至今，在南阳纪念张仲景的医圣祠中，仍可见到矢数道明先生代表日本汉方医学界于1982年所题写的纪念碑碑文。他还被南京中医药大学、上海中医药大学、北京中医药大学以及张仲景国医大学聘为名誉教授，其多部著作被翻译成中文在中国出版发行，如《汉方治疗百话摘编》（于天星主译，1981）、《汉方辨证治疗学》（张问渠、刘智壶译，1983）、《临床应用汉方处方解说》（李文瑞主译，1983）、《汉方临床治验精粹》（侯召棠编译，1992）等。据其弟子、日本著名的医史文献专家真柳诚教授统计，矢数道明先生共在各种杂志上发表论文1713篇，在各种学会上发表讲演合计395次，独著著作20部，合著8部，可谓研究业绩卓著。

矢数道明先生在1996年得知，以年轻的留日中国医药学子为核心的团体，意欲发奋为促进中日两国传统医药学界的交流向中国介绍日本传统医药学的现状而编辑专著，就热心地向负责编辑的笔者馈赠了他诸多宝贵的著述与参考文献，并积极向编委会推荐作者和文稿，还亲自执笔为我们题写了长篇且热情洋溢的序言。

1998年元旦假期，矢数老先生特意将笔者和与他有过联系的来自上海中医药大学的杨敏、吴育兴，一同邀约至其东京四谷的府上，兴致勃勃地同我们进行了整整一天的交流。那时，老先生已经92岁高龄，依然精神矍铄，敏捷而健谈。他回顾自己从青年时代开始全身心地投入到汉方学术研究之中，矢志不渝地为推动汉方医学的内外交流，特别是为密切和深化同中国中医学术界的交流而孜孜不倦付诸努力的70多年专业活动生涯，一段段往事如数家珍。他事先从其私人图书馆中取出资料，展示了中日两国交流的珍贵文献、江户时期日本的"一粒金丹"等罕见的成药样本、前辈医家遗留下来的手书条幅等，并讲述了其中的故事，始终是谆谆切切，具体而详明，令我们3位晚辈听得入迷。其间，道明先生已经年近古稀而白发苍苍的公子矢数圭堂医师也一直陪同，让我们既感动而又不安。

更令我们感动而又不安的是，在笔者等3人却之不恭、恭敬不如从命地接受了矢数先生父子的午宴安排，跟随步履矫健的道明先生一同去饭店餐叙之后，我们不敢再加叨扰而欲作别，矢数先生父子却意犹未尽地力邀笔者等3人返其府上继续交流。道明先生说，他没有午睡习惯，而且还有很多话题想同我们聊。于是，直到傍晚，道明先生聊得畅怀，而笔者等3人也听得过瘾。话题从日本汉方医学的源流，到1935年以来他与日本传统医学界不同流派的同仁如古方派的大塚敬节先生（1900—1980）、折衷派的木村长久先生以及药学、针灸学、医史学界的专家，彼此打破以往相对封闭的界限或成见，携手合作而共同为汉方医学的复兴开展活动的经历；从他早年就与叶橘泉、张继有、杨医亚等中国中医药学者开展交流，到20世纪80年代以来连续多次访华，与中国各地新朋老友数量与日俱增、两国间的学术交流也呈现出日益活跃的可喜局面；从中医学与汉方医学的古今源流与相互关系，到他对于继续促进同中国中医界交流合作的诚挚心念以及对笔者等年轻一代的期望——其人谦逊平和，其话和蔼可亲，其内容则充分表现出他对中日两国传统医药学界未来携手发展的殷切寄托与强烈的历史责任感。

那一天，在主人执意的热心安排下，矢数先生父子又带领笔者等3人前往一家中餐馆共进晚餐，品着绍兴酒畅谈。道明老先生在餐桌上面色微酡，看得出他十分兴奋。笔者等人在面对矢数先生父子的深情厚谊与殷切期待而倍感温暖、倍受激励的同时，也为老先生能够长享遐龄而又保持着超人的精力和体力深感惊叹。当时曾向他讨教有关养生的秘诀，道明老先生笑答道："无他，忘我工作而已。"笔者认为，先生旺盛的精力与赤诚的热情，是与他坚定而恒久的人生信念息息相关的。他将自己的一生都奉献给了汉方医学的复兴与发展事业，数十年来乐在其中，无暇顾念年龄，因而竟不知已至迟暮之年。真正是"聚精会神无烦恼，专心致志忘年韶"。

尽管岁月流逝，然而那次对矢数道明先生的拜会，笔者终生难忘。其后，有缘与先生的嫡孙矢数芳英医师（日本中医药学会现任理事）继续交流，听他谈起自己童年吃饭时因饭粒散落或者出现剩餐，祖父曾多次语重心长地告诫他："我们每次开饭时，应先向中国致谢。因为效验非凡的汉方医学来源于中国，我们用汉方济世救人，靠汉方才能吃饭。为此，能吃上饭就要感谢中国，就要努力钻研汉方！"这番话，令笔者对矢数道明先生的人格与信念更加深了理解，对其风范也更加肃然起敬！

矢数芳英先生在撰写缅怀祖父的文章时，提到道明老先生坚持诊疗工作直至 95 岁。在他仙逝的前一年，老先生依然忧之念之的，是日本汉方医学界各流派之间不够团结的问题。他反思，在明治末年导致汉方医学急剧走向衰落的重要原因之一，是与各流派之间难以齐心协力、患难与共的弊病相关的。这也是他从早年开始就奋力试图打破的一道壁垒。之后，随着各流派在昭和时代的协同努力，汉方医学于山重水复之中逐步取得了复兴，以往业界直面"或生或死"的记忆也日渐变得稀薄，于是在代际交替之中不注重团结的苗头又有复萌。

矢数道明先生为日本汉方医学界留下的遗训是："在日本，无论是古方派、后世派，还是中医学派，各个流派之中都有许多高水平的专家。不过，如果大家彼此间不能齐心协力、携手并进，那么最终都只能走向衰落！"这是来自一位温和、谦恭的世纪老人饱含着沉痛历史教训的警言。

或许只是偶然，矢数老先生在关注医学流派问题之际，笔者正以"汉方医学主要流派'证'的学术史研究"为课题，构思博士学位论文，其内容成为本书稿的底本。得益于当时与日本学者从事传统医药文献领域进行合作研究的导师、中国中医科学院医史文献研究所原所长郑金生教授的殷殷指导，他作为与海外诸国的中医文献专家具有多年深入交流与国际合作研究经验的大家，在研究方法上给笔者以严格指点，并使得笔者在完成该论文的基础上，对汉方医学主要流派的研究能够继续深化且不断完善。同时，笔者也衷心感谢另外两位共同导师，中国中医科学院医史文献研究所的王致谱教授与陶广正教授。王教授在中国近代医学史领域研究精深，对民国时代中日两国间的医学交流的史实了如指掌；陶教授则精通中医各家学说与中医学术史，尤其在医案学研究方面造诣深厚。他们无论是在文献学上还是在方法学上，都给予了笔者大力的指导与支持，对笔者的研究大有裨益。

以上，重点介绍了笔者与矢数道明先生的交流，原因还在于本书大量参考文献的来源，也是与道明先生密不可分的。在1979—

1984 年，矢数道明先生与大塚敬节先生把各自毕生搜集并珍藏的从日本室町时代（1338—1573）至明治前期（1868—1886）汉方各流派先贤的原著共 170 部，联合汇编为 116 卷本的《近世汉方医学书集成》，经由日本名著出版社的高质量影印而刊行。这是一个将密室中沉寂着的汉方传统文献公之于天下的划时代壮举。该丛书的出版，极大地促进了日本的汉方医学研究。笔者对以江户时代为中心的汉方医学各流派形成与演变的考察，特别是对诸多汉方医家原始医案的研究，主要参考了上述文献。

在现代研究文献方面，矢数道明先生的专著《近世汉方医学史》（名著出版社，1982），与他连续担当总编接近 50 年的《汉方之临床》杂志的各期内容，连同《日本东洋医学杂志》、日文版《中医临床》杂志等，也都成为笔者的重要参考资料。

此外，承蒙北里大学东洋医学综合研究所医史文献部门图书馆、东京卫生学园专门学校图书馆、东京有明医疗大学图书馆等机构和相关人士在图书查阅上的热心协助，承蒙在研究过程中时任东洋学术出版社社长的山本胜司先生、茨城大学人文学部真柳诚教授、北里大学东洋医学综合研究所小曾户洋教授、日本 TCM 研究所（日本中医学研究所）所长安井广迪教授、庆应大学东洋医学部门的秋叶哲生客座教授、东京临床中医学研究会平马直树副会长和加藤久幸事务局长、东京下田医院下田哲也院长、东京医疗卫生学园中国研究室兵头明主任与附属医院诊疗部长北田志郎医师、东京菅井妇科医院保坂史子女士，以及旅日医史文献专家郭秀梅博士、冈山吉备大学孙基然教授、香港浸会大学中医药学院赵中振教授、北京中医药大学医史文献学教研室梁永宣教授、北京中医药大学附属东直门医院杨晋翔教授等专家的大力帮助，为笔者的研究或提供宝贵资料，或给予热心指教，这些都对本研究的完成大有助益。笔者在此一并表示衷心的谢意！

而今，笔者与王凤英博士联袂译著的秋叶哲生、平马直树原著的《日本汉方医学与中医学——江户医案纵横谈》一书，与本书一起奉献给关心汉方医学与中医药学的源流、关系、特点、问题以及未来发展的读者。

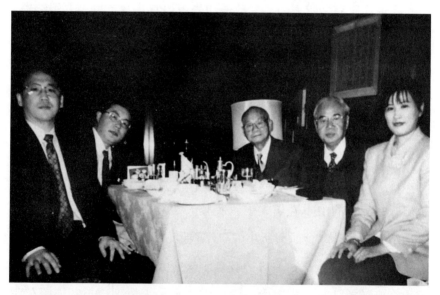

1998 年新年，矢数道明先生（右三）与矢数圭堂先生（右二）父子约见本书著者戴昭宇（左二）和毕业于上海中医药大学的中医师杨敏女士（右一）、吴育兴先生（左一）

目　　录

第一章

绪　论

在日本，古往今来与中医学"同源异流、同根异枝"的汉方医学体系，于理论上被视为"气的医学"，于临床上则被称为"证的医学"。

"证"作为中医学以及日本汉方医学最基本的核心概念之一，在中日两国传统医学界一直深受重视，并被广泛探讨。中国有学者认为，从某种意义上说，"证"的理论问题也是中医基础理论核心问题之一；而日本也有学者认为，在当今汉方医学领域中谈到"证"，因其内容关涉到理论和临床，所以无疑就等于谈论汉方医学本身。以上两种说法如出一辙，足以反映中国与日本医家都把"证"置于自己医学体系里牵一发而动全身的重要高度与地位。

说到日本汉方医学界流派的划分，也是与学者们各自对于"证"之概念的认识以及在临床诊疗中对于"证"的把握的差异所不可分割的。

基于中医学与汉方医学有着"同源异流、同根异枝"的深厚渊源，特别是近代以来日本有关"证"的研究对中医也产生了不可低估的影响，以及汉方医学有关"证"研究的经验教训有可能成为中医学相关研究的借鉴，本书在探讨日本汉方主要流派的学术特点时，首先将有关"证"的学术史考察作为先行的一步，意在从一个全新的角度客观地展示日本对"证"研究的不同方面，从而对"证"与主要流派的学术特点加以探讨，并希望能为中国的中医界提供镜鉴。

本书以日本传统医学各流派的形成和演变作为主线，以各流派在临床上与"证"相关的研究作为核心内容加以探讨。尽管不同流派对于证的认识以及诊疗的方法论各有不同，但是各流派的临床诊疗都与"证"的概念以及理论密切相关。要区分汉方医学体系中的不同流派，把握汉方与中医学体系的关系，首先应就中日两国都非常重视但是在理解上却往往各有不同的"证"的概念，以及"证"的学术史加以回顾和考察。

"证"的学术史，是中医学以及在中医滋养下发展起来的日本汉方医学学术史中一个重要且独特的研究领域。与中医学相似，汉方医学历来也十分强调"证"的概念，重视"证"在诊疗中的意义。

在中国，现代中医学有关"证"与"辨证论治"的研究，从 20 世纪 50 年代后期以来，以实验和临床展开为特点，走过蜿蜒曲折的历程。20 世纪 60 年代，兴起围绕着"证"实质的研究。20 世纪 80 年代，"证"的客观化与规范化研究十分引人关注；在日本，自 1500 年前中医学引入，到江户时期不同学派的涌现，直至近年来伴随着汉方医学的重新复兴，不同学派之间围绕着"证"的研究、争论与困惑也一直未能休止。

　　近年在"证"相关的研究领域，中国医家使用系统论、信息论、耗散结构、协同论以及生物标志物表征等诸多现代手段，或者多元统计、数据挖掘技术以及网络证候学等先进方法，已经将视野深入到基因、蛋白、代谢组学。

　　可以说，至今回顾中医界"证"这一"瓶颈"的研究所取得的成绩，我们还远远无法满足。例如，在对于"证"的基本定义以及"辨证论治""方证相对"等诊疗方法论的认识与应用上，中日两国的传统医学界至今歧见纷纷，存在许多混乱和困惑。而在此基础之上进行的有关"证"的客观化与规范化研究，自然也一直步履维艰、难以深化。这些不但干扰了"证"本身的研究，也影响到中日两国传统医学研究的发展，成为困扰中医学与汉方医学的不同流派之间开展学术交流、展望未来发展方向的重大问题。

　　为此，越来越多的中日两国的有识之士认识到，借助诸如前述的一些现代化医学科研方法来探索"证"，对现代中医药学以及汉方医学的发展来说，是不可或缺并且非常重要的。不过，就传统医学的本质而言，继续运用古往今来传承下来的传统方法论进行理论与临床探讨，其重要性在今天依然不可轻视。

　　就"证"的研究来说，当务之急应是正本清源。首先需要从文献上、理论上，特别是学术发展和源流嬗变上，对海内外不同流派与"证"相关的概念和内容重新加以比较及梳理。否则，本领域的现代化研究就难以摆脱成为空中楼阁的可能。

　　本书的著者，利用长期在日从事中医学编辑、教学、临床指导与学术交流等工作的便利条件，充分运用了日本古今的第一手文献信息和相关领域的最新研究成果。文中首先对汉方医学体系形成前日本有关"证"的研究进行回顾，继而对汉方后世派、古方派、考证派、折衷派以及现代汉方诸流派关于"证"的研究，从理论和临床两方面，通过典型案例分析以点带面地进行考察，以期揭示日本汉方医学界古今各流派的主要学术特点，并为我们中国的中医学界提供一些有益的借鉴。

第一节　"证"的相关概念与范畴

探讨"证"的发展史，首先应明确"证"的概念，"證""证""症"三字的递嬗关系。在这方面，中国中医学界已经有较多的讨论，但日本医学界的相关认识却少为人知。以下结合中日两国目前研究的现状做一探讨。

一、"證""证""症"的关系

如今，"证"常作为"證"的简化字，但在古代，此二者是不同的字。

汉字"证"的出现要晚于"證"。据日本医史文献专家真柳诚考证，"證"字最早见于公元前 450 年左右的《论语》，其义为"告"；公元前 270 年之际，"證"以"证据""证明"之义出现在《楚辞》中；在公元前 235 年左右成书的《吕氏春秋》里，"證"又表征为"谏"的意思。而"证"以"谏"义，最早见于公元前 400

年至公元前 200 年期间的《战国策》;"证"表述"证据""证明"之义,则始于 643 年的《晋书》。东汉《说文解字》中,"證"以"告"义,"证"以"谏"义而同时登场。

作为医学概念,日本学者认为"證"首见于中国战国时期的《列子》一书。山田业广于 1840 年在《经方辨》中记述:"或谓余曰,古无病證字,唯云病状。余后读《列子》,知其不然,因载于斯。"他提示《列子·周穆王》有"其父之鲁,过陈,遇老聃,因告其子之證"之语;而《列子·仲尼》又有"文挚曰:唯命所听,然先言子所病之證"的记载。

至秦汉之际,《黄帝内经》和《难经》对"證"都有论述。《素问·至真要大论》提出"病有远近,證有中外";《难经·十六难》可见"是其病,有内外證"之语。尽管《黄帝内经》中"證"字仅出现一次,但中国学者韦黎认为,其书中举凡"象""候""色脉""病能"以及所有关于疾病表现与转化的描述,实际上都是与"證"相关的。

而"证"作为病候概念的用法,有学者认为首先是见于关汉卿的元剧《拜月亭》:"只愿的依本分伤家没变证,慢慢的传授阴阳"句中。不过,参阅《拜月亭》的不同版本,"变证"也有作"变症"者。

1995 年,干祖望先生在《医古文》杂志上发文,他认为"症"字的问世,最早见于宋朝李昂英 1254 年所著《文溪集》。其中有"症候转危,景象愈蹙"之语。但此时"症候"并不是指疾病症状,而是借喻当时的环境与学风。真柳诚考证,用以指征病候,元剧《碧桃花》出现"虽有寒热,症候不明"的台词;而《倩女离魂》

中也有"要好时直等的见他时，也只为这症候因他上得"等类似用法。至于明代，"症"的如此用例更明显增多。

1642 年发行的吴又可《温疫论》卷下设有正名篇，其中谈到"證""证""症" 3 字在临床使用中的演变过程是：后人先由病證的"證"字换用笔画少的"证"字，然后又将"证"的言字旁改换成病字旁，从而造出"症"字。吴又可认为，在临床上"證""证""症"都表征病候，即疾病的临床表现，其字义本质上是同一的。

由此，笔者得出的考察结论是：在中国的明清以及与之相当的日本江户时期，以至于近现代，"證""证""症" 3 字在两国间是长期混用的。有关这一点，汉方古方派的代表人物之一吉益南涯（1750—1813）的著述《观症辨疑》和日本东亚医学协会 1954 年创刊发行之初的《汉方之临床》杂志等均可为证。

20 世纪 60 年代初期，现代中医学家秦伯未（1901—1970）为理清"證""证""症" 3 字的关系，披览《列子》《说文解字》《康熙字典》等古今群籍，他在《中医临证备要》一书中给出的结论是："症"是"證"的俗字，"证"是"證"的简体，三者的文义在中医学里是相同的，实质上是一个字，不能将"症"解释为症状，将"证"解释成中医特有的病理学名词。应当尊重以上 3 字的演变源流和中医学特点，目前所说的症状、症候、虚证、实证等，均应统一为"证"字。只是，他的这一观点，至今并未被中医界广泛认同和接受。笔者认为这主要受到西医学概念的影响。

对单一临床所见表示为"症"或"症状""症候"，而对复数的临床所见言称为"证"，是随近代西医学在中日两国的普及而发端的。在西医学文献中将"Symptom"译为"症候"或"症状"，而最初作为西医学概念的"症状"不觉中被引入中医和汉方领域，应该是中国清朝和日本江户时代以来的事情。"症状"一词的登场，使得在中医以及汉方医学中原本同义的"證""证""症"之概念内涵出现差异，加上中日两国在1964年以来相继进行的文字改革中把别字之"证"（日文中表示为"证"）规定为"證"的简化字，无形中更增加了人们对于"證""证"（"证"）、"症"之概念和相互关系的认识混乱，以至于"症""证"（證、证）概念众说纷纭，出现对于"证"（證）的研究各行其是，至今难以统一和规范的混乱局面。

二、"证"的概念与范畴

在中日两国传统医学界，不同流派的医家，不同的历史时期，对于"证"的内涵与外延有着不同的理解。本书要探讨的内容，从流派与时间范围而言，主要集中在日本近世时期（1573—1868），特别是江户时代（1603—1868）以来形成的汉方医学各主要流派关于"证"的研究上。在此延长线上，进一步就"证"于现代日本的研究加以考察。下面首先对所要讨论的"证"之概念加以明确。

辽宁学者梁茂新等1996年在《中医证的研究趋势蠡测》一文中认为："作为概念（或范畴）的两种属性，内涵是指概念（或范畴）所反映的事物的本质；而外延是指具有概念（或范畴）内涵所反映的本质的一切事物。由此可知，证的内涵只能是其定义所赋予它的本质属性和特征……而证的外延，不论其真伪，至少包括学术界比较认同的八纲证、脏腑证和方证等。"

（一）汉方医学"证"的定义与内涵

审视汉方医学中对于"证"的各种定义，长期以来以古方派医家吉益南涯所提出的影响最大、最具有代表性。在1811年发行的《续医断》中，南涯的弟子贺屋恭安记录了南涯对于"证"的如下定义：

　　證者，證验也。我以此为證据也。在病者，则谓之应也；在治病者，则谓之證也。《扁鹊传》曰病应见于大表，《伤寒论》曰随證治之是也。以此征之，而知其物，故此谓證，推显以知隐也。徒固执其见證以施治，则非我所谓法也。

可以看出，南涯所说的"證"，其义包括：①诊断和治疗的证据或依据。②患者的自觉症状和医者可见的他觉体征所构成的临床表现。③所谓"推显以知隐"，应包含医者对于病情由此及彼、由表及里，通过局部而把握整体的分析、识别与推理、判断的诊断思维过程。而由这一思辨过程所得出的"證"，其赅者大，并不仅仅停留和局限于患者外在的临床表现（见證）。后面还会谈到，这一定义与现代中医学的认识是有相通之处的。不过，现代日本，汉方医学界对于"证"的认识已经有所改变。

成都中医药大学郭子光教授主编《日本汉方医学精华》一书，汇集了现代汉方诸家对于"证"的不同定义及对其内涵的各种认识，如下：

（1）证是症候。

（2）证是症候群。（森田幸门）

（3）证是把患者目前的状态规定为何处、什么、怎样这三个范畴的病象。（龙野一雄）

（4）证是体内病变表现于外部的征候，据此可以证明其本质，或可将其验之于药方而可立证之谓也。（奥田谦藏）

（5）证是与方剂相适应的病型。（丸山昌郎）

（6）证是掌握个人疾病变化的动的状态，以之作为治疗目的，即随证治疗。证不是固定的、静止的，是向一定方向不断发展的一个过程。（谷荣三）

（7）证是诊断，即把患者现有的一切自觉、他觉症状，用汉方的理论整理、概括所得到的患者当时的汉方医学诊断，同时也是治疗的参考。（藤平健）

（8）证是时间的，病是空间的。西医学的诊断结果是决定病名，而汉方的诊断结果是确定证。两者最大的区别是有无时间概念，也就是说病名与时间无关，证是患者一定阶段的四诊信息概括，与时间有关。（大塚敬节）

在上述 8 种关于"证"的定义里，安井广迪先生认为藤平健（1914—1997）的认识（《汉方概论》，1979）于现代日本最具有普遍性。其"证"的概念中不包涵病因、病机的要素，是基于古方派"方证相对"式诊疗体系所做出的定义。与此相应，"证"被视为机体对于疾病的反应形式。而此反应形式与适用方剂之间，存在着"一把钥匙对应一把锁"的关系，亦即特定的"某某汤方对应某某证"的"方证相对"关系。现代中医学与汉方医学对于"证"的内涵理解大相径庭，由此可见一斑。

与此同时，在上述（1）（2）（4）的定义中，分别出现了"证是症候""证是症候群"以及"证是体内病变表现于外部的征候"之表述。其中的"症候""症候群"以及"征候"，表达的都是"证"的外部表现，亦即临床症状。如此表述，后面也会谈到，在古代的中日两国文献中时常可见。不过，如果按照现代中医学的定义来理解，就显得不妥当。为此，本书为避免论述中引起混乱，特意将"证"与"证候"加以区别。

（二）汉方医学有关"证"的外延

日本现代汉方医家西山英雄于1969年出版的《汉方医学的基础与诊疗》一书中，在汇聚古今诸家有关"证"之定义的基础上，以前述吉益南涯的定义为基础，对汉方医学所论"证"的相关内容，亦即其外延做出过如下归纳。

患者方面

（1）作为症状的证。①病证：常用于类证鉴别之时。②正证与异证：正证为方证相对时方药主要适应证，异证为兼治病证。③坏证：又名坏病。④主证和客证：主证指自始至终存在的证，客证则指时隐时现的证。⑤本证和标证：本证关系着疾病的根本和本质，标证则为枝节之证。

（2）作为范畴的证，用以描述不同病位或病性的用语。①表证、里证、半表半里、外证等，日本医家认为，外证与表证有所不同。②阴证、阳证。③虚证、实证。④阳虚、阳实、阴虚、阴实。⑤三阴三阳之证。

（3）作为诊察用语的证，主要有舌证、脉证、腹证等。

方药方面

方药之证（方证、药证）。

（三）汉方医学与中医学对"证"的认知与应用比较

陈莹陵在其 2008 年完成的论文《中国医学与日本汉方医学合方思维之比较》里，引用姚乃礼等主编的《中医证候鉴别诊断学》与日本东洋医学会编辑的《入门汉方医学》内容，就中日两国传统医学关于"证"的认知以及应用进行了比较。

1. "证"的认识

（1）中国中医学认为，"证"又称病证或证型，既不是症状，也不是病名，是经过医生全面仔细的诊察与思考之后，用以说明疾病状况的一种凭据或用语。可以在概括疾病共性的基础上，不同程度地揭示每个患者的病机特点和个体差异性，反映出疾病的原因、性状、部位、范围、动态变化等多方面信息，给医者提示治疗疾病的具体方向。

（2）日本汉方医学认为，"证"是以患者就诊时所呈现的症状为主，透过运用"气血水""阴阳、虚实、寒热、表里""五脏""六病位"等基本概念，综合显示疾病的特异性，是综合证候结果所得到的诊断，并能作为治疗的依据。

2. "证"的应用

（1）中国中医学临床重视辨证论治，强调理、法、方、药的联系，即透过八纲、脏腑、六经、六淫、卫气营血、三焦辨证等理论概念，进行综合分析，辨别证候，再拟治法、方药。

（2）日本汉方医学认为，"证"的诊断，除了上述基本概念的应用，临床惯用某某"汤证"（方证）表示。强调"能指示疾病状态的特异性症候"与方剂的直接联系。将证候诊断与处方直接对应，即"方证相对"。

从以上对汉方医学"证"的归纳以及中日两国关于"证"的认知所做的比较，可见"证"的概念在汉方医学界一直是歧见纷纷。其实，在中国对于"证"古往今来的认识亦复如是，存在数十种定义，其概念至今也未能完全统一。"证"的研究难以深化和推进，其问题的关键首先在此。

本书从学术发展史角度考察日本汉方主要流派的"证"，将上述吉益南涯以来古今诸家的定义和西山英雄所整理的内容均纳入其中，择取其中具有代表性的观点着重加以探讨。

三、"证"的学术史及其研究范畴

关于"证"的学术史，它是中医学术史的一个重要组成部分；在医史文献学研究领域，它又是与疾病史、诊疗研究相关联、相辅翼的一个独特分支。但比起中医的医疗史或近年来引人注目而方兴未艾的疾病史研究，"证"的学术史可以说是一个更具有争议和难度、更有待拓荒的处女地。

严世芸先生在其 1989 年主编的《中医学术史》一书中谈道："中医学术史是专题研究历代中医学术发展的一门重要学科……虽然它属于史学的范畴，编写亦以历史的演易为经，然更重点地讨论每一个历史时期中的具体医学内容，而以学术成就为纬，把两者有机地结合起来。较之医史则增加了学术的深度和广度，较之各家学说更强调学术发展的脉络原委，这对于认识过去和启迪今后当是不无裨益的。"

"证"的学术史作为中医学术史的一个部分，笔者认为其涉及的内容以及范围，大致应包括以下几个方面。

（1）"证"与"證""症""候""证候"以及"病"等相关概念的发生和演变的历史源流。

（2）"证"与病因、病机、病性、病位、病势、体质等因素的相关性及其沿革。

（3）"证"的外延，亦即"证"的种类和层次（单一证、复合证、主证、客证、八纲证、脏腑证、方证等）的分化轨迹。

（4）古今有关"脉证""腹证""方证""药证"等概念的由来及它们在诊疗中地位的演变。

（5）"辨证论治""方证相对""辨证与辨病相结合""对症治疗"等诊疗方法论之间的关联、演变和各自的"证"效关系以及相互间的比较。

（6）既往在"证"的理论、临床和实验等研究方面得失的回溯及解析。

（7）"证"与不同学术流派的历史因缘。

（8）从西医或中西医结合、汉方医学、韩医学等立场上对于"证"的解释和运用的考察，以及各体系间的相互比较研究，等等。

"证"的学术史研究，既是医史文献学中的一个专门领域，又是与重视和讲求"证"的中医学与日本汉方医学相关的通史、疾病史、治疗史、保健史等相互交叉和渗透的一个重要学科与研究课题。在这一研究中，常常会涉及症状、病名、病因、病机、体质、诊断、治疗等多方面。因"证"与临床诊疗密切相关，本领域研究还随时需要调动和驾驭临床知识与经验，并充分借助医史文献研究的方法，对浩瀚的文献加以汇集、梳理和研讨。

而对于汉方医学主要流派"证"的学术史考察，本书内容的重点是，日本汉方医学从其流派的诞生和有别于中医学的自身学术体系形成以来，在与"证"相关的学术研究中的发展轨迹。

第二节　汉方医学及其主要流派

在界定研究对象与研究范围时，就有必要对日本汉方医学及其主要流派加以探讨了。

一、汉方医学

日本传统医学在中国医药文化的熏陶和哺育下成长起来，至今具有约 1500 年的历史。进入江户时代中期（1716—1788），面对最初通过荷兰人传入的西洋医学，汉方医学出现了需要将二者加以区分的名称问题，这便是"汉方"与"兰方"的由来。据真柳诚先生考证：其后，对于汉方医学又有"皇汉医学"（1868 年明治维新之后）、"和汉医学"（明治十四年以来）、"东洋医学"（明治二十五年以来）以及"汉医"等称谓，而"汉方医学"的称法直到昭和时代初期（1926—1945）才兴盛起来。

"汉方医学"或"东洋医学"，是今天日本人对本国传统医学体

系最为普遍的称谓。不过，说到"汉方医学"，日本历来是与"汉
方药"相对应使用的，亦即应用汉方药的医学体系，也被称为"汉
方医药"；而"东洋医学"，从概念所涉及的内容来看，目前在日本
不仅仅指汉方医药，也包括针灸、推拿、正骨等内容，从概念所涉
及的范围来看，甚至也将来源于印度和阿拉伯的传统医学内容囊括
其中，成为"西洋医学"（西医学）的对称。所以，为避免上述从内
容和地域范围上对"东洋"的理解可能出现的歧义，本书统一以
"汉方医学"指代日本应用传统药物的医学体系。

笔者认为，需要在此加以注意的是：虽然汉方医学的核心与基
础源自中国的中医学，然而在历经日本社会千年以上的发展，特别
是江户时代闭关锁国环境下的独自发展之后，日本的汉方医学已经
并非原样的传统中医学。借用日本现代医家吉元昭治先生的观点，
可以将汉方医学与中医学的关系比喻为"同源异流、同根异枝"。说
日本的汉方医学是中国中医学的一个海外流派可也，但是如果将汉
方医学与中医学混为一谈，笔者是难以苟同的。

二、汉方医学的主要流派

众所周知，除了发源于西洋而在当今成为世界主流的"西医学"
体系，各国家、各地区以及各民族之间，古往今来大都有过民间
"传统医学"体系的传承。日本亦复如是，至今还流传着一些产生于
本土的民间疗法，被称为"和方"。不过，伴随着中国医学的传日与
普及，其本土的民间医学就慢慢式微了。

经查证文献，公元 5 世纪，中国医学最初经由朝鲜半岛传入日

本；562 年，吴人知聪携医书 160 卷抵日，中日两国医学界开始了人、物与信息的直接交流；在公元 7—9 世纪的 200 多年间，有多批日本的遣隋使和遣唐使来中国学习，并将医药知识传回日本；701 年和 718 年，日本接连颁布模仿唐朝行政法律制度的《大宝律令》及《养老律令》，其中的医学教育制度指定以《黄帝内经》《针灸甲乙经》《脉经》《小品方》《神农本草经》等中国医著为教材；753 年，鉴真大师东渡弘法，广泛传播中医药知识并诊疾疗病，被日本朝野尊为"药王"，其塑像也被供奉至今；在 794—1192 年的平安时代，日本出现了《大同类聚方》《金兰方》《本草和名》《医心方》等医著，其中已佚的《大同类聚方》主要汇集日本的民间经验疗法，而《金兰方》《本草和名》《医心方》则主要根据隋唐医著内容编成；在镰仓时代（1192—1333）至南北朝（1336—1392）和室町时代（1336—1573），日本又有参照《诸病源候论》《千金要方》等隋唐医著，以及《和剂局方》《太平圣惠方》《济生方》《圣济总录》《三因极一病证方论》等宋代医著而汇编的《万安方》《福田方》《顿医抄》等问世。可以说上述约 1000 年间，是日本全面引入和模仿中国医学的时期。

在中国，一般认为"医之门户始自金元"。张子和、朱丹溪等"金元四大家"，实际上是不同学术流派的代表人物。金元医学于明代开始传到日本，对日本汉方医学流派以及学术体系的形成，起到了直接的催化作用。

所谓学术流派，亦即"学派"，一般认为应该具备如下几个条件：①有学术代表人物及代表著作。②存在学术上相互共鸣且学术观点相同或相近的学者群体。③其学术具有流传和承继的特点或谱系。

江户末期至明治维新时期的折衷派大家浅田宗伯门派的现代医家安西安周，1960 年在《汉方之临床》杂志上连续发文，对日本传统医学界的流派问题进行了系统考察。他认为，江户时代初期的名古屋玄医（1628—1696）最先提到古方与后世方的不同，从而触及汉方医学的流派问题。

近代日本医史学的奠基人富士川游在明治三十七年（1904 年）出版的《日本医学史》一书中，首次将日本近世（1573—1868）以来的医学流派划分为李朱医方（道三流学派）、刘张医方（后世家别派）、古医方、折衷派（考证派）、和方家、和兰流外科、贺川流产科等流派。

传承后世派学术的现代医家矢数道明先生，在其著作《近世汉方医学史——曲直濑道三及其学统》一书中，把江户时代以来的医家分为后世派、古方派、折衷派、汉兰折衷派 4 个主要流派。

多年来致力于汉方医学各家学说研究的现代医家安井广迪先生，在其所著的《日本汉方各家学说》一书中，提出了后世（方）派、古方派、江户官学派、折衷派、汉兰折衷派、考证派的分类。在此基础上，他又于 2006 年日本东洋医学会年会上所做的《汉方诸学派的走向》演讲中，再将流派的划分延至今天。

安井先生认为在江户时期，有后世派、古方派、江户官学派、折衷派、汉兰折衷派、考证派这样一些流派；至大正—昭和年间（1912—1989），则主要有承续上述流派的昭和古方派、浅田流折衷派、一贯堂流后世派等流派存在；而进入平成时代（1989—2019）以来，又有日本汉方派、和汉诊疗派、中医学派、古典古方派、经方医学派、流行病学汉方派、平成汉洋折衷派、现代汉方派、考证派这样9个流派形成。依据不同的时期，其分类可谓相当细致。

不过，至此也可以看出，在日本传统医学界里至今尚未有一个完全被公认的学派划分标准及结论。

以安井广迪先生新近提出的"江户官学派"为例，他认为这是以望月三英为代表的主要由江户幕府医官为中心所组成的学派。该派诞生于18世纪，以江户时代后期的京都为主要活动舞台。主要成员有今大路亲显、多纪元孝、丹纪正伯、多纪元德、片仓鹤陵等人。

该学派在当时面对吉益东洞一派风靡于世的环境，抱着不以为然的心态，积极复刻中国的《和剂局方》等宋代医著，意欲以宋代医学为模型，构筑起一个理想且独特的学术体系。不过，正像安井先生所意识到的那样，对被视为属于这一"江户官学派"的医家们，目前却大都寻索不到他们的临床医案。由此就难以对他们的学术理念以及临床特色加以评判。尽管安井先生举出片仓鹤陵应用宋代医方的医案，并强调片仓重视宋代学术的特点，然而在学派划归时，安井先生还是按照以往汉方医学界的一般见解，将片仓鹤陵列到了折衷派之中。

笔者认为，"江户官学派"的学术特点与后世派以及古方派的差异是一目了然的，但是由于至今缺乏他们从事临床诊疗的资料，因而尚难确定他们是否属于折衷派；与此同时，后面会谈及以多纪家族为中心的江户幕府医官，比起民间，他们有更多接触到大量医学文献的便利条件和机会，他们在江户中期以后于文献考证方面所做出的斐然业绩尤为世人称道，故此这部分人以往主要被视为考证派。所以，笔者对于将"江户官学派"特意划分出来的必要性抱有疑问。依据现有文献，至少尚难将其看作汉方医学界中的一个主要流派。

笔者试图提纲挈领地归纳日本汉方医学界对于主要流派的划分，认为综合诸家见解，以江户时代为中心的汉方医学界主要流派概可分为如下 4 种：后世派、古方派、折衷派（含汉兰折衷派）、考证派。至于在现代日本，除了以上各流派的余绪，还有哪些流派可以视为主要流派，待后面的相关章节再做详述。

在中国明代后期，即日本的安土桃山时代（1573—1603），曲直濑道三（1507—1594）著《启迪集》等书，系统地引入金元医学，并根据当时日本的特点而在理论和临床上加以发挥，进而使在日本医学史上影响深刻的"道三流"后世派在江户时代前期（1603—1715）得以兴起，使得之前深受宋代《和剂局方》影响的日本医学风气为之一变，汉方医学的体系与学派也由此开始建立起来。

如果我们再追溯到曲直濑道三以前的 1000 年时间里，尽管那一时期的日本医学基本上是对中国汉唐以及宋代医学的引进和模仿，但也曾经涌现出诸如丹波氏族与和气氏族（后者从室町时代开始改姓"半井"）等在日本医学史上具有影响力的世医家系的兴盛与传承，拥有过深受佛教影响的宗教医学以及流传至今的日本民间经验疗法，而这些实际上也常常被认为是日本医学流派的存在。

日本江户时代（1603—1868）以来，后世派、古方派、折衷派、考证派等相继登场；而进入近代社会（1868—1945），经以脱亚入欧为目标的明治维新和迅猛普及并发展起来的西洋医学的强烈冲击，汉方医学经历了沉沦、复苏和再兴的洗礼，至昭和时代后期（1970—1989）又有深受现代西医学理论、方法和思路影响的现代汉方之诸种流派诞生。各主要流派在与"证"相关的研究方面，均有独到之处。

为此，本书所要探讨的内容，从流派范围而言，集中在日本近世时期（1573—1868），特别是江户时代以来形成的汉方医学主要流派及其关于"证"的研究上。所要讨论的流派主要涉及后世派、古方派、折衷派和考证派，以及在这些流派的影响下于近现代复兴、存续并重新发展、演变的诸种流派。

江户时代以前的丹波与和气等世医家系以及日本的宗教医学，尽管各有不同的代表人物、传承系谱或代表著作以及临床特点，但基本上都是承袭、模仿中国宋以前的医学。有关这一点，该时期最具有代表性的医著《医心方》《万安方》《福田方》《顿医抄》等可以佐证。由于当时日本能够接触到的中国医著以及相关信息有限，能够理解和掌握中医学这一异域文化的人数也有限，加上金元以前中国的医学流派分化尚且不多，在引入金元医学以前，日本既存的几个医学流派于"证"的研究领域，未见有别于中国且对日本后世带来深远影响的学术内容。

说到江户时期的汉方医学界的主要流派，尽管至今见解还不够统一，但可以说后世派、古方派、折衷派和考证派这4者的存在是最具有广泛共识的。而在经历过明治时期（1868—1912）以及大正时期（1912—1926）汉方医学从正规的医学与医疗地位上遭到废黜的厄运之后，尽管各传统流派的余绪尚未被完全切断，但是近现代汉方医学的复兴并非属于对以往传统流派的一脉相承，在流派传承中出现了许多演变。

三、汉方医学主要流派的划分基准

本书的重点内容是通过对古今有关"证"的理论研究和临床应用的实例分析，考察和比较汉方医学不同流派在诊疗思路、方法上的异同。为此，首先需要就汉方医学各流派的划分基准加以讨论。尽管日本学术界对于传统的后世派、古方派、折衷派、考证派等4种流派的划分认识趋同，但对某一医家具体应属于哪一个学派，还时常有不同认识，此乃由流派划分基准的不同所致。

例如，古方派中活跃于江户时代前期的名古屋玄医，如果从其学术传承上看，他最初为道三流后世派的门生，而他本人的学术影响却在于主张复古，尊奉仲景学说。不过，分析他著述的实际内容，可以看到玄医实际上对《黄帝内经》理论、唐宋医学以及金元诸家学说是兼收并蓄的。因此，尽管一般把名古屋玄医视为古方派鼻祖，但也有现代学者如花轮寿彦与山本岩等人认为，他实乃折衷派的先驱；又如，活跃于江户末期和明治时代的名医浅田宗伯（1815—1894），原本学自于古方派医家，但后来又与考证派的多纪家族亲近，生涯中著述甚丰，内容尤多与《伤寒论》相关。他在临床中博采众长，其特点与一般所称后世派、古方派、折衷派和考证派均相关，而又均有不同，因而有人将他和与他类似的一些汉方医家另外归列为"杂方家"或"经验派"。不过，这样的提法也并未得到学术界的广泛认同。

1960 年，安西安周在《日本古医学派考》的系列论文中提出，中医学与汉方医学体系均主要由"法"和"方"两部分组成。"法"指理论和诊疗法则，而"方"指方药。汉方医学各流派的分化与诞生，关键在于彼此宗取的"方""法"不同。为此，方与法的差异，可以作为区分汉方医学不同流派的基准。他具体提示的区分标准如下：①取法《黄帝内经》；②取法《伤寒论》；③主要运用古方；④主要运用新方。

传统后世派的方法内容以上述①和④为核心，即重视《黄帝内经》理论，主要运用宋以来新方；而传统古方派的特点是以方法②和③为核心，亦即取法《伤寒论》而主要运用伤寒古方；而传统的折衷派学术则以③和④为主，并辅以①和②。也就是说，折衷派以《伤寒论》学术为核心，同时辅之以《黄帝内经》理论以及后世新方；考证派的学术姿态则是对上述①②③④同等并重，即他们对《黄帝内经》和《伤寒论》理论同样重视，在临床运用上也是广收博采，于古方或新方之间并无主观意识上的拘泥或偏重。

提出以上标准的背景之一是，秦汉之际在中国出现的《黄帝内经》《神农本草经》《伤寒杂病论》3 部经典医著，不仅确立了中医学理论和诊疗体系的基础，后来也成为日本汉方医学体系的根基。小曽户洋认为，中医学与汉方医学至今的发展源流，可以说主要都是围绕着如何解释、定位、把握和运用上述经典医著内容而展开的。

与此相应，日本古方派医家则多认为《黄帝内经》《神农本草经》与《伤寒论》分属于不同的体系。古方派独尊仲景学术，对于

《黄帝内经》《神农本草经》等多采取轻视或否定的态度。古方派的极端人物吉益东洞在此方面的表现尤其突出。他在《类聚方》序言中就明确主张："医之学，方焉耳"；他所撰著的《药征》一书，也是无视《神农本草经》以来本草研究传统的。按学术观点与临床内容来区分流派，"吉益流"古方派是与上述基准相符合的。

提出以上基准的另一背景是，所谓汉方医学、古方派或后世方派中的"方"字，原本主要指"方技"，而非单纯指方药、处方。然而进入昭和时代（1926—1989）以来，在汉方医学界一般人的理解中，"方"字的意思往往偏重于后者。

对上述安西氏的流派划分基准，有日本医家在表示赞许的同时，也指出其并非严密，因为一些汉方界的古今医家据此依然难以归类。

汉方医学至今出现了哪些流派，这在日本依然是见仁见智的问题。譬如上面提到传统流派之中的古方派，其实被归类到这一流派的医家们各自的理论与临床特点往往相差甚远。因而至今也曾有过诸如"拟古方派"与"真古方派"的进一步划分；而折衷派与考证派之间也非常容易混淆，有人认为这两学派是一回事，还有人干脆否定二者的存在。如果说到现代日本汉方医学领域的流派问题，说到现代折衷派与现代中医学派之间，其划分基准又难以固守上述安西氏的公式，这将留待后面的相关章节讨论。

为此，我们探讨汉方医学主要流派时，既参照上述安西氏的分类基准，又尊重至今日本汉方医学界对于流派划分的一般习惯，更重视对于具体医家理论与临床特点的分析，进而探讨汉方医学不同流派之间在诊疗思路与方法上的异同。

第三节　研究意义与相关近况

将"证"强调为中医学最为核心的概念，将整体观念和辨证论治视为中医学理论和临床最为重要和基本的特色，在中国是 20 世纪 50 年代中期以来的事情。当时，政府提倡中西医交流合作，同时高等中医院校和研究机构开始组建，中医教材待编，中医学的特点需要重新加以明确，其学术研究也急需寻找突破口。在这一历史背景下，任应秋、秦伯未、姜春华等学者分别对"证"与"辨证论治"加以论述，引起中医学术界的空前重视，轰轰烈烈、旷日持久的有关"证"的实质与"证"的科学化、现代化研究也由此拉开序幕。

中国中医界于 20 世纪 50 年代后期开始的肾本质研究，由寻找肾阳虚证的客观指标起步；20 世纪 60 年代又扩展到八纲辨证实质的研究；至 20 世纪 70 年代中后期，脾本质和血瘀证本质的研究相继启动。与此同时，对于相关"证"的动物模型研究也受到广泛重视。20 世纪 80 年代以来，在多方位、多指标、大规模铺开的"证"研究中，学术界越发痛感"证"的概念与各种"证"的称谓不规范所导致的混乱，于是"证"的规范化研究成为整个中医规范化研究的龙头；20 世纪 90 年代以来，中医界开始集中就众多有关"证"的客观化和规范化研究中所存在的问题加以反思。

正视迄今为止近 70 年来中国有关"证"的大量理论、临床及实验研究，的确取得不少进展。然而，就"证"的整体研究来看，从对于"证"概念的理解，到对于"辨证论治"规律及其价值定位的认识，特别是就"证"的客观化、规范化的现代探讨，莫衷一是，在一定程度上仍表现出令人迷惘的局面。杨维益、梁茂新等学者认为，"证"的研究至今尚未取得令人满意的阶段性成果，而且其研究近年来处于难以推进的胶着状态，成为掣肘整个中医学理论与临床研究的一个"瓶颈"。

与此同时，审视日本汉方医学发展的历史轨迹，近世以来汉方医学各主要流派对"证"的认识也进行了多方探索与研究。不过，除了古方派标签式的"方证相对"诊疗方法论在中国广为人知，汉方医学体系中还具有多种多样的有关"证"或参照"证"进行诊疗的学说、思路和方法，但尚未被中国学术界准确把握或未被中日两国学者充分发掘和评价。为此，笔者就对以"知其然，并知其所以然"为目标的学术史研究，特别是对与汉方医学各主要流派的诊疗特点息息相关的有关"证"的学术史考察，产生了浓厚的兴趣。

近年来，在中国可以见到一些与中医学"证"的学术史相关的研究论述。例如前面提到的严世芸主编的《中医学术史》一书，就论述了自先秦迄于晚清的我国医学发展概况、各个时期医学的重要成就和主要特点、著名医家的学术贡献等，对于历代有关"证"的研究也多有介绍，但其在系统性方面有待进一步强化；梁茂新等著的《中医证研究的困惑与对策》一书，着重就20世纪50年代以来有关"证"的实质与"证"的客观化和规范化等现代研究加以述评，其内容侧重于对现状的反思；杨维益等也就有关"证"的概念与"证"的研究历程加以回顾和反思，发表了系列论著；韦黎的

《證、证、症、候的沿革和证候定义的研究》、陈家旭的《中医"证"研究的回顾与展望》，各自依据古今文献进行探讨，但因篇幅所限，都未能对研究对象的发展演变轨迹加以更细致的系统勾勒或解析。

同时，我们环视中日两国，尚未见到对日本汉方医学主要流派关于"证"的学术史加以研究的专论。

日本有关"证"学术史研究方面，酒井静的《日本的医疗史》一书，详述日本各个历史时期医疗状况与发展特点，但是对于"证"的内容却涉及不多。矢数道明的《近世汉方医学史》，详述汉方医学体系形成以来后世派的源流与学术发展历程，其中对后世派等有关"证"的研究多有介绍，但对其他学派的相关研究着墨有限。安井广迪的《汉方各家学说 2002》，就汉方学术发展史，特别是各学派理论和临床特色论述精详，但该书不是"证"史专论。

中国潘桂娟等所著的《日本汉方医学》一书，就汉方有关"证"的研究也多有论及，但它更像是一部有关日本汉方医学的通史。贾春华著《日本汉医古方派研究》，就古方派与"证"相关的研究有相应探讨，但该书介绍的仅仅是一个流派的学术史。王庆国曾撰文对日本汉方医学独特的病因论与证候论加以介绍，在病因方面列举了"一气留滞说""万病一毒说""气血水说"，在证的方面对"方证相对论"与"体质证型说"进行了考察，提示了汉方医学"证"的学术史的片断内容。同时，民国时期以来还有许多中医先辈如恽铁樵、陆渊雷、承淡安、祝味菊，以及现代名医岳美中、刘渡舟、胡希恕等人对于方证以及中日传统医学等内容的相关论述。

近年来，伴随着国内"经方热"的出现，许多学者也对在经方领域深有研究的日本汉方医学如方证、腹证以及腹诊等内容产生了兴趣，于是汉方医学的古今相关著作与学说也重新引起国内医界的关注。

本书写作的宗旨与目标为客观地对汉方医学主要流派在与"证"相关领域的研究和认识轨迹加以梳理，考察日本在吸收和取舍中医学的历史进程中于临床上所运用的诊疗方法论及其特点，待中日两国的有识之士来进一步辨析得失、总结教训和经验，进而为中日两国在"证"以及诊疗方法论研究领域的进一步发展提供启示和借鉴。

本书以日本相关的古今文献和中日两国学者至今的研究成果为依据，以时代变迁和汉方医学各流派的特点作为论述展开的经纬，着重就汉方医学各主要流派关于"证"与诊疗的关系、方法及"证"在诊疗中的地位等研究加以叙述，分析各个学派间学术观点的异同以及他们对于后来的影响，进而对日本汉方医学体系有关"证"之研究轨迹由点到面加以钩玄索隐。

在研究中，首先注重对第一手资料的充分利用和把握。近年来，日本有大量被束之高阁、难见天日的古代汉方医籍抄本或善本书得以汇编刊印，同时又有不少以往不为人知的文献源源不断地得以发现，使得我们对以往汉方医学各流派的认识，包括对各流派与"证"相关的研究，必须重新加以审视。广泛搜集相关的文献资料，特别是近年来最新发现的文献，尽力追踪日本汉方学术界的最新研究动态和进展，是笔者尤为注重的。同时广泛搜集和利用多年来在日本的学会采访和口头交流中所得到的众多第一手资料，也令笔者的研究受益匪浅。

根据汉方医学的临床诊疗特点，本书在搜寻与各流派"证"相关的临床文献时，主要侧重于选取以药物治疗为主的内科、妇科、儿科等领域的相关资料，而对于诊疗中注重手法操作的针灸、产科以及骨伤科等资料和内容，暂且不论。

古有"读医不如读案"之说，含有"听其言不如观其行"的文义。因为医案作为临床诊疗实录，比起医论内容往往更能够集中、直观、便捷和准确地体现出医家的理论与临床特点、学术素养和临床水平。为印证不同学派医家的理论、学说或观点，直观地提示其临"证"特点，本书中选取了一些具有代表性的临床医案加以解析。

以中医学为源头的日本汉方医学，可谓是中国中医学的一个海外流派，重视比较研究方法的运用也成为本书的重要特点。在考察日本汉方各流派于诊疗中与"证"相关竟或不唯于"证"等多种思路、方法和特点之际，笔者每每用中医学加以横向比较，期冀通过衡量二者的异同，而请中医学界借鉴一些日本汉方医学发展至今的经验与教训，以达到古为今用、洋为中用、取长补短的目的。

还需说明，尽管本书在内容上近乎是对汉方医学的专论，但书名却将日本汉方与中医学并列，这与笔者采用比较研究方法进行探讨是相关的。

为节省笔墨、突出重点、充实内容及方便阅读，并向读者提供一些与本书相关的旁证以及供进一步研究展开的线索，笔者还在文中附入一些图表资料，以供参考。

第二章

汉方医学形成以前的"证"与"治"

——丹波氏的《医心方》与半井家的业绩

欲探讨汉方医学各主要流派的临床学术特点、了解他们在与"证"相关领域的认识及研究，首先应从整体上把握日本的医学发展脉络，了解中日两国传统医学的相互关系以及历史流变，了解汉方医学体系形成以前日本的医学研究概况。

第一节 中日两国医学发展史回溯

表 2-1 中日两国传统医学的历史变迁

中国		日本	
时代	主要医著和事件	时代	主要医著和事件
秦—西汉（公元前 221—公元 25）	《黄帝内经》《神农本草经》成书，中医理论体系确立；《史记》中收载医案	绳文—弥生时代（—250 年）	神话传说中的医疗活动时期
东 汉（25—220）	《伤寒杂病论》出现，奠定中医临床体系；华佗首创药物麻醉手术和五禽戏		

中国		日本	
时代	主要医著和事件	时代	主要医著和事件
晋—南北朝 (265—589)	《针灸甲乙经》《脉经》《肘后方》《小品方》《本草经集注》《名医别录》	古坟—飞鸟时代 (250—710)	413年朝鲜医师赴日；538年佛教传日；552年《针经》传日；562年知聪携医书赴日；600年最初的遣隋使
隋　朝 (581—618)	《太素》《明堂图》《诸病源候论》编成		
唐　朝 (618—907)	《千金要方》《千金翼方》《新修本草》《外台秘要》《食疗本草》《本草拾遗》《日华子诸家本草》《产宝》《食医心镜》《重广补注黄帝内经素问》等成书	奈良时代 (710—794)	佛教医学与隋唐医学传日；遣唐使留学中国，《大宝律令》规定医疗制度，中医书成为教材；鉴真赴日
北　宋 (960—1127)	《太平圣惠方》《铜人腧穴针灸图经》《类证活人书》《证类本草》《和剂局方》《圣济总录》《小儿药证直诀》，校正医书局的整理与翻印	平安时代 (794—1192)	《大同类聚方》《金兰方》《医心方》《本草和名》问世；《日本国见在书目》收载大量中国医籍；《延喜式》规定《黄帝内经太素》《新修本草》《小品方》《明堂经》《难经》为医学教材
南　宋 (1127—1279) 金　元 (1115—1368)	《三因极一病证方论》《注解伤寒论》《素问玄机原病式》《儒门事亲》《脾胃论》《格致余论》《医经溯洄集》《十四经发挥》等	镰仓时代 (1192—1333) 南北朝时代 (1336—1392) 室町时代 (1336—1573)	《顿医抄》《万安方》《福田方》问世，"局方流"盛行；竹田昌庆、和气明亲、吉田宗桂等赴中国留学回日；师从田代三喜的曲直濑道三1545年回到京都，创立启迪院，开始宣扬金元医学
明　朝 (1368—1644)	《医经溯洄集》《医学正传》《医学入门》《本草纲目》《医方考》《万病回春》《伤寒论条辨》《寿世保元》《类经》《景岳全书》《温疫论》等刊行；《名医类案》《石山医案》等医案专著出现	安土桃山时代 (1573—1603)	1574年曲直濑道三著《启迪集》；朝鲜活版印刷术传日，推动了日本医学的普及

（续表）

中国		日本	
时代	主要医著和事件	时代	主要医著和事件
清朝 （1616—1911）	《伤寒来苏集》《医方集解》《金匮要略心典》《医宗金鉴》《温热论》《医林改错》《植物名实图考》《温热经纬》《时病论》《血证论》《华洋脏象约纂》《中西汇通医书五种》等书问世；《寓意草》《临证指南医案》《洄溪医案》《续名医类案》《古今医案按》等医案专著大量出现	江户初期 （1603—1715） 江户中期 （1716—1788） 江户后期 （1789—1868）	道三父子系列医著刊行，后世派活跃，口诀汉方渐兴；西洋外科与解剖学传日；后藤艮山、吉益东洞等形成古方派，倡兴《伤寒论》和腹诊；江户医学馆的教育与考证派、折衷派的活跃；汉兰折衷派出现
		明治时代 （1868—1912）	对汉方正统地位被西医取代的抗争，《医界之铁椎》的问世
中华民国 （1912—1949）	《灵素商兑》《中国医学大辞典》《医学衷中参西录》等出现；对于"废止中医案"的抗争运动；中医学校教育的发展	大正时代 （1912—1926）	濒临毁灭险境和黑暗之中的汉方医界
中华人民共和国成立后 （1949—）	中医高教与研究机构的建立；中西医的社会平等，相互学习共同发展的国策；对于"证"以及"辨证论治"的再强调，"证"的客观化、规范化研究；中医现代化与中西医结合研究的展开	昭和时代 （1926—1989）	前期（1926—1945）《皇汉医学》刊行； 中期（1945—1970）日本东洋医学会等成立，西医药局限性呈现； 后期（1970—1989）汉方医保与现代汉方的发展，中日交流剧增
		平成时代 （1989—2019） 令和时代 （2019—）	中日交流的深化与汉方多元发展；传统医学社会需求越发高涨

出处：日本《传统医学》杂志创刊号，1998，日本东洋学术出版社编辑制作。（略有改动）

一、中国古代有关"证"的研究概观

如前文有学者所提示的那样,"证"(證)作为与疾病相关的概念,在中国首见于战国时期《列子》一书。其后,《素问·至真要大论》提出"病有远近,證有中外";《难经·十六难》论述了内證、外證。东汉时期的《伤寒杂病论》在序言中提到"平脉辨證",是为"辨證"一词的语源。书中各篇目均为"辨某某病脉證并治",第16条还提出"观其脉證,知犯何逆,随證治之"。"平脉辨證"与"随證治之"的宗旨贯穿全篇,作者张仲景也被公认开创了中医学"辨证论治"与"辨病论治"相结合的诊疗体系。其后,隋代巢元方的《诸病源候论》广罗病名,详述病候。唐代孙思邈则在《千金要方》中通过对《伤寒杂病论》内容加以类编,提示"方证相应"的诊疗模式。宋金元时期,学术争鸣使与"证"相关的理论及临床研究进一步丰富和发展。据肖敏材1984年的考证,明朝周之千最早在1573年成书的《慎斋遗书》中列出"辨证施治"专篇加以探讨;而符友丰于1994年提出,清代章虚谷于1825年刊行的《医门棒喝》中,首次使用了"辨证论治"一词。以上,是中国古代有关"证"以及"辨证"的源流大略。

二、古代日本与中国交流的两个高潮

医史学家小曾户洋认为,日本与古代中国的交流,曾出现过如下两个高潮:一是7—9世纪的遣隋使和遣唐使时期,二是15—17世纪日本与明朝的贸易活跃时期。

由于前者，中日两国之间开始了正式交流。不少习医僧来中国学习，更有中国医僧鉴真赴日弘法并传播医药知识。平安时代（794—1192）初期，仿照唐制的日本《养老律令·医疾令》规定，医学教育须以中国的《黄帝内经》《神农本草经》《针灸甲乙经》《小品方》等作为正式教材；898年，《日本国见在书目录》中著录的中国医籍达到近200种，1039卷，当时的日本进入全面学习和模仿中国医学的时期。而汇聚中国唐代以前医学成就的日本第一部医著《医心方》就在此时出现。

《医心方》之后，日本14世纪相继出现《顿医抄》50卷（1303年）、《万安方》62卷（1316年）和《福田方》（1362年）等医著，主要承袭《和剂局方》等宋代医学内容。由于这些著作也像《和剂局方》一样忽略病因、病理，简单地罗列临床表现之后即举出对应处方，故被称为"局方流"。按照矢数道明先生在《近世汉方医学史》中的认识，直到中国明朝初叶，日本的医风一直笼罩在"局方流"的影响下，呈现出停滞不前的沉闷局面。

到了明代，中日贸易活跃，大量中国医籍源源不断地传到日本，来华习医或考察中医学的日本人也空前增多。1545年师从田代三喜的曲直濑道三从日本的关东地区回到关西地区的京都，在诊疗同时建立启迪院，教书育人，宣扬金元医学。中国金元以及明代医家精彩纷呈的学术内容令日本医界耳目一新，曲直濑道三的努力使得"日本道三流李（东垣）朱（丹溪）医派"得以形成，这也就是后来被称为后世（方）派的登场。

要了解汉方医学后世派等流派形成的背景和他们对于"证"的研

究，还有必要回顾一下在古代中日两国交流的两个高潮时期日本对于"证"的认识与研究梗概，而丹波康赖与世医半井家族均为很好的例证。

第二节 《医心方》对于"证"的论述

《医心方》的作者丹波康赖（912—995），是汉灵帝刘宏的第 13 代孙。灵帝第 5 代孙阿智王为避战乱，于应神天皇时期（270—310）移居日本。其后裔从第 2 代开始以丹波为姓，而至其第 30 代后裔又被赐姓多纪。直到日本江户时代后期，在长达 1500 年的岁月中，丹波（多纪）家族作为著名的医学世家代代相传，一直雄踞于日本医界的核心。

丹波康赖在对近 200 种中国唐代以前医著内容加以分类摘编基础上，于 984 年集成 30 卷本医学全书《医心方》（图 2-1），成为日本现存最早的一部医书。该书辑录了大量中国已经失传的医籍文献，在文献内容取舍上又体现出日本民族和日本风土习性的一些特点，至今备受中日两国珍重。

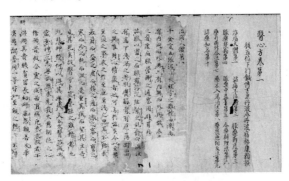

图 2-1　医心方（半井家本）

一、《医心方》的内容与论"证"特点

《医心方》在有关"病證"方面，秉承《诸病源候论》《千金方》等内容而对病源、病候等加以辨别，进而论治。

例如该书卷一开篇所论"治病大体"，引述了《千金方》的如下内容：

> 病有内同而外异，亦有内异而外同，故五藏六府之盈虚，血脉荣卫之通塞，固非耳目之所察，必先诊脉以审之。而血脉有浮沉弦紧之乱，腧穴流注有高下浅深之差，肌肤筋骨有厚薄刚柔之异，唯用心精微者始可与言于兹矣……若盈而益之，虚而损之，通而彻之，塞而壅之，寒而冷之，热而温之，是重加其疾而望其生，吾见其死矣。

这段论述，开宗明义地强调对于病证必须从藏府、血脉、腧穴、肌肤、筋骨等多方面详加审察，辨别其病性的盈虚、通塞与寒热之不同和分别论治的重要性。用后世的话来讲，实际上是在强调"辨證论治"。

《医心方》卷一的第二篇，是对于"诸病不治證"的论述。"不治證"是一些重病的特殊临床表现。

卷三至卷二十五论病，其分类一如《诸病源候论》体例。亦即列举病名，论其病因、病机，描述其"證候"表现。但是，《医心方》提示具体治法和方药内容，是与《诸病源候论》单有医论的不同之处。

例如在卷四的皮肤病候与治疗中,《医心方》论述了头发的生理病理与气血盛衰密切关联。指出脱发以及须发早白多由气血不足或肾精虚弱、骨髓不充所致,其后详列出治法、方药。

《医心方》卷二十六至卷二十八论述延年、养性、房内和饮食等预防医学内容。书中强调诊察时应注意患者形志苦乐(形指表象,而志为情感和心理状态)的不同,从而推断病位在皮肉、经络、筋脉、骨节或脏腑之何处。而治疗则应先施食饵,不效才命以针药以及熨引、按摩之术。

此外,《医心方》在诊断内容中很少论脉,这也是该书在取舍秦汉至隋唐文献而诊疾论"证"方面非常值得重视的一个特点。推测其原因,或许是编者考虑到微妙在脉,难以言传的缘故。

二、《医心方》所论风邪、风病与风證

该书卷三先从"风病證候"辨起,援引百家诸论,强调"风为百病之长"。

风邪种类繁多,因季节不同而有清风、汤风、阳风、凉风、寒风;因致病各异而可分为凶风、谋风、刚风、折风、大刚风,以及泄风、劳风等;又因不同的临床表现,"风病證候"有偏风、半风、风痉、柔风、头风、中风等不同。《医心方》首先汇聚群书内容,对与风相关的病因和"病證"详加论述。

风邪侵入先外袭肌肤,次则侵犯经脉,然后入中脏腑,发为中风。中风病候还可分为心中风、肺中风、肝中风、肾中风,并可合并口噤、口喎、舌强、失音、声嘶、惊悸、身不仁、四肢不屈伸、身如虫行，或言语错乱、癫病、狂病之"證候"。在辨别这些纷繁的"风病證候"基础上，该书列举治法和处方，可谓论"證"详明。

三、《医心方》中病、證、候的涵义

可以看出，上述《医心方》所论内容与《黄帝内经》和隋唐时代中国医学理论及诊疗原则是一脉相承的，主要是对"病""證"以及辨病论治和辨证论治的探讨。其中涉及被后世所指称的内伤、外感等病因，气血盛衰等病机，经络、脏腑等病位，轻重缓急和凶险程度等病情、病性、病势概念，体质的虚实等内容。而从"辨证"和"辨病"方法上说，实际上包含现今所论的病因辨证、八纲辨证、气血辨证、脏腑辨证、经络辨证等雏形，内容十分丰富。其"论治"也是在对于诊断的理性思辨基础上展开的，治疗有原则、有程序、有体系。

考察《医心方》有关"病""证"以及"病证""证候"或"候"的用法和含义，"病"字多指称疾患，而"证""证候"与"候"彼此文义互通，均主要指称疾病状态，亦即临床表现。其书多因病而论证，以病为纲，"病证"共举。这是与该书多引用以《诸病源候论》《千金方》《外台秘要》等为代表的隋唐医籍内容是一致的。

第三节 世医半井家族的起源及其医术

安井广迪先生考证，半井家族的起源，是由和气家族改姓而来，

其先祖可以追溯到日本奈良至平安时代的和气清麻吕（733—799）。和气家族从平安时代开始与丹波世医家系并驾齐驱，直到江户幕府末期，代代世袭于典药寮（宫廷太医院）任医官要职。

一、半井家系源于和气与丹波两家联姻

根据《宽政重修诸家谱》的说法，在后柏原天皇时代（室町时代后期），因和气明亲（？—1547）家中的一口井由内宫与和气家各用其半，于是天皇就称此井为半井。为志纪念，和气明亲便改家姓为半井。不过，此说与《实隆公记》等所载在和气明亲之前的明茂（？—1483）时期，已经使用半井姓氏的史料相抵牾。

近年来，被认为有可能是汇编了和气与丹波两家祖传妇科秘方的《半井小草纸十三丁》得以发现。2000 年，半井家的后人半井英江就其家系的起源重新考证，认为由和气而改姓半井，应是室町时代中期以前的事情，半井姓氏应起源于和气、丹波两大世家的和睦联姻。其依据是：①与"半井"的日文发音相同的有另一个词，表示亲缘或关系亲密的意思。②从平安时代开始，一直双峰并峙而同踞宫廷医官要职的半井与丹波两家，因休戚与共的关系和长期共荣的需要，在进入室町时代之后彼此结亲联盟，并交流汇合两家的秘传经验以求强强联合。

有关这一点，半井明重（1462—1519）及其弟弟利长的史实便是极好例证。据安井广迪先生提示：明重出生于丹波家系，为丹波重长的长子，原名丹波明重。但因与半井家的联姻，他后来成为半井家的养子。其弟利长，也过继到半井家成为半井利长。由此，在

两家联姻中丹波家出女婿，和气家则嫁女，对外用表示亲睦和合之意的半井姓氏。

基于此，比起与内宫比邻而居并合用一口井的半井传说，半井家姓起源与和气世家、丹波世家的和合亲睦结缘相关，是更为自然并容易让人理解和接受的。

笔者认为，若依后者，对于后来令许多人匪夷所思的正亲町天皇将平安时期丹波家所撰著的《医心方》转赐给半井家一事，就变得容易理解了；更为重要的是，和气家族与丹波家族的联姻合流，使得室町时代以来半井家族临床医术文献，一定程度上具有丹波与和气两大世家共同的秘传"基因"与经验特点。

至今，日本学术界一直以未见到丹波家族的临床医案文献为憾，从编撰《医心方》到主持江户医学馆的教育与研究，在1500年漫长岁月中一直世袭着医官要职的丹波世家，于文献研究方面创造出的卓绝业绩可谓无与伦比，在临床方面却难以见到这一世家的面貌与身手，令人不可思议。半井家族流传下来的临床文献，不啻为我们打开了一扇了解丹波世家临床特点的窗口。

当然，作为大家望族，家族越繁盛，衍化出的分支就会越多。历史上的丹波世家产生了许多分支和旁系。例如，富士川游的《日本医学史纲要》中提到，在镰仓时代由僧而为名医的莲基，就属于丹波一族，他曾在寿永三年撰有《长生疗养方》。而丰臣秀吉统一天下后，于天正年间重建济贫赈疾的施药院时，任命的施药院使丹波全宗，后改名为施药院全宗，其子孙代代世袭施药院使，也一直以施药院为姓，而从丹波家族分流出去。2003年，笔者从与日本医史学者真柳诚的交流中得知，辉煌于江户时代后期的多纪家族，其实也并非丹波世家的正宗直传。

二、半井世家的代表人物及文献

2001 年，东京理科大学药学部远藤次郎教授就当时"新发现的医书田代三喜的《本事加减秘集》之中的学说——基本方与加减方"，在《日本医史学杂志》上发文。他认为，室町后期至江户初期，半井家族人才辈出，最为鼎盛，雄踞于整个日本医界之首。与此同时，后世派也正在兴起。从世医半井家族当时的医术特点，可以了解后世派的形成背景。更何况从学术渊源上论，后世派在一定程度上师承了丹波与和气两家合流而形成的半井家学。

图 2-2 所示室町后期至江户初期的半井家谱中，占据首位的半井利长（？—1507），原名丹波利长，在其兄明重之后继承半井家业。从和气清麻吕算起，在"和气—半井"这一家系中他应为第 19 代。

利长著有《周监方》和《半井道三疗治闻书》。现存的《周监方》抄本，经过了其子明亲的修订。该书从中风开始，分为 21 个病门，共列举约 600 首处方，大多数出自《和剂局方》和《三因方》，可见利长与明亲父子均深受宋代医学影响。不过，其中也收录了补中益气汤、清暑益气汤等李东垣处方，表明他们已经开始接受金元医学。

半井世家的医疗经验，主要通过其历代总结记录下来的多种秘不示人的家传抄本或口传心授的世代沿袭而承先启后。流传至今的

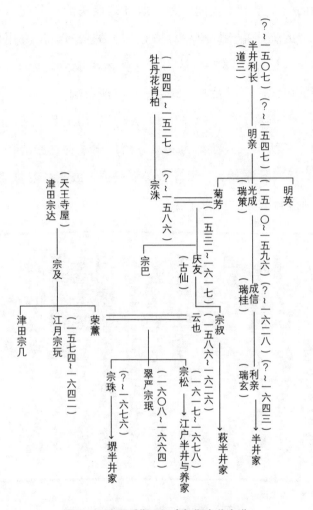

图 2-2 室町后期至江户初期半井家谱

除方才提到的《周监方》《半井道三疗治闻书》《和气记抄》外，还有《半井家产前产后秘书》《十二卷秘抄》《和气家传秘书》《和气家传秘方》《袖中记秘方》等。

例如《十二卷秘抄》一书，据安井广迪先生分析，应出自半井明亲之后的第3至第4代间，是一册分列疾病治法并配以方剂解说的简明扼要的临床指南。书中处方以宋朝的居多，选方用药以基本方随症加减。远藤次郎先生认为，这种运用成方临床加减的形式，对后世派的田代三喜以及曲直濑道三均有所影响。

以《十二卷秘抄·伤寒门》中人参汤（即理中汤）的应用为例，由图2-3所示，人参汤为基本方衍化出多种加减应用。而其中"證"字或指"脉浮紧数，无汗"等症候群，或指"热证"（心热）。"脉證"则指脉象与症状的综合。

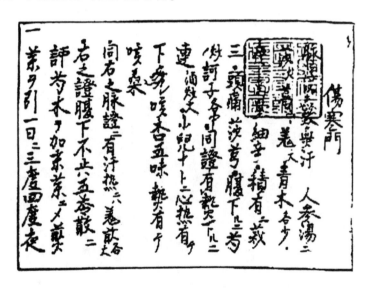

图2-3 《十二卷秘抄·伤寒门》

曾赴明朝游学的半井明亲（？—1547），是半井家中最引人注目者。据说他在中国期间因治好明武宗的病，得到过武宗皇帝亲赐的驴和铜砚，回日本后他便自号"驴庵"。明亲以后的半井子孙也都代代沿袭驴庵之号并以为荣耀。据传，明亲在中国期间还与其所久仰的福建医家兼出版家熊宗立有所交往。

1528 年，在日本首部得以翻刻的医著就是熊宗立所辑《名方类证医书大全》，此举揭开了日本医著印刷出版的序幕，格外引人注目。据冈西为人《中国医书本草考》统计，经熊宗立之手出版并介绍到日本的医书有 23 种，其中多为宋朝著作，金元作品殊少，更没有被日本后世派所尊崇的李东垣和朱丹溪的医著。

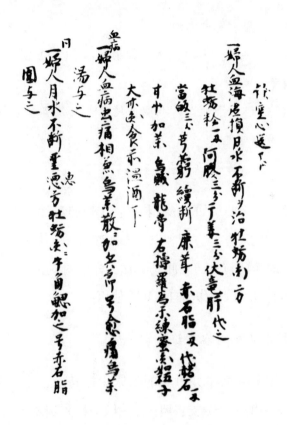

图 2-4　《和气记抄》书影

半井明亲尽管于明代留学中国，但因深受熊宗立相关医著的熏陶，其医术依然以宋代医家学说和历来的家传经验为主。这一点从前述半井明亲参与编撰的《周监方》及《和气记抄》中，可以得到确证。

例如，由简短的病历记录以及用药口诀等构成的《和气记抄》（图2-4），收载了大约16世纪前期半井一族的如下一些诊疗记录。

医案1　身痛、便血之治

岩仙老，以前遍身疼痛用天麻散有效验。（今）重用仙灵脾丸而号花蛇天麻散，为粉与之。

女房（主妇），下血与痔相兼。槐角丸加荆芥、生地黄、川芎，号加减五痔汤，与之。

妇人，赤痢。养脏汤。号人参调脏汤遣之。

从上述医案可归纳如下诊疗特点：①他们常用槐角丸与（真人）养脏汤等《和剂局方》方剂，以成方加减应用。②医案中看不出诊断和治疗亦即病证与方药之间具有什么样的对应关系。③他们对中国处方另起名号，以便作为自家秘方使用。

三、半井世家的临"证"特点

为从整体上判断半井世家的临床诊疗特点，兹再举堺半井家（半井家在大阪的一个分支；堺，是大阪旧称）庆友与直系中明亲嗣子瑞策的医案加以分析。

半井庆友（1522—1617），被当时朝廷封为法印（医职中的最高阶位)。在其《半井古仙法印疗治日记》中，有如下案例。

医案2　半井庆友治痰饮

久患痰饮者，难以平卧。痰阻咽喉，时时有声，如鼾而咽鸣。脉沉细六动。前医与神秘汤未效，予投以苏子汤加天南星愈之。家传有曰：痰饮而不得平卧者用苏子汤去良姜，喘而不得平卧者用神秘汤。此为秘传。

本例患者哮喘而难以平卧，被诊断为痰饮。按半井家祖传经验，痰饮与哮喘的鉴别非常重要，关系到应选用苏子汤还是神秘汤来治疗。

苏子汤在前面提到的半井利长所编《周监方》中有载，原称为紫苏子汤，组成是：紫苏子、大腹皮、草果、半夏、厚朴、木香、陈皮、木通、白术、枳实、甘草、人参、生姜、大枣。

而这里的神秘汤出自于《和剂局方》，由紫苏、五味子、人参、陈皮、桔梗所构成。

可以看出，以上两方方意相近，但是苏子汤燥湿化痰、理气健脾的药物更多。

上述医案的诊疗过程和思路，涉及以方测证和排除诊断，还涉及方证相对、口诀汉方等相关问题。

首先，其诊疗所应用的方法和思路，并非目前中医一般所通用的辨证论治。因为医者半井庆友并未进行病因、病机分析和辨别，而是根据家传经验，以"痰饮而不得平卧者用苏子汤去良姜，喘而不得平卧者用神秘汤"的记载作为依据。用简明的经验要诀来选方用药，这一方式在日本后来被称为"口诀汉方"。

其次，以"痰饮而不得平卧者"对应于苏子汤去良姜，以"喘而不得平卧者"对应于神秘汤之处方，如此诊疗方式又被称为"方证相对"。

本例患者原被诊断为痰饮，但从被提示的临床症状上分析，这一病名诊断是不确切的。如果按目前的中西医学判断，似乎首先应考虑哮喘。而半井庆友的痰饮诊断，或许主要依据"喘而不得平卧者应该用神秘汤"的家传经验。因前医用过神秘汤未见效，庆友认为该患者的病症不应属于神秘汤之适应证。于是他按排除法的诊断思路，将本例患者排除于"喘而不得平卧者"之外，认定其应为"痰饮而不得平卧者"，并由此而选定以苏子汤加减而进行治疗。可以看出，在这一思维中同时还包含"以方测证"的逆向推理和判断方法。

下面，再看被收载于《本邦名医类案》中半井瑞策的2例医案。

半井瑞策（1520—1596），又名光成，号通仙轩、通仙院。丹波康赖所撰著的《医心方》，就是由正亲町天皇转赐给他而形成其后"半井本"的。瑞策作为宫廷医官的时候，曲直濑道三和玄朔父子也已经成名。在曲直濑玄朔的医案著作《医学天正记》中，瑞策被玄朔视为对手也经常登场。

医案3　半井瑞策治伤寒

一男，半百。伤寒四五日，大热谵语。一医用大承气汤二三帖，大便泻，热渐退，谵语止。卒然腹绞痛，手足厥冷，脉沉紧。

投以附子理中汤。

用药三帖而腹痛大验，改投六君子汤。

翁曰：此症因他医寒凉太过，而见中气伐伤。对此可用理中汤。

翁又曰：人称治伤寒之证，专有方药，然其为秘中之秘。假令伤寒里热，则应下之，其症俱全者以承气汤之类。对壮实之人下之后多用小柴胡汤善后；而若中气虚弱者或老人等，下之后腹痛不止、不利或上气目赤、晡时寒热、脉虚大或沉微，则可用补中益气汤。然言补益脾胃、升提下陷之气，则无出益气汤之右者，但对大寒之药斫伤中气而仅云以补，则不济于事。此时应用理中汤救其寒甚之处。却说理中汤之应用，实有口传（诀窍）。（临床选方）如着眼有误，卒而用之，难免出错。口传所示着眼处在先下之后若腹痛，于患者腹部上下按而视之，如小腹脐周有块且压痛，此为热邪尚凝。即便用微利之法也应投小承气汤类。若使用理中汤，则为误治；如若按腹上下左右未见结块，腹中柔缓而痛，且咽不干，小水通利，则应用理中汤。此为着眼的紧要之处，还需口传强调。

本案既表现了半井瑞策针对病因、病机，辨别寒热、虚实以及气虚、阳虚之不同证候而论治的思路与方法，又显示了他对经验口诀的应用。医案中还涉及腹诊、证和症字混用以及《伤寒论》学术的传日等问题。

首先，可以看出瑞策对于《伤寒论》方药与六君子汤、补中益气汤等宋以来方剂均运用自如。但是，他应用《伤寒论》方却表示"人称治伤寒之证，专有方药，然其为秘中之秘"。此语令人联想起孙思邈在《千金要方》中"江南诸师，秘仲景之方而不传"的慨叹，表明瑞策应该还没有见过《伤寒论》原著。这是由于当时《伤寒论》原著尚未传到日本。根据时间推算，对汉方医学各家学说深有研究的安井广迪先生认为，瑞策用《伤寒论》方，应是取自朱肱的《伤寒类证活人书》或熊宗立汇编的《类编伤寒活人书括指掌图论》以及《名方类证医书大全》的伤寒门内容。

其次，本医案里所提示的应用理中汤之口诀，要点是对患者腹部上下按而视之，观察有无压痛、结块以及腹部紧张度如何，从而作为选方依据。这实际上就是后来日本汉方所强调的腹诊与腹证。依据腹部所见而决定治疗方药，此与辨证论治的诊疗方法是大不相同的。

如果本医案的医者确为半井瑞策其人，那么上文中提及的有关腹诊应用的论述，可以说是至今在日本所能见到的最早记载。不仅如此，瑞策提到"理中汤之应用实有口传"，表明根据腹诊应用该方来自前人经验，可惜不知其最初出处。

论及腹诊的起源，由松本一男监修的《日本汉方腹诊丛书》认为，于日本文献方面一般以据说是曲直濑道三所著的《百腹图说》和《五十腹图说》为最古。不过，这两部抄本的作者尚难以最终确定。曲直濑道三的生活时代与半井瑞策大致相同，但是人们至今未见道三在其他众多的文献中言及腹诊内容。

笔者曾就前述出自《本邦名医类案》的半井瑞策医案中涉及腹诊起源的问题，致函安井广迪先生求教。安井先生回信认为，由下津春抱汇编的《本邦名医类案》，其中某些内容未必严谨，反映出来的未必是当时医家们原始的医案内容，应该是加入了汇编者后来的见解。为此，我们今天在参考时需要加以注意。

不过，笔者认为，通过上述医案可以顺便就其中证、症二字的混用问题加以考察。半井瑞策生活的时代，相当于中国的明代，而《本邦名医类案》1709 年在日本刊行时，中国已进入清代。明清之际，证、症二字在中国混用互通，文义相同。由前述案例看，日本当时也是同样。只是，本案文中所述"此症"与"伤寒之证"二处，如若都换成"病"字，文义也依然是不变的。这表明，以往在中日两国，病、证、症三字的含义和用法有时并无严格区别。

医案 4　半井瑞策的中暑诊疗

富贵之人，岁五十。避暑于凉亭水阁之中，浮瓜沉李数兴沉醉。坐谈之际，卒然昏运不省人事，自汗，瘛疭。一医为中风而进药，自若，脉虚数，人迎过盛。

投以清暑益气汤。

翁曰：此为中暑之证。此患者既饮酒过多，而又见暑湿动痰。清暑益气汤理脾胃，去湿热，清暑、益气、养胃。此方也可用于夏月感冒之后劳热不食；灸后受风，呕逆、恶心、不食、体倦，用之亦效；老人夏月上身肿气用之得效；曾用于夏月衄血，也有效。

此例突发昏厥、瘛疭，来势汹汹。一医诊其为中风而用药未效。半井瑞策则胸有成竹地诊断为中暑，认为饮酒过多、暑湿动痰是其病因病机。以李东垣的清暑益气汤沉着应对，并顺便论及自己运用该方的一些临床经验，可见他对东垣方药多有实践。其以清暑益气汤灵活应用于多种夏令时病的探索，无疑扩展了该方应用范围，丰富了"因时制宜"的"时令用药"之诊疗内容。

此外,本医案中对"暑湿动痰"的病机认识,是否受到了朱丹溪气血痰郁,特别是《丹溪心法》中"痰之为物,随气升降,无处不到"的学说影响,尚不得而知。不过,在此病案中医家所表现出的诊病重视脉诊,选方针对病因和病机的观点,与中国金元及明代医家或以曲直濑道三父子为代表的日本"李朱学派"是相近的。表明在室町时代深受宋代医学影响而成为"局方流"代表的半井世家,伴随着江户时代的到来和"道三流"后世派的兴起,也是在与时俱进的。

与此医案相关,笔者认为有如下问题需要思考。

(1)"时令用药"主要针对的是与季节相关的病因、病证。其应用方法主要是"审因论治"或"审机论治"。诸如以夏月身肿或夏月出血而选用清暑益气汤治疗,这显然与主要基于临床表现的"辨证论治"方法有所不同。

在至今通行的中医学教材里,"证"是指机体在疾病发展过程中的某一阶段的病理概括。它包括了病变的部位、原因、性质,以及邪正关系。而所谓"辨证",是指将四诊所搜集的症状和体征,通过分析、综合,辨清疾病的原因、性质、部位以及邪正关系,概括、判断为某种性质的证的过程。

病因仅仅是组成上述"证"的要素之一,它不等同于教材里所定义的"证"。亦即如以病因为"证",则其"证"是不完整的。所以,"审因论治"与现在我们所说的"辨证论治",往往不能一概而论。

中医还强调"治病求本",对于病之"本",一般也多解释为病因。如第五版《中医基础理论》教材认为,"治病求本,就是寻找出疾病的根本原因,并针对根本原因进行治疗"。这似乎表明,"辨证论治"与"审因论治"二者是并行不悖的,不辨"证"而仅辨病因,也可以论治。上述半井瑞策以清暑益气汤治疗夏月身肿或夏月出血的方法或思路,就可作为一个例证。因夏月时令之病,病因多涉暑湿,于是具有清暑祛湿功效的清暑益气汤,便可针对暑湿之病因,作为通治方或基本方而广泛施用。如此,异病也可同治。但是此时,"辨证"的意义和必要性是否就要随之退居到后面? 笔者认为,这是临床中经常遇到的实际问题,但是在理论研究中尚未被充分重视,值得继续探讨。

(2) 有关"审机论治"。"机"也就是"病机",通常认为它指疾病发生、发展与变化的机理,亦即中医的病理。然而,论疾病的发生必然与病因相关,考察病机理论中的气滞、血虚、津液不足、寒湿内生等内容,实际上与病因学内容无大区别,所以中医学的病因与病机经常相提并论,彼此涵盖,难以分离。于是,在"审因论治"的同时,出现"审机论治"也就毫不为怪。更何况在中医理论经典《黄帝内经》中,对于论治早就强调要"谨守病机",而"病机十九条"历来也被视为"审机论治"的基本依据。

不过,如同中国学者指出的那样,"病机"与"证"的关系有所不清。前述第五版《中医基础理论》教材中尽管谈到"证"的概念中包含着病机在内,但是若从"证"是"机体在疾病发展过程中的某一阶段的病理概括"这一定义表述考虑,"证"无疑又等同于"病机"。实际上中国早已有成肇智等学者，主张用"审机定治"取代"辨证论治"。不过，笔者的见解是，"证"与"病机"的概念并非等同。可以说，病机是构成"证"的核心，但是"审机论治"与"辨证论治"虽有相近的目标和宗旨，却并非完全一致。"审机论治"或"审机定治"与"审因论治"相类似，同"辨证论治"相比较，属于诊疗中不同而又相近的方法论，但不宜混为一谈，也无法相互取代。结合医案分析，在此提出以上问题，以利于今后讨论。

第四节　小　结

上文以《医心方》和半井世医家系的业绩为例，就汉方医学体系真正形成之前的日本医界，即室町时代后期至江户时代初期的医学实践，特别是他们与"证"相关的研究，进行了简要考察。

丹波康赖《医心方》中有关"证"的探讨，主要停留在理论和文献方面，反映的是中国唐以前医学注重识病和"辨证"的思想。从其中可以看到，多种后世所称的"辨证"方法，在《医心方》中已经初具雏形。

由和气与丹波家族的一部分融汇而成的半井世家，其业绩则侧重于临床实践。半井家的临床特点以平安时代以来和气—丹波两家的秘传经验为基础。而镰仓时代（1192—1333）以后，又主要受宋代医学特别是"局方流"的影响。从所举的数则医案中可以看出，他们注重经验积累，通过对成方的灵活加减而娴熟运用，临床中体现出后世所谓的方证相对、以方测证、审因论治等诊疗方法，也体现出与我们目前所谓的"辨证论治"相似的一些诊疗特点。

考察半井家的利长、明亲、庆友、瑞策等人的相关文献，从著述到医案，可以看出他们在室町后期至江户初期的家传经验深受宋代医风影响，并非我们目前所谓的"辨证论治"，也可以说他们不是唯"证"的一派。但是半井世家的临床也还是与"证"息息相关的。至于半井世家运用的方证相对、以方测证等方法，以及他们所重视的口诀与腹诊经验，是否与来自中国学术的影响相关联，尚待进一步考察。

安井广迪先生认为，伴随着曲直濑道三父子的登场、金元医学传入、后世派的兴起，半井世家逐步失去了在医学界的显赫地位，他们对于现在的汉方医学并无多少影响。对此，笔者的看法是，鉴于半井世家长期世袭的医官高位，其家族对于日本医界长期以来所产生的潜移默化的影响，还是不容忽视的。

前文介绍的半井瑞策的 2 例医案，出自 1709 年刊行的《本邦名医类案》。该书选取了 21 位日本名医"先师"的医案，而半井瑞策被列于首位。尽管编者在自序之后声明，排列无关于官禄与学德的高低先后，然而实际上还是表明了编者对于半井世家的敬意。

从学术的继承性上考虑，后世派在一定程度上师承了丹波与和气两家合流而形成的半井家学，本书对此还将有所论述；从学识水平而言，如同从瑞策的医案所见到的那样，当时的半井家在临床中也逐步引入伤寒方药以及金元以来医家学说，他们的诊疗也有不少可圈可点之处。

另一方面，日本延续至今的重视成方、重视口诀、讲求方证、方证相对、方病相对等医风，其源头似乎也都可以在早于后世派以及古方派的半井世医家系的医疗实践中见到端倪。注意到这些问题，对于考察其后的汉方学派源流以及"证"的学术发展变迁轨迹，是十分必要的。

第三章

后世派的学术与诊疗特点

——从"察证辨治"到"口诀汉方"

金元医家的争鸣，使中医学术在汲取秦、汉、唐、宋各时代成果，并对历代的问题与偏颇加以反思基础上，呈现出百花齐放的新格局。及至明际，因 15—17 世纪中日贸易发展，两国交流异常活跃，有大量中国医籍文献传播到日本，且日本留学生来华，又使得内容多彩的金元医家学说流入日本，金元医家学说与《和剂局方》为代表的宋代医籍内容有所不同。东瀛涌现出一批积极接受金元与明代医学内容，并以之作为理论和临床指导的医生。其后，在主张复古亲试、独尊仲景方药的古方派诞生时，为能将二者加以区分，而出现"后世（方）派"的称呼。长泽元夫认为，从现象上看，古方派多用伤寒古方，而后世派则以宋以后方剂为主，后世派又被称为后世方派的原因就在于此。这是日本对于后世派由来的一般认识。

第一节　后世派的源流与系谱

后世派的发轫和形成是以田代三喜为先驱，以曲直濑道三为核心的。江户时期的考证派学者奈须恒德在《本朝医谈》中说："我邦名医虽多，但塑像奉祀者，古来唯鉴真与田代三喜两人"；现代古方派学者大塚敬节的著书《东洋医学史》，将田代三喜的登场作为日本医学史前后两期划时代的分界。这表明，田代三喜被公认为是开创汉方医学体系和汉方后世派的先驱者，他在日本医学史上占有重要地位。

一、后世派的先驱者田代三喜

田代三喜（1465—1544），字（号）导道、祖范、范翁、回翁、支山人、三归翁、意足轩、江春庵、日玄、玄渊、善道等。日本汉方医学界以往对他的认识大致是：三喜幼年即出家为僧，1487 年随商船到中国，师从久居在钱塘的日本僧医月湖，钻研李东垣和朱丹溪的学说。1498 年，留学中国 12 年的三喜带着业师著作《类证辨异全九集》和《大德济阴方》返回日本，行医于日本关东地区，并热心倡导"李朱医学"。从 1509 年住在古河（今茨城县）时开始，因其医术高超而名声骤显，被人称为"古河三喜"。1531 年，67 岁的三喜与从京都前来求学的曲直濑道三结为师徒。当时 25 岁的曲直濑道三，随师直至 1544 年三喜逝去。

然而，远藤次郎先生于 2002 年重新考证认为，田代三喜并未留学过中国。尽管在其著作集《三归回翁医书》中，三喜重视"证"与"辨证"，甚至动用"牛八"等隐语（"牛八"二字由草书体"弁"（辨）拆字而成）来强调"辨证"以及辨证的重要性；尽管三喜在著书中对李东垣、朱丹溪、虞天民等金元以及明朝医家学说加以引用，标榜和强调"当流"（本流派）以示与当时一般"局方流"不同，但是从其文献中，还可看出他的另外一些特点。

首先，三喜著述中对于中国文献的引用不注明出处。从有限的引用或其论述中可以看出，他在李东垣与朱丹溪之间，更推崇李东垣，重视胃气以及与胃气相关的阴脉理论。

其次，三喜的著书中抄录了许多半井家秘方，其以基本方加减的临床用药方式来自于半井世家的影响。以往在日本流传三喜曾是半井家弟子的传说，从学术的继承性来考察，三喜学术内容的一部分，例如一些基本方以及他以基本方加减的临床应用形式等，乃是学自于半井世家。三喜也曾颇受"局方流"的影响。

再次，三喜的相关文献中，应用日本地方草药和偏方的情形时时可见，从其中可以看到一位民间医生的形象。

最后，从三喜的《酬医顿得》等多部著作中可见到源于佛教医学的所谓地、水、火、风、空5大说，以及源于佛教的许多用语。三喜的"三归"这一字号也是来自于佛教用语"三皈依"，表明三喜本是一位僧医。三喜后来被塑像祭祀，供奉于寺庙，想必也与他僧医的身份相关。

说到僧医，前文提到东渡日本的鉴真和尚，不仅在东瀛弘扬佛学，还被日本奉为医药先祖，自然是僧医的形象。

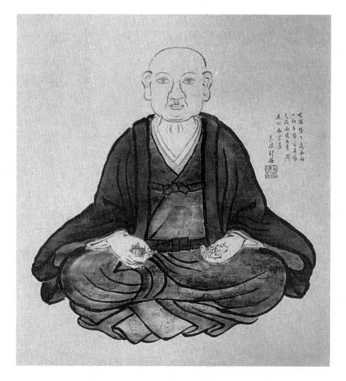

图 3-1　田代三喜像

日本医疗体系的建立，与 1500 年前佛教以及中国医学经由朝鲜半岛而开始传日直接相关。公元 594 年，推古天皇发出《三宝隆兴》之诏，使佛教成为日本的国教。佛经中有许多关于病苦的示说，使得僧人易于掌握对患者的祈祷照护以及用药治疗知识。为此，随着佛教兴起，日本出现僧医辈出的局面。例如，奈良时代（710—794）的医疗，就主要由僧医（看病禅师）进行。当时，僧侣以外人员被禁止渡航海外。所以日本的遣隋使和遣唐使都是僧人。靠着他们，中医学被不断输入日本。不过，到了平安时代（794—1192），医疗成为医师的工作。

江户时代之前的中世纪（镰仓—室町时代，1192—1573），则是日本佛教医学的再兴时代。宋代医学思想的引入与僧医的再度活跃，成为当时医疗的特点。那一时期日本的医学代表著作，有荣西禅师的《吃茶养生记》、僧医梶原性全的《顿医抄》及《万安方》，等等。

日本的室町时代（1336—1573），在中国正值明朝。明代医学的特点，可以说是金元医学的延续。那时的日本僧侣多兼任医师，他们在祈祷加持的同时，也运用草根树皮为患者治疗。田代三喜以及传说中的其师月湖，都是僧医；三喜的弟子曲直濑道三，也是僧医。直至进入江户时期，日本的行医者大多依然是僧侣，亦即僧医在日本长期占据着医疗界的主流地位。

二、日本医学的中兴之祖曲直濑道三

曲直濑道三（1507—1594），名正盛或正庆，字一溪，号虽知苦斋、盍静翁、宁固，院号翠竹斋、后又称亨德院。京都人，室町时代至安土桃山时代日本名医。少小出家，22岁赴当时关东有名的足利学校钻研儒学，3年后邂逅田代三喜，遂拜三喜为师习医，直至39岁返回京都，建启迪院广招

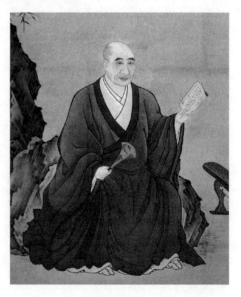

图 3-2　曲直濑道三（1507—1594）

弟子，积极宣扬辨证论治的金元医学，创立起"道三流"李朱医学（亦即日本流金元医学派，后被称为"后世派"）体系。道三以其出色的医技和文采、口才，以及《启迪集》等医著，在朝野、医界和弟子间赢得广泛美誉，接连被当时如同走马灯似的实权统治者毛利元就、织田信长、丰臣秀吉等敬为上宾。以至于后世派风靡一时，于江户时代初期到中期的近 200 年时间里，占据日本医界的统治地位。

田代三喜因首先倡导金元医家李东垣、朱丹溪学说，被尊奉为日本"李朱医派"的鼻祖。而曲直濑道三集金元医学之大成，以当时日本的经济与文化中心京都为据点对金元学说加以实践、发挥和弘扬。他明确提出"察证辨治"的诊疗原则与方法，打破了室町时代以来日本医坛长期沿袭宋代《和剂局方》的窒闷气氛，令人耳目一新而风行天下。

三、后世派的代表人物及系谱

曲直濑道三在其著作《诊脉口传集》末尾，对于自我流派的学术宗旨和特点有过如下定义：

当流（本流派）宗法四位先师。外感主以张仲景，热病治用刘河间，内伤法宗李东垣，杂病则师朱丹溪。丹溪者，东垣之弟子也。当流虽学法四师，但以东垣、丹溪为本。东垣，洁古之弟子也；丹溪，东垣之弟子也。二人之中，则又以丹溪为本。此日本道三丹溪之流也。

　　可见道三流在博采众长的同时，勇于旗帜鲜明地自我标榜为
"李朱医派"。

　　按现代医家安西安周的学派划分方法，后世派的特点主要是宗
法《黄帝内经》理论，而多用宋以后方剂。该学派以田代三喜为鼻
祖，以曲直濑道三为代表人物。而所属于这一流派的主要医家有：
田代三喜、曲直濑道三、曲直濑玄朔、冈本玄冶、施药院全宗、秦
宗巴、曲直濑正琳、曲直濑正纯、长泽道寿、古林见宜、松下见林、
饕庭东庵、味冈三伯、林市之进、井原道阅、浅井周伯、小川朔庵、
冈本一抱、森屿玄胜、香月牛山、北尾春圃、津田玄仙等。他们之
间的传承关系，可参见图 3-3。

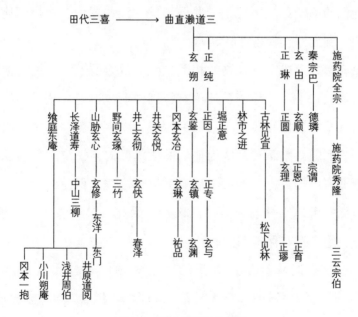

图 3-3　汉方后世派的系谱

四、所谓"后世别派"

在以往的日本医史学界，还有"后世别派"（又称"刘张医派"）的分类。认为后世派宗法李东垣、朱丹溪学说，临床以用温补或滋补疗法为特点。但是久而久之，后世派的末流只知补益，甚至出现仅仅学用几张李、朱医方，便自封为后世派者，因而偏弊由生。鉴于此，道三流中有飨庭东庵和林市之进等人，学宗《黄帝内经》《难经》，倡导运气理论以及脏腑经络相属，以易理解释医理，并瞩目刘完素、张子和的清热、吐下疗法，被医史学家富士川游视为"后世别派"（又称"刘张医派"）。被归于这一派的有飨庭东庵、林市之进以及他们的弟子如味冈三伯、井原道阅、浅井周伯、小川朔庵、冈本一抱、堀元厚、森屿玄胜等人。

笔者考察上述主要人物的相关文献，目力所及，未见到他们对于刘完素、张子和的疗法及理论有特别强调或刻意应用。不过，这些学者开始重视以注疏等方法研究医经，考察脏腑、经络、腧穴等基本理论问题，因而有人认为他们的学术倾向与江户时代后期崛起的考证派有所接近，开考证学研究的风气之先。但总体看来，他们同后世派并无原则性与显著性的区别。为此，对所谓"后世别派"的划分，笔者持有保留态度。

不过，我们从日本古方派的一个极端代表者吉益东洞主张"万病一毒说"而强调"药无补法"、唯有"以毒攻毒"进行治疗的学术特点上，不难看出金元四大家中用汗吐下三法以攻邪祛病的"攻邪派"大家张子和对他的影响；从近代后世派传人森道伯

（1867—1931）所开创的"后世派一贯堂流"将患者从体质上分为瘀血证、脏毒证和解毒证这样的所谓"三证"，并分别运用通腑逐邪或清热泻火的通导散、防风通圣散、柴胡清肝散、荆芥连翘汤、龙胆泻肝汤"五方"加以施治的特点，也不难看出该流派与刘完素倡导的"火热论"以及张子和所强调的"攻下法"之学说间的关联。

第二节　后世派对"证"与"治"的理论研究

汉方医学古今各流派对于"证"的研究，主要可分为理论和临床两个方面。兹择后世派中具有代表性的田代三喜、曲直濑道三、森屿玄胜和畑黄山的有关理论研究内容加以简介。

一、田代三喜对于"证"的理论研究

如前所述，田代三喜的学术原是以室町时代以来的半井家学以及日本民间疗法和佛教医学等为共同基础的。新近的考证认为他并没有直接到过中国留学，所接受的中医学并不系统，因而所遗文献内容芜杂，学术思想呈现出新旧交替的特点。但难能可贵的是，三喜不满足于当时的医学现状，积极引入金元医家学说，并勇于革新，力图创立新的自我流派（当流），从而被公认为"李朱医学"在日本的首倡者。

（一）田代三喜与"辨证配剂"

三喜的著作于1556年被集成《三归回翁医书》，流传至今的8卷9册为：《和极集》《辨证配剂》《当流大成捷径度印可集》《当流诸

治诸药之捷术》《诸药势揣药组之方并诸疗》《药种隐名》《小儿诸病门》《启迪庵日用灸法》。内容大多与"证"以及"辨证"相关，表明三喜在学术理论上是强调"证"与"辨证"的。

例如，以图示形式，总结18种疾病从辨证到选方用药之流程的《辨证配剂》一书，强调脉证和类证鉴别，注重根据"辨证"而处方。

在该书"腰痛门"中，首先提示腰痛有内邪和外邪所致两大类别：内邪所致者，有肾虚之证、瘀血之证、实热之证、痰结之证；外邪所致者，有闪挫之证、风邪之证、寒邪之证、湿邪之证（如图3-4）。风、寒、湿三证，脉象各有不同。三喜据不同之证而分别遣药处方。

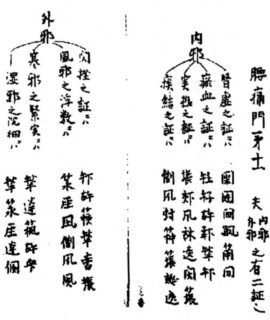

图3-4　三喜的腰痛"辨证"

　　田代三喜以"辨证配剂"作为书名，表明了他强调据"证"而选方用药进行治疗的临床学术主张。他所强调的"辨证"，依据并非患者单纯的症状，而是注重审因求证。这一主张是与当时日本的"局方流"医风氛围截然不同的。根据朱丹溪《局方发挥》中对南宋《和剂局方》流弊的批评："据证检方，即方用药。不必求医，不必修制。寻赎见成丸散，病痛便可安痊"，可以得知，"局方流"用药是根据患者的主症而使用现成（不必加减炮制）的丸散之类成药。这与田代三喜以"辨证配剂"已有了根本的区别。三喜在辨证求因、审因论治的基础上，大大丰富了针对病因而设的种种治疗大法。

　　从《三归回翁医书》中所收录的《和极集》中，也可以清楚地看出三喜"辨证配剂"的特点。该书根据三喜所强调的气、血、痰之内因病理观，在辨证基础上分列补泻、消通、升降、顺下、攻和、散去、温冷、顺气、调脾胃等方剂，通过"辨证"而选方用药。例如，他在"痰喘门"中有如下论述：

　　夫痰喘可演致诸病。血成荣而循肺中，气成卫而顺脉外，荣卫沿十六丈二尺脉道昼夜百刻之间复五十周行。生于胃中之津液，皆随荣卫而行一身之内外以润养脏腑，塞滞则皆滞，顺流则为津液而润身。其塞滞之时则称为痰涎，特为一病也。痰涎者，有别于风、寒、暑、湿、燥、热。

　　夫气病劳瘵之痰，若责之而有使痰化为津液者。余病治痰，也可令病随痰退而忽已。其治法不必强力于痰，顺气、调脾胃，则痰自可退……能禁风寒湿与盐，则肺涎可调，次第而痰退。此为口传（心法），弥应归于牛八。

饶有兴味的是，三喜在自己著作中常常将"辨"的异体"弁"字拆开而为"牛八"二字，作为隐语用来表达辨证的方法、过程和重要性。据远藤次郎等学者统计，在《三归回翁医书》中，"牛八"二字出现过 40 次以上。其中还有如下用例：

前述药物为基本方，应根据气血的强弱，或脉的浮沉迟数，以牛八（辨证）对新久、轻重不同的烦证（纷繁复杂之证）加以区别，进而灵活地加味用之。

这寒热归于牛八。

这寒热归于弁。

这足以见在当时日本"辨证"治疗或"辨证配剂"的思想尚未广被人们所知晓或把握，因而三喜对其守秘自珍，以作为自己流派的特点。前述腰痛的处方药名，均用独特的造字（一字铭）来表示，也表明他强烈的流派与门户守秘意识。另一方面，三喜的"辨证"基点，又在于其与丹溪一脉相承的病因、病理观。

（二）三喜的病因观与病理观

在上面提示的腰痛诊疗中，三喜强调了其流派（当流）秉承丹溪气血痰郁之病理观而把握病证的特点。他首先将病因分外邪和内邪两种。在六淫外邪中，认为风、湿与寒邪最为基本和重要；体内病变则主要由肾虚、血瘀和痰结所致，亦即要点在于气、血、痰。

而上述的痰喘内容，也显示出三喜既注重体内气血津液与痰涎的关系，又强调"能禁风寒湿与盐，则肺涎可调，次第而痰退，此为口传（心法）"，同样表明他在外因中注重风、寒、湿三邪。

诸如此类，三喜将外邪基本归结为风、寒、湿的观点，与主张"六气皆能化火"的金元医家刘完素的火热论立场不同，三喜的见解对其后日本兴起的古方派医家纷纷别出心裁提出的一元化病因病理说产生了影响和启示。有学者认为，诸如名古屋玄医的"万病一寒说"，后藤艮山（1659—1733）的"一气留滞说"，吉益东洞的"万病一毒说"，均是在三喜基础上的补充和发挥。例如，原本为后世派门生的名古屋玄医，在其所著《医方问余》的开篇中提到："万病皆莫不生于风寒湿。细分则风寒湿三气也，总言则只一个寒气耳。"显见此说内容与三喜重视外邪中风、寒、湿三气的观点有密切关联。

田代三喜的气、血、痰观点，与丹溪强调的气、血、痰、郁之病理观有着密切关联。丹溪的病理观核心及其对应的治法，正如王纶在《名医杂著》中指出的那样："丹溪先生治病，不出乎气、血、痰，故用药之要有三。气用四君子汤，血用四物汤，痰用二陈汤。久病属郁，立治郁之方，曰越鞠丸。"

三喜时代，丹溪和王纶的著作已经传到日本，并为三喜师徒所珍重和参考引用。而三喜之后，曲直濑道三和曲直濑玄朔等后世派医家继续对气、血、痰、郁之病机和病证加以强调。当古方派的吉益东洞否定几乎所有中医理论，走向"万病一毒"的极端之后，其子南涯为补偏救弊，在理论方面首先论述气、血、水理论，尽管与上述丹溪或三喜的气、血、痰之病理学说观点有所不同，但矢数道明先生认为，南涯是受丹溪和三喜启发而始论气、血、水之理论的。

（三）三喜的伤寒"辨证"及"方证""药证"

在《当流大成捷径度印可集》里，三喜列述了中风、伤寒、小儿等 40 种疾病的辨证与处方要点。于其中的"伤寒门"，作者列举了如下伤寒种种临床所见，其分辨伤寒的纲领有表热证、半表半里证和里热证之不同。

　　脊恶寒，头痛，项脊强，腰痛，脉浮紧数，无汗，是为表热；已过二三日，表热亦轻而稍愈，是为半表半里；如病六七日，见谵语，尿黄赤，便结，脉沉迟数，咽燥，头痛，不安，是为里热。

　　其中的"表热"，与中国伤寒家归纳伤寒初起所用"风寒束表"有所不同。而其"半表半里证"，也并非中国伤寒家所言的"少阳半表半里证"。因此其主证只是"表热亦轻而稍愈"，并不是往来寒热、口苦、咽干、脉弦等证。就此，他还对复杂病证以文字和图示提纲挈领地列出"烦证之分辨"要点，根据患者发病时的主要症状，辨别其证的阴阳表里而配属方药。

　　三喜对于伤寒的上述辨证，方法和内容与《伤寒论》都有所不同。一是由他通过金元以及明代医家学说而诊治伤寒的思路和方法所决定的；二是与 16 世纪前叶《伤寒论》原著尚未传至日本相关。

　　三喜《当流诸治诸药之捷术》一书，对中风等 12 种疾患辨证分析其气、血、虚、实、阴、阳之异，提示了该流派简捷的辨证用药心法。例如，对于感冒，他参照虞天民治咳经验，划分为风、寒两类证："鼻塞、头痛、咳痰、恶寒、咽喉不舒、声嘶、脊潮者，感风；轻咳、头痛、痰喘、恶寒、寒战如潮、腰痛、胸中不畅、痰阻息粗、始终无汗、口干者，冒寒。"（如图 3-5）

　　值得注意的是三喜的辨证用药思路。风邪为主的感风之证处方是：陈皮、香附、紫苏、升麻、羌活、半夏、枳实、桂枝、桔梗、麦冬、当归、柴胡。作者特意以图示表明了选用各药的目的。针对鼻塞，陈皮、香附、紫苏；针对头痛，升麻、羌活；针对咳痰，半夏、枳实、桔梗；针对恶寒，桂枝；针对咽喉不舒、声嘶，桔梗、麦冬；针对脊潮，当归、柴胡。

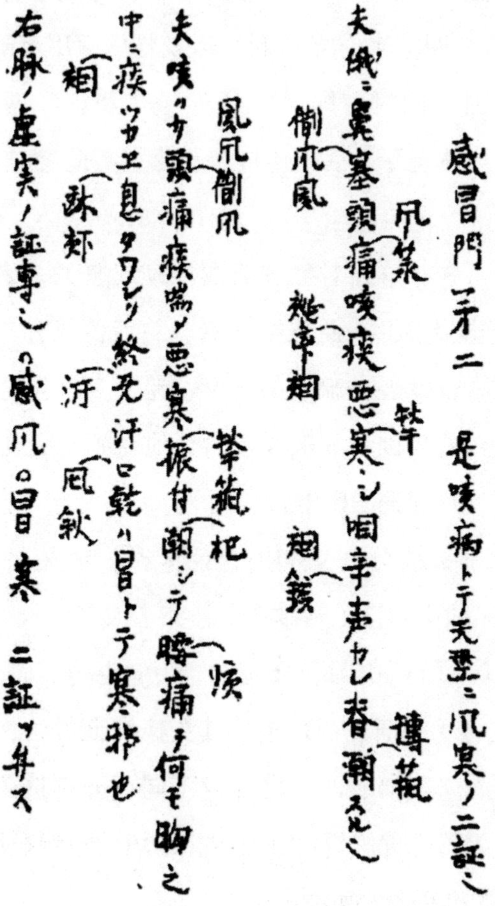

图 3-5 三喜方·药·证相应示意图

考察三喜治疗感冒风邪的方药组成思路与治疗特点，他既重视整体之"证"，又兼顾各个临床症状；诸药既合方协作，又有单独分工。正所谓"药有个性之特长，方有合群之妙用"。笔者认为，在这其中包含着被后来的汉方古方派所强调的"方证"与"药证"因素。

所谓"方证"，亦即某一处方的治疗目标或临床适用范围；而"药证"则指某一味药物的治疗目标以及临床适用范围。

三喜组方遣药同时兼顾"方证"与"药证"两端的思路和方式，对其门人影响至深。后面还将涉及曲直濑道三对于方药的运用，也带有此特点。

上述处方，并非单纯对症选药而堆砌起来的。诸如头痛，对其可能有效的药物很多，在此选择升麻、羌活，似有深意，不是随意使用。推测三喜选择轻扬疏散的升麻、羌活，首先是为发散肌表和头部风邪，针对着病因；其次，还因为他受到金元时期李东垣关于头痛分经辨证治疗理论的影响。

李东垣辨别头痛分外感和内伤两大类，他在《黄帝内经》和《伤寒论》论述的头痛证治基础上，补充了太阴与少阴头痛证治，于《兰室秘藏·头痛门》中明确分列六经头痛主药。而三喜效法东垣，在前面提到过的《辨证配剂》中，其头痛辨证方法，首先就是根据头痛发生的项脊、额眉、两鬓之部位不同而分别选药。还提示，如此若不见愈，则可先健脾胃而补营卫，东垣的影响显而易见。

（四）三喜的基本方加减运用

新近发现的手抄本《本方加减秘集》，被推断是田代三喜晚年的著作。该书分为基本方和加减方两大部分，基本方多取自《和剂局方》等传统成方，诸如用于中风的小续命汤、用于中暑的五苓散、用于伤寒的香苏散和麻黄汤、用于咳嗽的二陈汤、用于脾胃失调的平胃散等。而加减方则根据"辨证配剂"的原则选用。其方式与《三归回翁医书》中所收录的《和极集》相似，是在基本方上依气血虚实、标证不同以及四季的推移而"辨证"地随机进行加减。不过，这一依成方并随辨证加减而用的做法，实际上在当时已经传播到日本的《丹溪心法》和《玉机微义》等中国医著里均有所见，并非三喜独创。丹溪对于二陈汤、四物汤等灵活多样的加减应用是广为人知的。

《本方加减秘集》中还列有"诸病通用药方"，如其中通治四时外感初起的"苏人汤"（香苏散与四君子汤合方等，来自半井家方，见于《通仙院法印半井芦庵传十三方》）。这些说明了三喜的学术渊源所在，而且说明了他既重视"辨证配剂"原则，又崇尚简便实用的临床应用特点。

此外，三喜在有关"证"的研究中，推崇李东垣脾胃理论，多次强调并论述阴脉的重要性。从以上的考察可以看出，其辨证方法已经涉及今天中医学所说的病因辨证、八纲辨证、气血津液辨证、脏腑辨证、经络辨证、三焦辨证等内容。

总之，从学术理论及内容上看，三喜所把握的医学体系是新旧混杂的。没有也无法全盘吸收当时可以接触到的金元医学，但是在除旧布新、承前启后以及在吸收中医学的同时加以日本化方面，生活于镰仓时代末期的田代三喜迈出了第一步。这是与日本镰仓时代至室町时代主导医学发展的活跃力量由宫廷医官转移到僧侣和僧医的社会整体时势相关的。而其后后世派的蓬勃兴起和迅猛展开，则主要是靠三喜的学生曲直濑道三及其后继者们实现的。

二、曲直濑道三对"证"与"治"的理论研究

曲直濑道三在此方面所做出的突出贡献，首先是他明确地提出了"察证辨治"诊疗原则，并身体力行地在临床和教学中加以运用，使之成为后世派的主要特征之一。在道三遗留下来的近 30 部著作中，《启迪集》(图 3-6) 为最重要的代表作。该书全称为《察证辨治启迪集》。

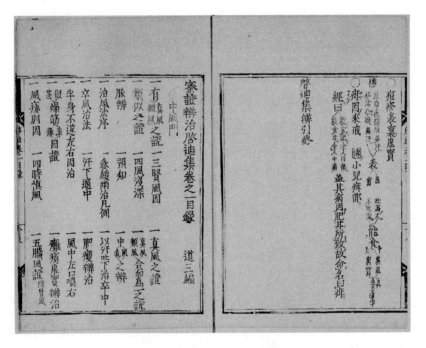

图 3-6　曲直濑道三《启迪集》

（一）曲直濑道三的"察证辨治"

道三在《启迪集》序言中叙述自己的习医经历与该书写作动机和宗旨时提到如下内容。

吾侪禀生缘于洛滏，而学医术于利阳，励志于救恤，布业于宇内。上始于轩歧《黄帝内经》，下及于百家医书，日夜习玩之，渐知其旨趣。阅朱氏《发挥》，捡刘氏《微义》，而知医法有圣俗；察彦修《纂要》，审天民《正传》，而识药方有精粗矣。予久出入华夷而多疗沉疴，获救活者难以具载。

窃顾吾朝未著察证辨治之全书也。予不虑浅知，私拾圣贤之隐括，普集诸家之枢机，而竭力极意徐数十年而缀以为八卷。初自中风、伤寒，终暨妇人、小儿，而辨证必宗《素问》神规，配剂每祖《本草》圣矩矣。《泰定养生主论》曰：病者必谋于医，医者必谋其术。歧黄问答，医之法也；临机应变，医之意也。以医意用圣法，非妄意也。察色而辨泽涸，切脉而知违顺，校经而分升降，观气而明呼吸之类，颇见于九九之辨引。虽一言半句，不能自作，皆随之旧法耳。唯是要启迪庵下侄孙，名为启迪集也。

上文中"窃顾吾朝未著察证辨治之全书也"，是说当时日本没有强调辨证论治的医著。集隋唐以前医学精华的《医心方》成书后一直被束之高阁，而其后的日本长期受以《和剂局方》为代表的宋代医学影响。但是，正如朱丹溪在《局方发挥》的开篇所指出的那样：

《和剂局方》以为书也，……自宋迄今，官府守之以为法，医门传之以为业，病者恃之以为立命，世人习之以成俗；……今观《局方》，别无病源议论，止于各方条述证候，继以药石之分两，修制药饵之法度，而又勉其多服、常服、久服。

在朱丹溪时代，中国尚曾有此《和剂局方》影响的积弊；而在日本，《和剂局方》的影响时期更长。有鉴于此，曲直濑道三强调在当时日本提出"察证辨治"的必要性与迫切性。

有关"察证"，朱丹溪曾在《脉因证治》中提及："诊脉、观形、察证，三者殊途，不可执一。"由此可见，丹溪所谓的"察证"之"证"，并非仅仅是医生诊得的脉象和患者表现出来的外部所见，其义与"辨证"相通。有许多日本学者认为，所谓"察证辨治"，与金元医家所倡导和今日中医学所奉行的"辨证论治"并无二致。

《察证辨治启迪集》全书 8 卷，设 78 个病门。卷一由内科的"中风门"开始，至卷七"妇人门"、卷八"小儿门"。对每一病症其论述体例大致是由名证、由来、辨因、证候、脉法、类证、预知、治法 8 项构成。先示病因，继辨脉象，再列症状加以分析，最后提示治疗纲要。

据矢数道明先生等统计，在汇集 64 种中国医著摘编而成的《察证辨治启迪集》里，参考引用次数最多的前 15 位中国医著是：明刘纯《玉机微义》、明虞抟《医学正传》、明王玺《医林类证集要》、元朱丹溪《丹溪心法》、明王永辅《惠济方》、明周文采《医方选要》、宋陈自明《妇人大全良方》、明吴球《诸症辨疑》、明吴恕《伤寒活人指掌图》、明王纶《明医杂著》、元朱丹溪《格致余论》、金李东垣《脾胃论》、金李东垣《兰室秘藏》、宋朱肱《伤寒百问》、元王好古《此事难知》。

因刘纯、虞抟、王纶均属于朱丹溪的再传或私淑弟子，而王好古则为李东垣弟子，由此印证曲直濑道三的学术确实是以丹溪和东垣学派为核心的；另一方面，从上面的引用书目还可以看出，无论是丹溪和东垣理论，还是伤寒理论，曲直濑道三主要是通过明代文献来吸收的。

考察道三的"察证辨治"，可以说首先是他对田代三喜"辨证配剂"诊疗方式的进一步发展。前述的《启迪集》自序中曾提到"辨证必宗《素问》神规，配剂每祖《本草》圣矩"，表明道三也像其师三喜一样重视"辨证配剂"。不过，三喜的"辨证配剂"，多是以既往成方（基本方）加减形式而运用；而道三的"察证辨治"，深受金元医家影响，重视"临机应变"，并不拘泥于成方，临床上常常据证而自我组方。有关二者之间的细微区别，在道三对于"证"的临床研究中还可以看到。

考察道三所遗其他著作，也多与"察证辨治"的学术主张密切相关。例如《类证辨异全九集》《辨证配剂医灯》《出证配剂》《捷径辨治集》等著作，从书名上便可看出作者重视"察证辨治"的观点。

道三的手稿《切纸》，是根据弟子的不同水平和素质而因材施教的讲课提纲。其中有名为"五十七条"之篇章，讲授的是"医工宜慎持法"，亦即临床规则。道三在其中提示了许多先贤的临床卓见，以及自己运用"察证辨治"的心得要点。现摘举其中有相关内容的条文如下：

——察脉证而可定病名；

——百病可察初受、盛甚、困危；

——不执一识矣；

——不可拘古方，而通旧法则佳也；

——可殚四知（望、闻、问、切）之术；

——暴新病、久痼疾，可别治也；

——可问素常肥瘦矣；

——可辨察病因也；

——随方土而异治则佳矣；

——治未病不治已病；

——四时正气与不正气预可勘知；

——少年、壮盛、老衰可异治；

——诸证必先可定血气之衰旺；

——男妇有尺寸之别诊，气血之异治也；

——诸病有三问矣，是疗疾之规矩也。一问上焦顺痞，饮食多少，膈痰通否；二问中焦强弱，克化迟速，膨胀缓急；三问下焦通塞，二便滑秘，元精强赢；

——治肾虚则诊两尺，而可辨水火别补也；

——诸病先明虚、实、冷、热、邪、正、内、外八要；

——诸疾皆因阴阳偏盛，其治不过守中。是当流之奥义也；

——兵者，凶器也。药者，攻邪物也。虽无毒平味之药，无可攻之病，则必不可用之，况于有毒偏气之药乎？

——庸医悉重贵药，轻贱味，当流不然。以中病贵之，以不中病贱之；

——阴阳虚实，必可分别；

——胃，水谷之海，药亦入胃。若胃气弱，则药剂虽入胃，不能运化病处。故诸治助胃气之药剂，不可缺之，犹又可随胃之虚实耳；

——诸病不治之证，不顺之脉；

——久病沉痼、癖积、症瘕之类，顿不可求效之；

——贵贱苦乐，同病异治。

以上内容，涉及"察证辨治"的理、法、方、药等多方面。例如在"辨证"方面有"诸病先明虚、实、冷、热、邪、正、内、外八要"的论述，这实际是八纲辨证内容的前身"八要说"，最初为寇宗奭于北宋政和元年（1116年）在《本草衍义》中所提出。

而与论治相关的"诸疾皆因阴阳偏盛，其治不过守中，是当流之奥义也"，则强调道三流以调衡阴阳而令"守中"作为重要的治疗准则。"守中"思想，与朱丹溪在《格致余论》中强调的"取中"含义是一致的，可见在这一点上，道三也是受朱丹溪影响的。

（二）曲直濑道三的"同病异治"与"同证异治"

在上面的"五十七条"里，笔者对有关"异治"的条文内容深感兴趣：

——随方土而异治则佳矣；

——少年、壮盛、老衰可异治；

——男妇有尺寸之别诊，气血之异治也；

——贵贱苦乐，同病异治；

——暴新病、久痼疾，可别治也。

文中"贵贱苦乐，同病异治"是指对社会地位和心理状态不同的患者，即使彼此患的是相同疾病，也应该采取有所不同的治疗。

对"同病异治"，现代《中医基础理论》教材的解说是："所谓同病异治，是指同一种疾病，由于发病的时间、地区以及患者机体的反应性不同，或处于不同的发展阶段，所以表现的证不同，因而治法也不一样。"

基于这一教材的解释，道三上述数种"异治"的对象似乎都可以用"同病"来囊括。更何况有"贵贱苦乐，同病异治"这样的原文用例作为佐证，加上"察证辨治"或"辨证论治"的治疗原则和着眼点历来也都被认为在于"证同治亦同，证异治亦异"，亦即"辨治"或"论治"的依据是"证"而不是"病"。如此而来，"同证同治""异证异治"与"同病异治"都是顺理成章的。

不过，笔者认为，这里的"异治"，首先应该是可以分为治法完全不同、治法有异有同、治法大同小异等几种情况的，不应单一地以"完全不同"一概而论；其次，尽管例句中提示了"同病异治"，但实际上道三的原文同时还应该兼指"同证异治"的情况。

关于"同证异治"，曲直濑道三在另一部汇编了40余部中国医家要论的著作《广观摘英集》中，引用了如下论述。

丹溪治病，证同治异者，非土地不同，老幼、苦乐之异，何也？
曰：阴阳气运，参差不齐。赋生有厚薄，五气有偏胜，脏腑刚柔不同。用药以抑强扶弱，取中而治，岂得而同也？

这段摘自刘纯《医经小学》的文字，与上述《切纸·五十七条》中的许多内容是极其相似的，两文中都涉及"土地不同，老幼、苦乐之异"；两文中都有对于"守中"或"取中"这样大同小异的治则的提示。

比较二书的成书时间，《广观摘英集》成书于 1570 年，而《切纸》成书于 1571 年。也就是说，两书编成时间相距仅仅一年。为此，《广观摘英集》中上述"同证异治"的内容成为其后《切纸》"异治"部分的编写素材或参考，就是合乎情理的。这是笔者推断《切纸》中的"异治"，其所指除"同病异治"外，还应包含"同证异治"内容的依据。

《察证辨治启迪集》成书于 1574 年（最初刊行于 1649 年）。而成书比其仅仅早一年的中国周之千所著的《慎斋遗书》（1573，万历元年）中，列有"辨证施治"专篇，论述"辨证施治"诊疗原则的重要性和对于某些病候的辨析要点。"辨证施治"与"察证辨治"尽管提法不同，但实际上两者的立场和观点是一致的。例如，《慎斋遗书》的作者周之千在"辨证施治"篇谈道：

见病医病，医家大忌。盖病有标本，多有本病不见而标病见者，有标本相反而不相符者。若见一证，即医一证，必然有失。唯见一证而能求其证之所以然，则本可识矣。

这一段表述，与当时日本的"察证辨治"以及今天中医所强调的"辨证论治"原则，显然没有什么区别。不过，文中包含如下问题：

"见病医病，医家大忌。盖病有标本，多有本病不见而标病见者"句中，"病"以及"本病"和"标病"，如替换为"证"以及"本证"和"标证"，似乎于义更为合理。此因自《黄帝内经》以来，历代中医文献时常存在以病指证或病证互称的情形；在"病""证"概念并未严格界定的中医领域，这也是众所周知而并非绝无仅有的现象。

而文中"若见一证，即医一证"的"证"字，所指又包括今天我们说的"症状"；"唯见一证而能求其证之所以然，则本可识矣"中的"求其证之所以然"者，应指与"证"相关的机理，也就是病因与病机。因为与症状相比较而言，中医认为病因是本，症状为标，并且强调"辨证求因"和"治病求本"。

以上文例，再一次印证了在中国明代文献里，"病""证""症"概念并未严格区分的事实。亦即存在以病指证或病证互称，"病""证"以及"证""症"混用等情况。而前述《切纸·五十七条》和《广观摘英集》中的"同病异治"与"同证异治"中"病"与"证"的内容，与同时期中国的情形也应是相似的。

应当指出，曲直濑道三的医著内容，都是对中国医著的摘编，他的医学见解也大多直接来自中国医家的影响。但是，在他著作所引用的金元与明代的医学内容中，有一些被我们忽视或淡忘的重要理论观点或精辟的临床卓见，值得我们重新加以重视。

无论"同病异治"还是"同证异治"，其实强调的都是中医诊疗的因人制宜、因时制宜、因地制宜等随机制宜原则。其"异治"实际应该包括治法完全不同、治法有异有同、治法大同小异以及标本缓急之异等多种情况。

由此可见，"同病异治"或"同证异治"，同样都是中医学的特长，理应同时加以发扬。单纯强调"证同治亦即同，证异治亦异"原则是片面的，既不符合古今临床实际，又忽视了中医的一个重要特点。同时，"方证相对"与"有是证用是方"的片面性也由此可见一斑。有关乎此，笔者将在介绍古方派的内容中进一步详述。

其实，强调"同证异治"，它与"证同治亦即同，证异治亦异"的观点并非截然对立、难以相容，因为两者的成立各有前提，完全可以两立而并存。

此外，承认"同证异治"的临床事实及其存在的合理性，也并不构成对于"察证辨治"或"辨证论治"诊疗原则的否定。相反，"同证异治"与"同病异治"的辩证组合，想必会使中医学的诊疗更加贴近于临床实际，更臻于缜密和精细，更有助于提高疗效。

总之，曲直濑道三从中国金元和明代的众多医家著作中广采博撷，汲取了丰富的营养。他的学术成就，可以说始终是围绕着与"证"相关的研究，并以"证"的研究为核心的。他所悟出和倡导的"察证辨治"的诊疗原则与方法论，以及在中国医著启示下对于"同病异治"或"同证异治"的理解，与中国的研究可以说是相得益彰，各有创新。他的敏锐才思与中医研究水平，可称是径逼堂奥，直追汉土。

道三本人倡导"察证辨治"的诊疗原则，并以此在理论、临床和教学中身体力行。而道三的直系弟子、后人以及在江户时代于学术上私淑或亲近后世派的日本医家，如曲直濑玄朔、吉田宗恂、冈本玄冶、冈本一抱、香月牛山、北尾春圃、津田玄仙等，大都偏重于在临床上对于"察证辨治"诊疗的实践。他们中间或也有留下有关"证"的零星论述者，不过，就笔者目前所见，其内容基本停留于对中国原著的抄录或直解，述而不作，无多发明，故兹不赘述。

下面谨选取在医经理论研究中重视与"证"和"辨证"相关的病机和脏腑理论探讨的代表性医家，如森屿玄胜，以及虽然另有门户，但在学术主旨上与道三流后世派非常近似的畑黄山的"辨证"与"证治常变"理论加以简介。

三、森屿玄胜对病机与"辨证"的研究

森屿玄胜，号昌庵，京都人，生卒年月不详。著有《内经病机撮要辨证》6卷，1707年刊行。据该书序言所称，玄胜家族三世为医，其先祖曾师从曲直濑玄由而习医。玄由为曲直濑玄朔（第二代曲直濑道三）的学生兼养子，是活跃于安土桃山时代末期与江户时代初期的曲直濑门人之一。

据北里大学东洋医学综合研究所的小曽户洋先生在《中国医学古典与日本》中的考证，森屿玄胜本人师从玄朔的三传弟子浅井周伯（1643—1705）。浅井的老师为飨庭东庵的高足味冈三伯。以往被称为"后世别派"代表人物的飨庭、味冈及其弟子，均注重对医经和易理的钻研。浅井周伯著有《内经切纸传》《病机撮要注解》《黄帝内经灵素辨抄》《医学至要抄》等理论研究著作。而森屿玄胜的《内经病机撮要辨证》，实际上是在其师所著的《病机撮要注解》（1697年出版）的内容的基础上加以训解和充实而成的，被认为是显示了当时味冈、浅井等人研究《黄帝内经》的水平与特点之作。

　　关于《内经病机撮要辨证》一书的编著，森屿玄胜在序言中提到如下内容。

　　此书摘编《黄帝内经》中最与日常医疗密切的内容，故亦名为《内经拔书》……至真要大论曰：审察病机，无失气宜。类注曰：机者，要也，变也，病所由出也。凡或有或无，皆谓之机。有者言其实，无者言其虚，求之者求有无之本也。言病之生，无非虚实二因；察其虚实的深玄所在，即为病机。而由《黄帝内经》中撮集审察病机之要语，故名病机撮要。且此书先分中焦、下焦、上焦，次立伤寒、中寒、中暑、中风、积饮、痎疟、肠澼、泄泻、水道、膈咽、水肿、鼓胀、积聚共十三门，终以治法要言而成全书。盖人身平素最紧要处在于中焦谷府、下焦精脏、上焦神脏。百病之生，亦由此三脏出。故治法亦以此三脏为本。

　　本书的前三卷是对中焦、下焦、上焦及其相关三脏的解说。其中，脾胃为中焦谷府、肾为下焦精脏、而心为上焦神脏。作者搜集《黄帝内经》论述，对三焦及其相关三脏的生理、病理加以解析；后二卷立伤寒、中暑、积聚等13个项目，汇集《黄帝内经》和后世医家要论，就各自的病机与辨证加以阐发；末卷则专论治法。治疗是以三焦及其相关三脏为核心而展开的。作者推崇李东垣的脾胃学说，尤其强调中焦谷府脾胃的重要性。可以说该书是一部面向临床治疗而论脏象、病机和病证辨别的著作。试举书中若干文例，并析其特点如下。

　　《素问·逆调论》曰：不得卧而息有音者，是阳明之逆也。

训解："阳明者，胃脉也。胃为水谷之海，其气下行。然逆而不降，则奔迫向上。上者，逆也；逆则气连于肺而息有声，此是胃气不降也。"

《下经》曰：胃不和则卧不安，此之谓也。

训解："类注曰：《下经》为古经。不安者，反覆不宁之谓。今人过于饱食或病于胀满者，卧必不安。是皆胃气不和故也。"

以上是对胃气上逆所致喘息和胃不和所致失眠的病机解说。由此令知不能仅仅见喘止喘，还必须分析症状出现的背景，亦即追究病机，进而辨证；而失眠背后，存在胃不和的机理，其在治疗中同样具有重要参考意义。在该书卷末的论治部分，还有如下内容。

《素问·至真要大论》岐伯曰：诸寒之而热者，取之阴；热之而寒者，取之阳。所谓求其属也。

训解："诸寒之而热者，取之阴。所谓诸寒之而热者，言用苦寒药以治热而热不退反增。火有余，则真阴不足；阴不足，则阳有余，故为热。治当取之于阴，是云火不可治，而唯补阴以配其阳，阴气复则热自退。"

上述训解原为日语，是对阴虚火旺证的病机和治疗原则的解说。如此解说内容，对于中国读者来说或许平淡无奇。然而，无论是在古代还是在今天，对于日本人来说，以中文和中国文化作为媒介的中医著作，毕竟是外来文化。特别是中医经典医著，要想读懂其文意并进而掌握其医理，绝非易事。为此，内容平易的《内经病机撮要辨证》之类译释书，对于日本医界来说，是不可或缺的。正如京

都名医畑黄山之子畑维龙在其自著《脉案提要》的序言中所说的
那样：

初学之徒，读书先通文理语脉，而后识异邦物产、时世制度、
民风土俗之所以与本邦异。可以开智识，立医术之基本。先哲云，
医不读书，纵成扁仓，终为伎术之流，非士君子也。故士君子之为
医者，先读书而后可以研究医理矣。

精究医理，并用其指导临床，以达到"知其然并知其所以然"
的目标，是上述森屿玄胜和畑黄山父子以及众多后世派医家的共同
志向和特点。而这一特点又是与中国的金元医家相通的。森屿玄胜
的《内经病机撮要辨证》一书依托《黄帝内经》，追本溯源地研究
脏象、病机与病证，其目的在于指导实际的临床辨证；而与他同样
重视从医经学习医理，并重视从医案的读写入手，培养"辨证论治"
基本功的畑黄山，对于"证"和"辨证"，也有精彩论述。

四、畑黄山的"证"与"证治常变"论

畑黄山（1720—1804），本姓安藤，后因成为畑柳景的养子而改
姓。其名惟和，字厚生，通称柳安，黄山为其号。京都人，宫廷御
医，因医术高明而获天皇赐授的医官最高阶位法印和"医学院"的
"院号"（法桥、法眼、法印等医官阶位，以及曲直濑道三的翠竹院
和亨德院、畑黄山的医学院"院号"，都源自佛教传统），有《斥医
断》《辨瘟疫论》《医学院学范》《长生养生记》等著作。活跃于江户
时代中后期的畑黄山，为普及医学教育在京都西郊创办私立学舍

（医学院），教授医经、经方、儿科、女科、疡科、针灸、本草 7 科，从者甚众，其声势曾与在东京主持江户跻寿馆的多纪家形成东西抗衡的局面。

为驳斥吉益东洞及其门人在《医断》中几乎全盘否定中医理论的某些论调，畑黄山在该书出版 3 年后的 1762 年奋起发行了《斥医断》。全书共 43 章，对《医断》逐篇进行批驳，在当时日本医学界引起学术论争的对垒，十分引人注目。其后，围绕着《医断》中吉益东洞就生死论而鼓吹的天命说，赞否两论的交火双方又陆续推出了堀江道元的《弁医断》、田中荣信的《弁斥医断》、小幡伯英的《弁医断评说》、加屋恭安的《续医断》等著书，令这一场江户时代最大的医学理论之争长久不息。

近年，收载 271 例医案的《黄山先生治验》手稿本得以影印，从中可看到作者是一位学验俱丰的医生。畑黄山的学术思想由其弟子继承，一直活跃至明治维新之前。

不过，就笔者所见，畑黄山至今尚未被日本学者划归为任何学派。原因之一，在他所活跃的江户时代中期至后期，就时代背景而言，古方派风头正劲，而当时的道三流后世派学术思想在其弟子的传承中已经出现变形，并开始走下坡路；原因之二，由学术授受关系来看，他与曲直濑家及其门人并没有多少关联。畑黄山有着以他为核心的独自门户与传承；原因之三，汉方医学领域历来对于畑黄山的研究不多，他被视为精于古方（《伤寒论》学术）的医家。不过，从畑黄山与吉益东洞门人针锋相对的学术论争来看，难以将他与古方派划归为一体。所谓志不同，道不合，则不相为谋。

　　笔者认为，在学派划分上，学术宗旨以及学术特点应是最主要标准。畑黄山尽管重视对《伤寒论》学术的研究，但是他并非独尊仲景而排斥其他后世医家学说，这一点是与道三流后世派的学术观点相似的。以他一本《黄帝内经》以来直至金元和明代的中医理论，博采众长的取向，可以将他归于后世派。对此，笔者曾经向平马直树先生请教和确认，平马先生早年曾师从现代古方派权威大塚敬节先生及藤平健先生，而后则致力于中医学研究，成为日本现代中医学派代表人物。平马先生认同笔者的观点，认为将畑黄山及其弟子划归为后世派的一个分支是合情合理的。

　　（一）畑黄山论"证"与"辨证"

　　作为热心的医学教育家，畑黄山在自办的医学院以中国医籍为主要教材，同时他还自编教材，《医学院学范》便是其中之一。与曲直濑道三的《启迪集》相比，都关注教育问题，故二者在性质与内容上是有所相似的。

　　《医学院学范》，原刊本分4册，1786年出版。该书首先讲医德，强调业医者应信奉孔子的礼义忠信；继则述学医心得，谈学习方法，叙医学源流，概论医学各科，并提示参考书；第二编以四诊为中心，讲述诊法，并指出其中疑难之处，对表里、寒热、虚实加以辨析；接下来谈辨证，并以发热、恶寒等具体病候为例，引用《伤寒论》对辨证加以解说。该书后半有关诊法、辨证和脉机的论述，至今仍被一些日本医家重视。例如，书中专列"辨证"一节，对"证"的概念等有如下论述。

　　古之圣人制作医药，救人之夭枉，万世莫不被其德。所谓神农尝百草，分良毒，辨主能；黄帝论众病，辨阴阳，垂医训；岐伯、扁鹊辈，论说医理，发蕴奥，医法于是乎立。然方其时，辨证之规则未立，对证之治未成，后人莫得而适从焉。至于汉张仲景氏，以病、脉、证、治之四者立规则，以辨病之浅深、吉凶。虽其转迁机变，千体万状，无所遗焉。于是乎，医方之道肇成焉。

如伤寒、中风、痉、湿、暍等，病名也；名与病不舛而可处治，然不可不据脉而辨也。浮、沉、迟、数、滑、涩、弦、紧等，病脉也；以神之有无辨别吉凶、死生焉。

病之外征，为病证焉。扁鹊以为病应，仲景谓之病证。字书曰：证，验也；候也；又与征通。病应之外征，譬诸影之随形，所病必征于外。

如头痛、身疼、发热、恶寒、呕、渴、下利等，病证也。皆有阴阳、虚实，勿认影忘形。物近灯则其影也大，远则其影也小。曲直长短，日晷温热，月阴清凉，阴阳、浅深、假实、正变无所逃其鉴察，而后治可以处焉，方可以出焉。于此，病、脉、证、治四者，形与影之理。晓然洞彻，莫所疑惑。得其至当，则病可立愈也。

这段文字主要论述了"证"的概念、特点以及"辨证"的重要性。作者指出，"病"为本体（形），而"证"是表现（影），是"病应之外征"，"譬诸影之随形"。病、脉、证、治四者，构成形影相随的关系。

在言"所病必征于外"的同时，作者还指出，"物近灯则其影也大，远则其影也小"。因而需要注意区别现象和本质，"勿认影忘形"。这也就是说，"证"作为"病"的临床表现或信息，所反映出来的不一定都是"病"的真实形象。如同灯影或日月阴影会放大、缩小、扭曲、变形一样，我们对于"证"也必须进一步鉴察其阴阳、浅深、假实、正变，如此方能抓住疾病本质，"晓然洞彻，莫所疑惑"。也唯有如此，才能理解"辨证"的意义与价值所在。

（二）畑黄山的"证治常变"论

因为"证有正变"，亦即存在"正证"和"变证"，"证"所反映的不一定都是疾病的真实信息，所以才需要辨察，亦即需要"辨证"。畑黄山的这一见解，与此前引述的周之千在《慎斋遗书》中论述"辨证施治"时所言"若见一证，即医一证，必然有失。唯见一证而能求其证之所以然，则本可识矣"的意思，是相同而又可互补的。

在《医学院学范》中，作者还立"证治常变"专篇，对上述问题进一步加以阐述。

病应见于大表者，证之常也；错杂难分，假脉假证者，证之变也。其表里虚实，表热里寒，发表和表，攻里救里者，治之常也；阳中之阴，阴中之阳，虚中之实，实中之虚，假中有真，真中有假，则治之变者也。病有浅深，证有常变，治有缓急，方有正变。

若夫表证用桂枝麻黄，此正方也；桂枝加芍药、桂枝加大黄，此表未解而和满痛、除大实痛。及桂枝加附子，治发汗遂漏不止、四肢微急，此双解表里之变方也……热实用大黄，此正方也；大黄附子汤、附子泻心汤则加附子以破阴结，此变方也……常之与变，其机不可以不明察焉。况缓急之际，缓者尚可熟虑焉，急者间不容发焉，死生立分矣。

"病应见于大表者，证之常也；错杂难分，假脉假证者，证之变也。"因为"变证"所反映的不是疾病的真实信息，所以面对临床"病有浅深，证有常变"的复杂情况，"常之与变，其机不可以不明察焉"。这也就是说，需要仔细地分析病机以"辨证"。

另外，前述畑黄山对于"证"的定义，亦即"病之外征，为病证焉。扁鹊以为病应，仲景谓之病证。字书曰：证，验也；候也；又与征通。病应之外征，譬诸影之随形，所病必征于外"。这一表述，与本书在后面提到的吉益南涯对于"证"的定义有所相似。不过，因南涯的定义提出在后，他是否参考了畑黄山的定义尚未可知，但可能性应是存在的。

总之，畑黄山的"证有常变"说，首先提示了"证"是疾病的临床表现，因病有浅深，故证有常变，强调需要知常达变，辨别真假。最后，其又指出根据证之常变，治也需分缓急，方也要有正变。据此，我们应该对"有是证用是方"和"方证相对"的诊疗模式进一步加以客观的评价和反思。

第三节　后世派有关"证"的临床研究

各流派医家所流传下来的医案，是他们临床研究内容的最直接和最集中的体现。这里选择数则有代表性的后世派医家医案来加以分析。

为便于阅读，特对医案略加整理。"〔〕"及其中的内容为笔者所加。

一、曲直濑道三医案选析

医案1　妇人中风

〔患者〕壮年妇人，肥白。

〔主诉〕中风。

〔症状〕右半身不遂而微肿，手足麻痹，痿瘫，痰结而舌根强急。气虚，小便频数，汗少出，饮食如故，痰涎壅结。

〔脉象〕脉右寸沉，右关弦实；左寸滑，左关洪；尺沉滑。

〔处方〕十二种：独活中、桂枝中、黄芪大、黄柏小、防己小、半夏小、陈皮中、防风小、人参中、益智仁中、生姜中、附子小。

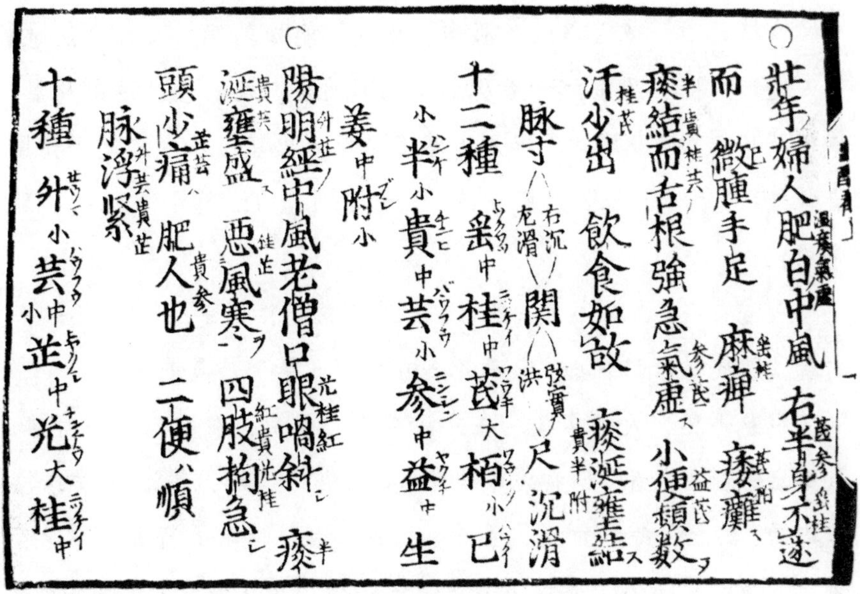
壮年婦人肥白中風 右半身不遂
而 微腫手足 麻痺 痿癱
痰結而舌根強急氣虛 小便頻數
汗少出 飲食如故 痰涎壅結
脉寸 關 尺沉滑
十二種 桂中 大 小 已
半小 貴中 芸小 參中 益中 生
姜中 附小
陽明經中風老僧口眼喎斜 痰
涎壅盛 悪風寒 四肢拘急
頭少痛 肥人也 二便順
脉浮緊
十種 外小 芸中 芷中 羌大 桂中

图 3-7　曲直濑道三《出证配剂》

〔评按〕此案例出自曲直濑道三的《出证配剂》（图3-7）一书。根据患者临床表现和体质，道三在"肥白"旁注"湿痰气虚"，是对该患者的基本辨证结论。"肥白"，也就是肥胖肤白这一望诊内容，对于做出上述"辨证"结论具有重要意义。另外，每味药后所附的或"中"或"小"字，意为药量的中量或小量。由此可见，这属于自家调剂的协定处方。

（一）肥白、左右与湿痰、气虚

临床辨证，尤其对于中风，强调根据患者体态胖瘦和肤色不同而加以辨别者，当首推朱丹溪。上述曲直濑道三的辨证方法和结论，多受到朱丹溪的直接影响，这是笔者考察道三的所论而从丹溪医论中寻找到充足依据之后的结论。例如：

诊病之道，观人勇怯、肌肉、皮肤，能知其情，以为诊法也。凡人之形，长不及短，大不及小，肥不及瘦；人之色，白不及黑，嫩不及苍，薄不及厚。而况肥人湿多，瘦人火多；白者肺气虚，黑者肾气足；形色既殊，脏腑亦异，外证虽同，治法迥异。（见《格致余论》）

气常有余，血常不足。肥者，血多、湿多；瘦者，气实、热多。白者，肺气弱、血不足；黑者，肾气有余。（见《丹溪手镜》）

半身不遂，大率多痰。在左属死血、无血；在右属痰、有热、气虚。病若在左者，四物汤等加桃仁、红花、竹沥、姜汁；在右者，二陈汤、四君子等加竹沥、姜汁。痰壅盛者，口眼㖞斜者，不能言者，皆当吐。……治痰，……肥白人多湿，少用附子、乌头通经。（见《金匮钩玄》）

中风大率主血虚有痰。治痰为先，次养血、行血。或属虚，挟火与湿，又须分气虚、血虚。……肥人中风，口喝，手足麻木，左右俱作痰治。（见《丹溪心法》）

以上丹溪的论述，首先强调了肥白者多湿、多气虚；其次还提示对于中风半身不遂者，有在左属血瘀或血虚，在右属痰、属热或气虚之说，但对肥人左右俱作痰治。

道三的中风案例，反映了朱丹溪上述学术思想。本例中诊断气虚的依据，除手足麻痹、痿瘫、小便频数外，肥白和右半身不遂也成为凭证；而湿痰的存在，除右半身不遂而微肿、手足麻痹、痿瘫、痰结而舌根强急、小便频数、痰涎壅结以及所述脉象外，肥白也是重要佐证。亦即肥白具有湿痰和气虚两种临床意义。

而道三的治疗，从其处方可以看出，是化痰和益气并施的。方中以人参、黄芪、附子、益智仁来益气温阳、补肺健脾而燥湿；半夏、陈皮、生姜、黄柏则燥湿运脾而化痰；防风、防己、独活、桂枝则疏风胜湿以通经；少量附子的应用，也是前述丹溪所论"肥白人多湿，少用附子、乌头通经"的体现。上述处方实由桂附理中汤、六君子汤、防己黄芪汤等灵活化裁而来，具有扶正祛邪、补泻兼施的特点。

对于丹溪中风"在左属死血、无血；在右属痰、有热、气虚"之说，曲直濑道三在临床上进行过反复验证。他在另一例见于《本邦名医类案》的中风医案处方之后，谈了如下见解：

中风之事，古有三位先生之说不同，值得参考。中风而见不仁，其义有三。左不仁，血虚；右不仁，气虚。此为古人前贤之言，但并非尽然。今有见患者右不仁属血虚，左不仁而属气虚者。至于口眼㖞斜，也有或左或右之说。

上段话中出现的"三位先生"，分别指刘河间、李东垣、朱丹溪，都是道三在学术上心仪并师法的。对于以左右而区分辨证的方法，道三结合临床提出了自己的见解。

至今的实践证明，根据患者体态胖瘦而辨证的方法，确有其意义和价值。近年来中国中医专家，如王琦先生等，将其归于"体质辨证"（或称"辨体论治"）范畴，正在深化相关的研究。不过，以中风在左在右而区别辨证的方法，近年来似乎已经乏人问津。但是，2016年杨喆、刘琴等人在《湖南中医药大学学报》上发文，对朱丹溪"左瘀右痰"论治中风的观点加以探讨。结论是验之临床，"效如桴鼓"。

（二）曲直濑道三的"药证相对"

从上面的医案中还可以看到另一个有趣现象，那就是曲直濑道三分别对各个症状以旁注标明处方中的相应用药。亦即他在"辨证配剂"选药组方时，既针对整体的辨证，同时又针对各个症状。其具体方式如下。

右半身不遂：黄芪、人参、独活。

微肿：防己。

手足麻痹：独活、桂枝。

痿痹：黄芪、黄柏。

痰结而舌根强急：半夏、陈皮、桂枝、防风。

气虚：人参、黄芪。

小便频数：益智仁、黄芪。

汗少出：桂枝、黄芪。

痰涎壅结：陈皮、半夏、附子。

道三的这一做法，是与其师田代三喜一脉相承的。对此，本书前已有述。同时针对整体辨证和各具体症状而用药，令每一味药的使用都进一步落到实处。群药各司其职，彼此都有的放矢。这种既重视整体"方证"，又重视单味"药证"的观点，使理、法、方、药环环相扣，"察证"和"辨治"均细致入微，从而做到有的放矢、药无虚掷。

谈到"方证"或"药证"，在中日两国不少人心目中，这似乎是汉方古方派最早提出的。其实，在古方派之前，田代三喜和曲直濑道三、曲直濑玄朔等后世派医家已经对此相当重视，以上案例即可为证。而我们还可以进一步在给予三喜和道三多方影响的朱丹溪的医论中，找到相应内容。例如在《丹溪心法》"能合色脉可以万全篇"中，就有这样的话：

死生之理，夫唯诊视相参。既以如此，则药证相对，厥疾弗瘳者，未之有也。

丹溪这里的"药证相对"，笔者体会应有两个要点：其一，其所谓"药证"，应是将"方证"包括在内而言的。因为临床以单味药（即单方）作为处方治疗的机会毕竟不多，在正确的诊断基础上选药组方治疗，则"药证"与"方证"并存矣；其二，必须注意的是，丹溪的"药证相对"，以及其中寓含的"方证相对"说，是在诊视

相参，即"辨证"的前提下应用的。这种基于"辨证"而得出的
"理法之证"，不仅包含症状等临床表现的内容，更包含经由思辨而
得出的关于病因、病性、病位等病理特点的概括。而这与后面将要
讨论的汉方古方派吉益东洞等人所强调的"方证"或"药证"（由症
状或症候群所构成的"方证"或"药证"）是有所不同的，应该加
以注意。

在此基础上的继续回溯，还能让我们看到早在宋代，朱肱于
《类证活人书》中，就已提示"药证"之说。其云："所谓药证者，
药方前有证也，如某方治某病是也。"考察曾经给予日本后世派医家
相当大影响的明代医著《玉机微义》，其中也有"药证相对"之论。

医案 2　黄疸

〔患者〕三十岁男子。

〔主诉〕膈塞。

〔症状〕平生耗气，饮酒过多，当病膈塞，饮食难纳，克化亦
迟。心腹微胀，身目湿黄，小便微涩。

〔脉象〕脉左关沉滑实，尺沉实；右关滑沉，尺实大而五动。

〔处方〕缩砂中、陈皮大、厚朴中、肉桂中、槟榔中、苍术小、
山栀中、瞿麦中、黄柏中、生姜二片。

〔再诊〕以上十味，调剂二旬而邪证既退，得大验。除捷剂厚
朴、瞿麦二味，换用缓药人参、麦冬二味，再调诸药分量，重新处
方如下：缩砂小、陈皮中、肉桂小、槟榔小、苍术中、山栀小、黄
柏小、生姜一片、人参中、麦冬中。

〔转归〕至旬余，得全瘥矣。

〔评按〕此患者的现代诊断为酒精性肝病合并黄疸。道三在"平生耗气，饮酒过多"处旁注有"升降气减，中焦湿郁"，表示本例患者既有耗气所致中气不足而清气不升、浊气不降；还有饮酒过多所致中焦湿郁。脾胃纳化无力，肝胆疏泄失常；浊气在上，故生膈塞与心腹满胀；气湿交阻，郁而身目湿黄。从脉象判断，这一本虚标实之证乃以实邪壅盛为主，中焦不利而波及上下；从处方判断，道三的治疗是以芳香运脾、理气燥湿、清利湿热为治法的。本例的用药，道三以旁注形式标示如下。

膈塞：缩砂、陈皮。

饮食难纳：厚朴、陈皮。

克化亦迟：桂枝、陈皮。

心腹：陈皮、厚朴。

微胀：槟榔、苍术。

身目湿黄：黄柏、山栀。

小便微涩：山栀、瞿麦。

以上为道三自拟的处方，体现着《黄帝内经》里"中满者，泻之于内"的原则，其用药还体现了李东垣疗治脾胃疾病善用分消走泄的方法特点，可谓用药精当，不拘一格。显示出他也深受东垣学术的熏陶。

此案例出自曲直濑道三《出证配剂》"妇人门"后的"男子杂病门"。单列男子病门，在当时的日本应是首开先例；而曲直濑道三在《启迪集》中还曾列出老人门加以专论，也是日本医学史上的首创；他的《遐龄小儿方》，是日本第一部小儿科专著。与此相关，曲直濑道三以其多方面的成就而被公认为"日本医学的中兴之祖"。

二、曲直濑玄朔的临证管窥

曲直濑玄朔（1549—1632），本名正绍，号东井，是第一代曲直濑道三的外甥，后过继为道三养子，并成为道三的后继者（第二代曲直濑道三）。"道三流金元医学"在道三本人晚年已经风靡日本，成为当时日本医学的主流。而玄朔则对养父开创的"察证辨治"体系进一步加以实践和完善，使之继续站在日本医学界的最前列。他写有《常山方》《医法明鉴》《药性能毒》《延寿撮要》《十五指南篇》《山居四要拔萃》等多部著述，但都是对中国医书的内容摘要。玄朔的个人成就主要体现在临床和教学方面，《医学天正记》收载了他临证30年的病例记录，分为60病门，共345例，被认为是集中反映了"道三流"医疗水平与特色的医案集。玄朔弟子众多，如冈本玄冶、长泽道寿、飧庭东庵、井上玄彻、井关玄悦、山胁玄心、野间玄琢等，贤才辈出，给其后的日本医学带来巨大影响。因此，玄朔也与道三被并称为"日本医学的中兴之祖"。

医案1　茯苓四逆汤之用

〔患者〕八条殿（六宫，式部卿亲王），8岁。

〔初诊〕1589年4月。

〔主诉〕感冒，发热。

〔病史〕初由宫廷医师半井通仙（瑞策）、半井驴庵（瑞庆）父子诊治未效，遂转请竹田定加法印。其时皮肤已见斑疹，热势渐盛。于是盛芳院净庆和牧庵两医合议后为之处方。晨服该方，至晡时患者恶寒、身冷、脉微欲绝、鼻息变凉。时诸众医技已尽。民部卿法印命予出诊，分辨病证，据实禀告。

〔诊断〕予见为《伤寒》四逆之证也。但"寒毒"尚未甚，而"药毒"已甚。

〔治疗〕主张用四逆汤。众医官面面相觑，不置可否。予自药箱出示《医林类证集要》有关茯苓四逆汤内容，与竹田、驴庵、祐乘、上池、民部法印言用茯苓四逆汤意图，征询意见。众御医依然无以言对，于是依方调剂。

〔处方〕茯苓四逆汤：茯苓、甘草、干姜、人参、附子。

〔转归〕民部卿法印亲自煎药与服。患者一服之后，脉象微显；二服后脉象全调，四肢温，次日复常。其后处以调养之药，10余日后痊愈。

〔余谈〕时关白大相公秀吉感慨无量，赐予马一匹。

〔评按〕曲直濑玄朔活跃于安土桃山末期和江户时代初期。尽管当时道三学术已经风行天下，但宫廷御医的诊疗还多保守，基本上依然停滞于《和剂局方》的内容的阶段。这与标榜金元"李朱医学"的道三父子和他们的门人不断积极地从多种最新的中国医籍中广泛汲取营养并学以致用的观点形成鲜明对比。

（一）曲直濑玄朔对经方的应用

本医案出自《医学天正记》，描绘了当时的民间医生玄朔被招入内宫而与御医会诊时的场面。感冒后的失治和误治，导致患者阳证变阴，病情急转直下。而玄朔按《医林类证集要》所提示的伤寒辨证方法，根据患者恶寒、全身冰冷、脉微欲绝、鼻息变凉之所见和治疗经过，认为病因病机与"寒毒"和"药毒"相关，尤以前医过用寒凉药剂之"药毒"为甚。遂诊断为四逆汤证，处以茯苓四逆汤方。这是在日本文献中较早应用仲景经方的一个案例。

由此可见，玄朔在临床上并不仅仅拘泥于"李朱医学"。在本案例中，他运用了辨别"方证"（或称"方剂辨证""汤方辨证"）的方法。

明代王玺的《医林类证集要》，在中国鲜为人知，在日本却受到曲直濑道三和玄朔父子的高度重视，他们编撰的多部著作都以之作为重要参考文献。玄朔的伤寒辨证知识，也从该书中有所汲取。由于当时《伤寒论》原著尚未传入日本，东瀛医家只能从宋金元明医籍中对其加以探求。

（二）"寒毒"和"药毒"之论

玄朔提及的"寒毒"和"药毒"概念，笔者认为极有可能直接或间接地受到宋代庞安时（1042—1099）的影响。精于伤寒和温病的庞安时，著有《伤寒总病论》（约于1100年成书）传世。他认为广义伤寒（所有外感热病）的病因是"寒毒"，只不过由于感受邪气的时间、地域及患者体质不同而"从化"，进而表现为伤寒（狭义）、中风、风温、温病、湿病、暑病等不同病证。为此，他强调一切外感热病的共同病因均为毒邪，而其中引起温病的传染性极强者为"温毒""异气"。庞氏还将"温毒"所致温病与狭义伤寒明确区别，以辨证论治方法归纳出与四时、五行、经络、脏腑相关联的"温毒五大证"，并分别配以柴胡地黄汤、竹叶石膏汤、玄参寒水石汤、石膏葱白汤、苦参石膏汤等方。

笔者认为，庞安时的"寒毒"之论可能影响到了曲直濑玄朔。而最初学自后世派，其后却被视为古方派鼻祖的名古屋玄医所倡导的"万病一寒说"，也极有可能在受到《伤寒论》理论影响之外，受到庞安时或曲直濑玄朔"寒毒"之论的影响。进一步推论，言行极端的古方派医家吉益东洞所倡导的"万病一毒说"，或许也受到庞安时或曲直濑玄朔"寒毒"或"药毒"观点的启示。在近现代的日本，还曾出现过以"五方三大证"为核心的后世派"一贯堂流医学"，其核心也有可能是以庞氏"温毒五大证"说为基础而形成的。

所谓"一贯堂流医学"，是由明治、大正至昭和初年的后世派医家森道伯创立的，其现代继承人以矢数道明先生为代表。

一贯堂流医学的诊疗内容，以解毒证、脏毒证和瘀血证为分类大纲，分别选用荆芥连翘汤、柴胡清肝汤、龙胆泻肝汤、防风通圣散和通导散为基本方，而这些方剂的内容构成，也是与庞安时"温毒五大证"所提示的处方相当近似的。

与此同时，上述一贯堂流所常用的"五方"，都属于清热泻火或通腑泻下之剂。表明一贯堂流与后世派最为推崇的"李朱医学"中朱丹溪之滋阴、李东垣之益气的学术特点有所不同，倒是贴近"金元四大家"里主张"火热论"之刘完素与善用"攻下法"之张子和的学术特点。这又与日本后世派之中的一个分支，亦即主要师从刘完素和张子和的"后世别派"意气相通了。

曲直濑玄朔本人曾在《十五指南篇》中如是说："广阅内经，普窥本草。诊切主王氏脉经，处方宗张仲景，用药专东垣，尚从洁古；辨治诸证师丹溪，尚从天民。外感法仲景，内伤法东垣，热病法河间，杂病法丹溪。"他的学术宗旨和取向，一如其师。

尽管从以上一案，仅能窥及玄朔临床之一斑。但从中也可看出，曲直濑玄朔是善于博采众长并注重"察证辨治"的，道三父子开创的后世派，其学术宗旨并不仅仅拘泥于"李朱医学"。

三、吉田宗恂的识证与用药

吉田宗恂（1558—1610），字意安。出身于名医世家，其父吉田宗桂在明朝曾经两次作为使节拜访中国。宗恂自幼随父习医，诵读《黄帝内经》《难经》与丹溪医著。15 岁其父去世后，他便成为家学督导。为提高自己的水平，他投身于曲直濑道三门下，后成为江户时代早期的名医之一。先后被当时的统治者丰臣秀次和德川家康招请和御用。

医案 1　详问寻病因

〔患者〕一妇，岁二十，产十四五日之后。

〔主诉〕发热，狂言。

〔病史〕产十四五日之后，发热，恶寒，面赤，痰喘，时时狂言。他医逐瘀之剂、镇心之剂、气血大补之剂，无不用而自若矣。既及二日，求于予治。到其家，详审问于其症苦。侍女曰：三日前食糠饼一个，陡发寒战，后发热等。上述之诸证延到于今日，未愈。

〔脉象〕诊之寸口脉浮大，按之涩；尺脉亦按之微而涩。

〔治疗〕香砂六君子汤。

〔余谈〕宗恂先生曰：此宿食为患也。小子进曰：此症用不换金正气散可否？宗恂翁曰：自然。即便产妇，由于食滞而用之，未尝不可。不过，本例病妇因前医之妄治，而见脾胃伐伤，故用香砂六君子汤。予常如此教训弟子：要重详问其证苦。疏略问诊，仅凭诊脉，不成疗治。就本病患，予亦致力于问，方知其得于食滞。

医案2　妙用五味子

〔患者〕一男，岁五十，勤读士也。

〔主诉〕瞳子散大。

〔病史〕孟秋，两目赤，眵泪，羞明。服一医药，点洗交用，久不愈。顷赤色退解而瞳子散大，齐乌睛。数医技尽辞退矣，求于予治。

〔脉象〕诊之，缓大而无力。

〔治疗〕补中益气汤加五味子。

〔余谈〕宗恂先生曰：此脾胃虚衰而精气不能上注于目，虚邪发动而令瞳子散大。

是应用补中益气升提元气以治之证也。加五味子，乃因此品有收敛之功。瞳子散大，故用之。然而少量加用，其功微也；可多用之。此滋肾之药也。

〔春抱按〕宗恂先生治法，尤为中的。五味子加倍之说甚精彩矣，尤可嘉尚也。

夫瞳子散大无光者，肾虚也。肾水不足，无以滋养肝木；肝木无力，难以收敛英华，故散大、无光。五味子，味辛酸、性温，益气、强阴、除热、滋肾水上荣于目也。对微子曰：瞳子散大无光者，应主以补敛；以当归、五味子为君也。

〔评按〕以上两例医案，均出自下津春抱所撰的《本邦名医类案》。笔者认为，重视病因病机分析以及重视后天之本而治从脾胃，是以上两例医案的共同点。医案 1 强调问诊寻因，并运用了除外归因、审因论治的诊疗思路和方法；医案 2 运用补中益气汤加五味子治疗虚证的瞳子散大，体现了吉田宗恂师从李东垣在《脾胃论》《兰室秘藏》中所注重的"脾不及，则令人九窍不通"的《黄帝内经》理论（见《素问·玉机真藏论》）。而重用五味子以缩瞳，则是依据肝肾同源的理论。

四、东垣学说的实践者香月牛山

香月牛山（1656—1740），名则真，号牛山，通称启益。江户时代中期的著名后世派医家。他尤其尊奉李东垣的学说，对于朱丹溪的"阳有余阴不足论"则持有异议，著有《牛山方考》《牛山活套》《药笼本草》《医学钩言》《妇人寿草》《运气论奥算法欲解》《格致余论备考》等多部著作。一生勤于临床，并有医案集《游丰司命录》存世。他的《药笼本草》是以辨证论治理论而论本草功效的力作。他根据前人经验和自身的临床体会，对于方药的运用总结出不少实用口诀，对后世也产生了一定影响。

医案 1　香月牛山的时疫辨治

元禄六年（1693）6—7 月，大旱而金流石烁。8 月初，忽行收敛清肃之令，暴风霖雨迅变为霜。国中诸人感一般时疫，其病状发热、恶寒、头痛如裂、咳嗽、身重、头凉如冰，或兼泻痢，或如疟。启益治之，黄连香薷饮加苍术，百发百中。

〔评按〕这一医话来自《牛山方考》，反映出香月牛山临证重视气候环境变化与病因、病证的关联，"察证辨治"随机应变的特点。黄连香薷饮是针对夏时暑湿的一般用方，而香月牛山根据天候的霖雨清霜之异变，妙加辛温苦燥、芳化湿浊的苍术，显示出他辨证和选药精当。

在此，笔者想起中国现代名医蒲辅周的类似特点和经验。特将蒲先生的相关医话内容也摘附如下。

（一）香月牛山与蒲辅周的医案比较

医案2　蒲辅周先生治疫案

1945年暑，成都大雨连绵，街巷积水。时近立秋，小儿多病发热，疹隐伏于皮下，医用宣透无功。蒲默思二三夜，恍然有悟："暑季多雨，热从湿化。"乃按湿温治则，通阳利湿，三仁汤灵活应用，俾湿开热越，疹毒豁然而去，热退神清而愈。

1956年，石家庄发生乙型脑炎，投白虎汤甚效；次年，北京亦流行此病，用白虎汤不唯罔效，反致恶化。蒲审时度势，知常知变，析其虽皆发之暑季，唯石家庄久晴无雨，偏热属暑温，投白虎汤清热透邪，适中病机，奏效故捷；时京久雨，湿热交蒸，属湿温。改用通阳利湿法，杏仁滑石汤、三石汤、三仁汤等化裁，顿即扭转颓势，转危为安。非明于人与自然统一观者，实难窥此堂奥。

（出自黄文东主编《著名中医学家的学术经验〈一〉蒲辅周》，湖南科学技术出版社，1984）

香月牛山与蒲辅周的治疫医案，均涉及暑湿或湿温病证。他们的诊断和治疗，都重视并体现了因时制宜、因地制宜的辨证论治特点。

医案 3　香月牛山论脾血虚涩

〔患者〕妇人，二十余岁。禀赋粗弱，肤色白。

〔主诉〕齿折肿痛、出血。

〔症状〕齿折肿痛，出血时出时止。十指爪甲虚软，平若磷磨而无血色。饮食无味，形体羸瘦。如是已逾十多月，更数医而治无效。

〔脉象〕其脉细数无力。

〔辨证〕此脾胃不足之候。龈腭为阳明所主，脾血所主，故齿折肿痛、出血与脾胃相关。爪为筋肉之余，为血脉荣养之处。如今，爪甲枯磷而无血色者，脾血虚涩而津液干枯之候也。

〔处方〕补中益气汤加川芎、酒芍、葛根、防风、白芷、干姜（炒黑）。

〔转归〕服 50 余帖，肿消血止，不再发。又服数十帖，饮食甘美而爪甲平复。

（出自《游丰司命录》）

〔评按〕日本安井广迪先生认为，此例"脾血虚涩"的概念，现在已经几乎不用。其似乎是脾胃气虚、脾阴虚、肝血虚证的统称。

笔者认为，"虚涩"之论，尽管历来论述不多，却是一个值得重视的涉及病机与辨证的问题。尤其在气血津液辨证以及干燥、增生性皮肤病等实际临床诊疗中，"虚涩"病机是会经常出现的。

笔者曾将近代名医秦伯未先生一例同样涉及牙龈出血和"虚涩"

病机的医案，作为反映中医辨证论治思维方法与步骤的一个范例，1998 年通过日文版《中医临床》杂志向日本汉方医学界加以介绍。为说明相关问题，兹将秦案附列如下。

（二）香月牛山与秦伯未医案的比较

医案 4　秦伯未辨治身痛案

〔患者〕一女。

〔主诉〕身痛数年。

〔病史〕身痛数年，劳后加重。心悸气短，头晕无力，毛发稀疏，精神疲倦，下肢浮肿，肢端麻木，胃纳不振，饮食衰少，小便反数，日晡微热，口干少饮，月经后延量少，腹不痛而腰痛，时有齿龈出血。

〔舌脉〕舌尖赤，苔根白腻；脉细弱。

〔辨证〕分为辨主证、辨兼证、类证鉴别，三步进行。

第一，辨主证：全身痛。

病所——全身，痛无定处；发作时间——时痛时止；性质——按之不痛，不红不肿；病因——过劳加重，与季节无关。初步考虑，不是外感实证，而是内伤虚证。

第二，辨兼证。

（1）心悸气短，毛发稀疏，头晕无力——心血不足。

（2）下肢浮肿，肢端麻木，胃纳不振，饮食衰少，小便频数——脾胃阳（气）虚。

（3）日晡微热，口干少饮——阴分不足。

（4）月经后延量少，腹不痛，而腰痛，齿龈出血，精神疲倦——气血两虚。

（5）脉细弱——气血不足。

（6）舌尖红赤——阴分亏损；舌根苔白腻——肾水外泛。

第三，类证鉴别。

（1）伤寒身痛：发热恶寒，一身尽痛，痛而拘急，脉象浮紧。

（2）中暑身痛：发于暑月，自汗身痛，痛而不甚，神倦脉濡。

（3）中湿身痛：身痛而重，甚则不能转侧，脉象缓而涩。

（4）时毒身痛：病起急骤，高热口渴，沿户传染，脉象洪数。

（5）霍乱身痛：身痛转筋，吐泻剧烈，口渴溺少，脉数。

（6）阴毒身痛：身如被杖，面青咽痛，体表锦斑，脉沉细而疾。

（7）寒湿相搏身痛：天阴加剧，背项拘痛，但头汗出，脉沉涩。

（8）风湿相搏身痛：骨节疼痛，游走不定，遇寒加剧，脉象弦数。

（9）湿热相搏身痛：遍身痛烦，小便黄赤不畅，脉浮滑。

（10）肝郁身痛：自觉寒热，胸胁不舒，气恼加重，月事不调，脉弦小数。

（11）内伤身痛：遇劳加剧，气短身疲（血虚者劳累后疼痛加剧，阴虚者多于午后加重），脉无力。

（12）瘀血身痛：痛如刀刺，痛有定处，入夜加重，脉涩。

〔结论〕本证为气血两虚，经络涩滞。气虚则脾肾无力，血少则阴分受损。治宜调补气血兼顾脾肾。注意：脾运不利，谨防滋腻碍胃。

〔处方〕生黄芪、细生地、当归、鳖甲、桂枝、白芍、附片、云苓、秦艽、杜仲、炙草。

（出自石国璧主编《医门真传》之《忆秦伯未老师的治学精神》，人民卫生出版社，1990）

笔者认为，学验俱丰的秦伯未先生，对主诉为身痛的本医案，在辨证诊断时以辨主证、辨兼证、鉴别诊断 3 个步骤，运用穷举（枚举）归纳以除外的方法论，对与身痛可能相关的各种病因病机一一加以罗列和归纳，并在条分缕析的比较之中逐步排除与本医案患者不太可能相关的病因病机，最终概括并导出恰当的辨证结论。可以看出，秦先生在此的主要思路是辨证求因、审因求证以及审因论治。本医案的诊疗，思路开阔，有条不紊，堪称典范。

从前文还可以看出，香月牛山的"脾血虚涩"与秦伯未先生的"气血两虚，经络涩滞"结论，用语也是相似的。气血虚则无力，循行自然涩滞。涩为不畅，滞为停塞，起因则在于虚少。故虚涩或虚滞，既与气虚不煦或血虚不荣的病机相关，而又有所不同。气虚不煦或血虚不荣的病机，所致之"证"属虚；而虚涩或虚滞之"证"，则为因虚致实，虚中夹实。

举凡临床病理状态，大致可分为"证""病""症状"等不同。这都与其发生的机理，亦即病机密切相关，都是不同病机的临床反应。病机与"病""证"及"症状"关系密切，在临床上是不可分割的。而从层次上看，单独症状的出现，有相应症状的病机；某个"证"或者"病"的形成，也与相应"证"或者"病"的病机相关。而辨证或辨病大多要从对症状病机的理解出发，并在对"证"的病机和对"病"的病机的相互比较以及概括之上，导出辨证或辨病的结论。

为便于把握和深化病机学研究，笔者于 1996—1998 年在日文版《中医临床》杂志的《从案例诊断学习中医辨证的推进方法》之连载中，提出了"症机"（"症状"的病机）与"证机"（"证"的病机）概念，并尝试对病机重新进行诠解。

刘完素从"六气皆能化火"理论出发，阐发《素问》病机十九条，并在其所著《素问玄机原病式》中补列了"诸涩枯涸，干劲皴揭，皆属于燥"一条。然而，他所关注的多是外感病机，所涉及的病因亦主要为实邪。笔者认为，刘完素上述所举燥邪导致燥证的病机，多与皮肤疾病相关，但对照实际的皮肤病临床，其论便显示出有所不备。要者，在于未触及虚涩或虚滞的病机。因肌肤的糙涩、皴揭、增生、肥厚等，多为气血、阴津的虚涩或虚滞所致。

进而言之，虚涩或虚滞的病机，在皮肤病领域之外，与涉及气血津液的病机和辨证也是广泛相关的，可应用于众多疾病的诊疗中，应当进一步引起重视。

"脾血虚涩"属于脏腑辨证中脾病的一个重要病机，同时它也构成了一个"证"。脾为气血生化之源，还主统血。但现代脾病辨证中不讲关乎脾血盈虚的内容，于逻辑、医理和实际临床，均令人感到困惑。

无论是香月牛山将爪甲枯磷而无血色解释为"脾血虚涩"，还是秦伯未在医案中将毛发稀疏看作由心血不足之病机所致，都是与现代中医学有所不同的，现代中医学更习惯于将血虚和血瘀问题责之于肝。

由此可见，脏腑分证与辨证规范化研究，依然存在不少问题，是中医脏腑理论和脏腑辨证研究中一个任重而道远的课题。规范化研究，应该在尽可能全面地把握前贤医论和临床特征的基础上进行整理和综合，而不能任意取舍。

以上，就田代三喜和曲直濑道三在日本引入金元医学，并确立自身流派和"察证辨治"体系的过程中，他们在"证"领域的理论及临床研究概况，进行了由点到面的介绍和探讨。

随着时代的推移，后世派医家的临床特点受到经验的积累和众多中国最新文献与学说的源源输入等因素影响，渐渐地发生了演变。"口诀汉方"的出现和逐步风行，就是其中最为引人注目的一个现象。

第四节　"口诀"的出现与"口诀汉方"

所谓"口诀"，《汉和辞典》的解释为"不表现为文字的直接秘传"。而所谓"口诀汉方"，最常见的是提示"在什么情况下用什么处方"之类的短句。1999 年，汉方药专家三上正利面向汉方医学的初学者，举出如下几个"口诀汉方"实例：喘急而足冷应用苏子降气汤；五苓散可治杂病口渴和小便不利；半夏泻心汤的应用以吐泻和心下痞硬为目标；脾虚的特点是饭后思眠；等等。

一、"口诀"是中医学的简化形式

以往日本传统医学的继承，主要是通过历代的师徒相传，特别是通过口传心授的方式，在秘不示人的门规约束下进行。因此，"口诀"传授是一种教与学的方法。尤其在中医学传日的普及过程中，因中文的艰深和中医理论与实践的复杂，对于初学者来说，在理解的基础上实现理论结合实际的应用，并不是可以一蹴而就的。古往今来，许多原本对中医学或汉方医学感兴趣者最终却半途而废，望而却步；也有不少在入门后临床诊病认证水平和治疗水平迟迟难以提高者。传统医学知识传授方法的研究，历来是一个重要课题，于今天的日本而言，也依然如是。

为师者为了深入浅出地教导学生，需要将自己理解的知识或自身体悟的经验，通过自己的通俗语言表现而加以传达，这便是所谓"口诀"。这些口诀开始靠口传心授，后来一些弟子将其记录并珍藏起来，于是出现了"口诀"文献；而多种文献化的"口诀"其后又被以著作形式刊行得以流传；进而还出现了特意总结和撰写"口诀"的人。

日本汉方医学的"口诀"，所反映的多是对病证的认识或方药的应用要领、关键以及窍门。它可以是一句话，也可以是几句话，简练、朴实，直截了当，但很少有像中文里那样的合辙押韵、朗朗上口的歌诀。

中文也好，中医也好，对日本来说都是"异文化"，接受起来绝非易事。正如大塚敬节先生指出的那样，"口诀汉方"最初是出于日本人学习、传承和应用的需要，作为一种中医学的简化形式而出现的，可以说是中医学日本化的一个手段和具体表现。当然，它在日本的兴起，还与日本人注重实用、喜欢简洁和崇尚技巧的性格特点密切相关。

二、从田代三喜与曲直濑道三看汉方"口诀"萌芽

田代三喜积极引入金元医学，是日本"李朱医学"的奠基人。不过，他的学术思想是新旧混杂的，这一点已在前面提及。在三喜的著述中，有《当流和极集》《当流诸治诸药之捷术》，分别强调自我流派诊疗经验特点，提示了许多临床上的简易疗法与实用窍门，亦即"口诀"。例如，在《当流诸治诸药之捷术》论灸法治疗中风时，三喜言称：

> 风入于脏，则气满塞，生涎、无言、心闷、手足冷、挛而不觉。灸以百会、曲池、三里，并风池、大椎穴。此乃当流中病捷治之方也，犹专牛八（还需致力于辨证）。

在某某情况下用某某方法治疗，这是"口诀汉方"最为普遍的形式。在中风病中脏而出现气满塞，生涎、无言、心闷、手足冷、挛而不觉之病状时，灸以百会、曲池、三里，并风池、大椎穴，这便是上述三喜流的简捷疗法。其中不谈随机应变的思维，给人以"方证相对"的感觉。不过，或许正因如此，三喜最后叮嘱还是要以"辨证"为主。

在日本确立起崭新的"察证辨治"体系的曲直濑父子，临床中也对"口诀"加以探索和应用。如由父亲道三开始起草，经其养子玄朔补充并经后人不断增订的实用方书《众方规矩》，是在日本历来颇受重视的一册实用处方集。于补中益气汤的"方后按"部分，作者有如下论述：

此为治疗内伤不足、清气下陷之方。蚕岁之际，先是将不食、头痛、四肢倦怠而时时恼人，且重则生眩晕、胸满作为指征。尔来又知以察脉观眼而投用补中益气汤之法。脉洪大且数，缓大而无力，或急大数而时涩，此即为脾肺虚脉；而眼神减弱、虚无精彩，亦是本症也。一切病后元气未复而目无神采，脉虚大者可用之加减消息而调理。

由此，"目无神采"便成为选用补中益气汤的"口诀"要点之一。经过日本医家长期的提炼和总结，手足倦怠、言语轻微、目无神采、口中生白沫、食失味、好热汤、当脐动悸、脉散大 8 个要点构成了补中益气汤的应用"口诀"。日本学者认为，如能见其中 2~3 个症状，便可选用补中益气汤。

随着时代推移，临床经验的积累逐渐增多，教育需求发生变化，曲直濑道三的弟子以及与他们所亲近的医家，兴趣也从"察证辨治"体系而渐渐发生了转移。他们更热衷于积累如何巧妙地使用方药的经验，亦即对于"口诀"的研究，以至于在道三流的后裔中产生"口诀派"分支。与这一变化以及"口诀派"密切相关的代表人物有冈本玄冶、长泽道寿、冈本一抱、北山友松子、津田玄仙、北尾春圃、加藤谦斋等。在其后接连兴起的古方派和折衷派中，也涌现出众多热衷于"口诀"应用的医家。"口诀汉方"的传统进而延续至今，成为日本汉方医学的一个重要特点。

三、冈本玄冶与长泽道寿的"口诀"例示

冈本玄冶（1587—1645），曲直濑玄朔的弟子和女婿，玄朔之后启迪院的继承人。他 16 岁开始学于曲直濑家门下，勤奋聪颖，其后作为名医，深得将军德川家光以及皇室的信赖，升至最高医职法印，著有《玄冶药方口解》《玄冶方考》《伤寒众方规矩》《家传预药集》《灯下集》等多部著作。在他的时代，曲直濑道三的"察证辨治"理论体系已然确立，从临床上进一步加以应用和发展，就成为其使命。玄冶在临床带教中，对弟子循循善诱，每将自身的经验与见解细致入微地加以解说，其中许多内容后来被认为是"口诀"，汉方医学的"口诀"传统也就主要从他开始形成。玄冶对于从曲直濑玄朔处得到的龚廷贤所著《万病回春》一书情有独钟，该书对他的临床产生了巨大影响。可以说与他的名医效应相关，《万病回春》在日本汉方医学界的影响也一直延伸到今天。在目前日本适用医保的 148 个汉方颗粒制剂处方中，源自《万病回春》的方剂，在数量上仅次于《伤寒杂病论》经方。

医案 1　冈本玄冶治食厥

〔患者〕壮男。

〔症状〕醉饱之后，微热不语。如痴，不知苦处。神气犹正，脉濡。

〔处方〕八解散（出自《和剂局方》）：人参、茯苓、甘草、陈皮、白术、藿香、厚朴、半夏、生姜、大枣、葱白。

〔余谈〕翁曰：此症无以可辨，难矣。唯脉濡、如痴能作线索。用八解散，可得奇效。举凡难辨之病有一千七百三十六种，症候迷茫之时，用八解散。

或曰：玄冶先生言此症无以可辨，难矣。然对此八解散有效，不过偶中而已。如斯病源不明，岂可称良医哉？可谓俗医也。子其搜采工案汇载本书，又有何用？

春抱答之云：玄冶先生此番白话解说，乃对门人未达之辈而言。其寓意为，如世俗汝等，欲辨知如斯之病，难矣。其实先生对此案有详明辨析，其完整内容附录于伤食门。请勿胶其语而害己志。此病者，过量饱食，痛饮醇酒而致中焦郁滞，而呈上述表现，属古人所谓食厥之类也。用八解散扶助中气，平胃和中，顺滞化痰，故诸证应愈。本患者不是中风，八解散也非中风良剂。大凡中风，多可见卒倒口噤、言语不清、目不知人、手足不举等症。其因多与饮食过度，行事非常相关。此往哲之确论，子其思之。

（出自《本邦名医类案》）

〔评按〕冈本玄冶所谓"此症无以可辨，……举凡难辨之病有一千七百三十六种，症候迷茫之时，用八解散"，实为典型的"口诀"。表面上看，他似乎是诊断不明，漫然用药。所以他被人怀疑为俗医也是理所当然的。不过，正如下津春抱分析的那样，玄冶的话，是针对初学懵懂者而言的，其诊疗中包含"察证辨治"内容，选方用药是明确针对病证的。

此例实际上是向初学者提示，在不会"察证"或"辨证"不清而迷茫时，可以根据前人经验而试探性地进行治疗。

长泽道寿（？—1637），又称土佐道寿。其父为曲直濑道三的弟子，他本人先后师从吉田宗恂和曲直濑玄朔习医。著作有《医方口诀集》《薮医问答》《治例问答》《薮门医案实录》《增补能毒》等，是一位重视医案研究的临床家。

医案2　长泽道寿治中风

一男子，左半身不遂。言语涩、痰咳、喘息（此血虚挟痰）。四物汤加蒌、守、腐、楫、莉、密。

一男子，右半身不遂。睡中谵语，寤则无事（此气虚挟火）。六君子汤加竹沥、姜汁。

（出自《道寿先生医案集》）

〔评按〕长泽道寿的辨证，以曲直濑道三在中风临床研究中所提示过的朱丹溪经验为依据，亦即《金匮钩玄·中风》所说的："半身不遂，大率多痰。在左属死血、无血；在右属痰、有热、气虚。病若在左者，四物汤等加桃仁、红花、竹沥、姜汁；在右者，二陈汤、四君子等加竹沥、姜汁。"

作为经验总结，"半身不遂，大率多痰。在左属死血、无血；在右属痰、有热、气虚"实质上也属于"口诀"。也就是说，"口诀"并非日本独创，中国也有，无论古今。中国的中医在临床上是经常运用"口诀"的，许多汉方"口诀"原是从中国输出日本的。例如，同出于前述丹溪医论的"肥人湿多，瘦人火多""白者肺气虚，黑者肾气足""难病、怪病从痰论治"等内容，实际上都可看作"口诀"。

但是，并非临床上所有的"难病、怪病从痰论治"后都能迎刃而解。于是，我们还可以听到"难病、怪病从风论治""难病、怪病从瘀论治""难病、怪病从虚论治"等一些医家基于个人经验得来的"口诀"。如果仅仅偏执其中一端，就难以确保疗效。

正如前面已经指出的那样，朱丹溪本人以及曲直濑道三对于在中风诊疗时，笼统地仅根据患位在左或在右而认"证"的方法也是有所异议的。也就是说，上述方法可能带有以偏概全的片面性，还必须根据患者情况进行具体分析。所以，在应用"口诀"时，要注意它不是万举万当的。

在长泽道寿的医案中，四物汤后面的药物加味用难以辨别的"一字铭"表示，在田代三喜以及曲直濑道三的文献中也有类似表现。这与"口诀"当初使用目的之一的"守秘"是一致的。

在此，笔者认为，"男性精子无力症，用补中益气汤；女性高泌乳素血症，用芍药甘草汤""小腿反复抽筋（腓肠肌痉挛）者，选用芍药甘草汤""便秘而见球状如兔粪者，六君子汤或补中益气汤可效"等近年来出现的"方病相对"或"方症相对"形式的汉方应用模式，实际上也是"口诀汉方"的一种现代翻版。而从日本汉方医学的立场上来看，中国的"汤头歌诀"，也应该是可以划归为"口诀派"的。

四、"口诀汉方"的形成及其影响

"口诀"的盛行，导致按照"口诀"而应用汉方方药的所谓"口诀汉方"逐步形成。医家的临床经验也纷纷被整理为以处方解说内容为中心的多种"口诀书"。松本一男就其中较为知名者归纳如下。

后世派系：冈本一抱《方意辨义》、香月牛山《牛山方考》、冈本玄冶《玄冶目附之书》、上田山泽《切要方义》、古林见宜《古林七十方》、长泽道寿《医方口诀集》、加藤谦斋《医疗手引草》、津田玄仙《飧庭家口诀》等。

古方派系：六角重任《古方便览》、贺古公山《奇正方》、难波经恭《类聚方集成》、尾台榕堂《类聚方广义》、中村元恒《古方标的》、名古屋玄医《纂言方考评议》等。

折衷派系：和田东郭《蕉窗方意解》、浅田宗伯《勿误药室方函口诀》、目黑道琢《餐英馆疗治杂话》、北尾春圃《当庄庵家方口解》、福井枫庭《集验良方考按》等。

那么，"口诀汉方"与"察证辨治"或"辨证论治"体系的异同何在呢？它所出现的必然性以及它的缺陷又是什么呢？正确认识与评价"口诀汉方"的两面性，对从中吸取经验与教训，加深汉方和中医"学"与"术"两方面的认识，并展望它们今后正确的发展方向，具有重要的参考意义。

在笔者主编的《2000 日本传统医药学现状与趋势》中，曾经收录日本现代"口诀派"汉方学者三上正利就"口诀"的应用与"辨证论治"加以比较的分析，认为：

　　日本汉方在诊疗时，尤其注重每一首传统成方的类似于人格的"方格"（即该方所独具的秉性与功效特点），与表征疾病特点的"证"之对应关系（亦即重视"方证相对"的治疗原则），并将方与证的对应关系编成口诀，而将其视为诊疗中的要领和捷径加以珍重。中医学的诊疗，则是先将患者的病态加以辨证分类，进而确立治则治法，选药处方，谓之辨证论治。

二者的区别还可从下列病例分析中得到具体的说明。

日文版《中医临床》杂志曾刊登三浦於菟先生报道的一例以食欲不振和便秘为主诉的医案。患者为 44 岁女性，从 16 岁开始出现便秘倾向，结婚生产后便秘加剧，大便每 2—3 日一次，呈兔粪状，无腹痛感和便意。就诊 2 个月前开始出现明显的食欲减退和全身倦怠感，为此来院求诊。当时，患者还有动则汗出、失眠、下肢发凉不温，以及形体消瘦、面色与肤色苍白且虚浮，胃中振水音，舌肥厚而淡白，可见齿痕，苔薄白，脉细等。

对此，三浦先生认为倦怠与食欲不振乃属脾气虚，以此也可以解释便秘的成因。故脾气虚为本例患者的病变基础与核心，其原因在于生产时体力过耗，导致气虚无力，胃肠机能低下，病属"虚秘"之类。据此辨证可选择具有健脾作用而治疗气虚的六君子汤，药后诸证果然得到了改善。这是中医学的诊疗过程概要，而根据汉方的"口诀"，《汉方诊疗医典》（大塚敬节、矢数道明、清水繁太郎共著）中记述："见有兔粪样便秘时，大黄类泻药所用非宜，换用六君子汤或柴芍六君子汤以及补中益气汤等，即可畅快地消解其病态。"再参考本病例提到的"胃中振水音"症状，就能直截了当地选定六君子汤。

以上内容主要强调了"口诀汉方"简捷的长处。那么，它的不足之处是什么呢？现代医家中川良隆先生有以下分析。

日本汉方，在此是指日本传统的所谓口诀汉方。当然其中也分各种流派，较为复杂。但大体上是指"什么情况下用什么方为宜"之类的口诀应用。

　　我还是在 40 年前人们对中医学并未熟知的时候开始学习汉方的，并掌握了这种口诀方法。一方面感到这种方法对治疗很有效；另一方面，由于自己出身于西医，对如此的汉方又感到有些不尽如人意。应用口诀汉方时，常遇到诸如为什么要使用小柴胡汤的问题，以至于用"因为是小柴胡汤证"这一自圆其说的解释。为此，同道之间交流也很困难。"我认为是某某汤的正证""不对，应该是某某汤证"之类的争论，总感觉缺乏凭证。而这时候，中医学就显得比较独特。中医学和日本汉方医学相比理论性较强，并且在日本的普及与发展也很快。如进行学术交流时，治疗方法采用日本汉方（颗粒提取制剂已经成为现代汉方的特点之一），而进行理论探讨时却大多采用中医学。

　　以上内容提示，"口诀汉方"多是直观的、现象的、零碎的临床经验总结，缺少理论思辨，其运用形式简捷，但往往知其然而不知其所以然。

　　那么，除了前述的因大多日本人难以系统接受中国文化和中医理论，而需要以"口诀"的形式加以简化；除了日本人注重实用、喜欢简洁和崇尚技巧的性格特点，我们是否还应该从医学学术本身探讨一下"口诀汉方"出现的深层原因呢？

　　对此，现代古方派医家藤平健先生于 1983 年在《日本东洋医学会杂志》上发表《偶中与口诀以及并病》一文，从临床中所谓的"偶中"（偶然得效）现象出发，认为在"偶中"的背后，临床存在超越"证"的现实存在。他以 1953 年细野史郎（1899—1988）发表的主动脉硬化所致胸中不适，选用木防己汤取效的医案为例，并引用长滨善夫先生的话，认为既往对于"证"的认识并不完善，或许需要大幅度调整。与此相关，他还认为，"口诀"的由来渠道主要有二：一是人们根据临床实践而对以往文献中记载的有关"证"的内容的补缀，例如"对主动脉硬化所致胸中症状，用木防己汤治疗"这一新的经验，可以作为"口诀"补入木防己汤的方证之中；二是与人们至今缺乏对于慢性疾病中"并病"现象的相关了解，也就是说，以往对于"证"（指"方证"——笔者注）的认识，常常是只知其一，未知其二。例如，以往有"真武汤证的腹候，有时与大柴胡汤证极为相似"这样的"口诀"。实际上，它提示的极可能是少阳大柴胡汤证与少阴真武汤证"并病"状态的情形。为此，各种"口诀"或是对于文献中所载方证内容之未备的补充，或是提示慢性疾病中被忽视了的"并病"现象，值得认真探讨。

强调"并病"概念，并以之作为诊疗依据而选方用药，是藤平健先生的主要学术特点之一。不过，他所言的"并病"，与现代中医学里"并病"的含义有所不同，对此需要加以注意。

笔者认为，涉及医药的"口诀"，其所该者实广。以往民间疗法或偏方的流传，可以说大多是以"口诀"的形式；即使是在目前的中医临床上，"口诀"作为经验总结或结晶，作为辨证论治的辅助和补充，可补辨证或辨病之不足，也是时常被用到的。

"口诀汉方"由众多医家的独特经验或流派秘传所构成，所以它也是形形色色、玉石混杂的。有的精辟简洁，切中要害；有的以偏概全或流之于皮毛与琐细枝节。正所谓知其要者，一言而终，不知其要，流散无穷。

为此，笔者总结了日本古今医家"口诀"应用的情况，认为对于"口诀"的应用，应该是有前提的，其要点大致如下：①不会辨证时，参考"口诀"。②无证可辨时，应用"口诀"。③辨证无效时，活用"口诀"。④"口诀"与辨证、辨病等方法配合应用，但不宜喧宾夺主。

单纯或过多地依赖源自经验总结的"口诀"者，在中国是以偏方或经验为主进行诊疗的人；而在日本，自江户时代以来对于"口诀"的研究与应用，形成了一种愈演愈烈的风气与潮流。伴随着众多"口诀书"的问世，伴随着怀疑与批判中医理论的古方派抬头，方证相对"口诀"的盛行，重术轻学、轻视理论的倾向以及医师不学理论，只注重方药所带来的思辨素养的低下等问题渐次表现出来，使"察证论治"名存实亡，后世派一步步走向衰落。

第五节　小　结

伴随中日两国交流的第二个高潮，即 15—17 世纪的日本和中国明朝之间的贸易和人员交流活跃，日本汉方后世派得以形成。田代三喜和曲直濑道三积极引入金元医学，创出"道三流李朱医学"。他们以"辨证论治"取代"局方流"的诊疗，使日本医学界的面貌焕然一新。

田代三喜首倡"辨证配剂"的诊疗，在选方用药时，既强调患者整体之"证"，又兼顾各个临床症状，重视"方证"与"药证"。他受朱丹溪气血痰郁学说影响，在内伤杂病的病因病机中强调气、血、痰，而于外感病中强调风、寒与湿。此外，三喜多用成方加减，从其著作中也可看到"口诀"内容。因三喜受到半井医系、佛教医学以及日本民间疗法等的影响，其学术思想是多元混杂的。

曲直濑道三明确提出"察证辨治"的诊疗原则和体系，所著《启迪集》正是这一诊疗体系的展开。他注重对于病因、八纲、气血与脏腑辨证等的应用，强调依据地域、老幼、体质强弱、患病新久以及精神心理状态等不同而"同病异治"或"同证异治"。

后世派中有一些注重医经理论研究、开考证学风之先河的医家。在"证"的理论研究方面，森屿玄胜的《内经病机撮要辨证》，汇集《黄帝内经》和后世医家要论，就多种疾病的病机与辨证加以阐发，是一部面向临床治疗而论脏象、病机和病证辨别的著作。同时，作者还对三焦理论加以探讨，尤其强调中焦谷府脾胃的重要性。

江户中期的畑黄山，在《医学院学范》中论述"证"的概念、特点及"辨证"的重要性。他指出病之外征为病"证"。"病"为本体（形），而"证"是表现（影），"病"与"证"比诸"影之随形"；"证有正变"，亦即存在"正证"和"变证"。"证"所反映的不一定都是疾病的真实信息，因此才需要"辨证"。

在"证"的临床研究方面，曲直濑道三医案显示了他宗法丹溪和东垣理论的特点。道三注重"察证辨治"，于中风诊察时善用体质辨证；临床处方既重视整体"方证"，又重视单味"药证"，理、法、方、药环环相扣，而药无虚掷。不过，三喜和道三源自丹溪的"药证相对"与"方证相对"，是在辨证前提下应用的。

从曲直濑玄朔和冈本玄冶的医案可以看出，他们继承"察证辨治"理论而在临床上各有所发展。玄朔并不局限于"李朱医学"，他应用《伤寒论》"方证相应"的"汤方辨证"方法，灵活辨别"方证"，对四逆汤证强调"寒毒"的存在，受到庞安时的影响。庞氏注重"寒毒""药毒"和"温毒"，并提出"温毒五大证"，可能对古方派名古屋玄医"万病一寒说"、吉益东洞"万病一毒说"的形成以及近代日本以"五方三大证"为核心的后世派一贯堂流的形成，均有所启示或影响。

吉田宗恂与香月牛山的临床各有千秋，但他们重视医经理论和临床的结合，辨证时强调追究病因病机，治疗时精通药性的特点是相似的。

冈本玄冶热心于临床经验的传授，"口诀汉方"由他开始盛行。最初作为日本人口传心授中医学理论与临床诊疗时一种简便形式的"口诀汉方"，在中医学里原本存在，从汉方体系形成之前的半井家文献中也可看到其应用。而后世派热衷于方药应用窍门的"口诀汉方"出现，导致日本医学界重术轻学风气愈演愈烈；"汤头大夫"的增多，使"察证辨治"体系逐步名存实亡，后世派一步步走向衰落。

第四章

致力于《伤寒论》证治研究的古方派

——从"挈因命证"到"方证""脉证""腹证"

1960 年，安西安周在对日本传统医学流派进行系统考察时指出，日本传统医学最显著的 3 个特质是：《伤寒论》中心主义、批判主义和实证主义。也就是说，这些是汉方医学有别于中国中医学的最可标榜之处。但实际上，对照安西氏的学派划分标准，上述 3 点主要是指所谓"古方派"的特征。历来论及日本汉方医学，"古方派"以其与中医学的显著不同，成了汉方医学的核心与象征。

第一节　古方派的背景、特点及其系谱

上述的所谓批判主义和实证主义，原作者所要表达的可能是，日本汉方医学并非只是单纯地模仿和照搬中医学内容，尤其在理论方面，他们是通过自身的实践，根据日本的需要而吸收、选用并发展中医学的。但我们如果客观地分析中日两国的医学发展历史，便

可以看到：所谓批判主义和实证主义，并非"古方派"所独具的特征。中国历代的中医学派，大多也是在不断的批判与实证的基础上涌现和发展起来的；而由日本后世派开始兴起的"口诀汉方"，难道不也是众多医家实证主义的精神与行动的产物吗？

由此，上述所谓"古方派"的特征就要遭到质疑，而事实上也确实如此。在日本传统医学的流派分类中，所谓"古方派"是至今最具有争议性的。安井广迪先生在《日本汉方各家学说2002》中提示，"古方派"并非一个统一体系。原因是，人们对以往所称的"古方派"缺乏统一认识，对某些被划归为这一流派的医家，或者对这一流派划分的合理性，汉方医学界也是仁智互见。例如，花轮寿彦与山本岩先生分别就被归为古方派的名古屋玄医加以考察时，曾提出过质疑。他们认为从整体学术观点上看，玄医实际上是后世派医家。

一、古方派的特点及其系谱

前文提示了安西安周对于汉方学派划分的要点，亦即：①取法《黄帝内经》；②取法《伤寒论》；③主要运用古方；④主要运用宋代以来新方。从这4个要点来看，后世派以上述①和④为核心，即重视自《黄帝内经》以来的理论，以运用金元以来的新方为特色；而古方派的特点则是以上述②和③为核心，也就是取法《伤寒论》并主要运用伤寒方。与此相关，大塚敬节指出，古方派大多排斥《黄帝内经》以及金元医学所强调的五运六气、引经报使和阴阳学说，表现了独尊仲景的倾向。当然，这些也仅仅是一部分人的观点。如果对所谓"古方派"医家进行具体分析，就会发现他们的学术特点各有不同。我们暂且尊重并参照日本至今对于汉方流派的分类，在本书中选取"古方派"的最大共同点，也就是他们对于《伤寒论》证治的研究，重点加以探讨。

山田光胤于1996年在《日本汉方医学的传承与系谱》一文中，归纳了至今被划归为古方派的主要代表医家（图4-1），有名古屋玄

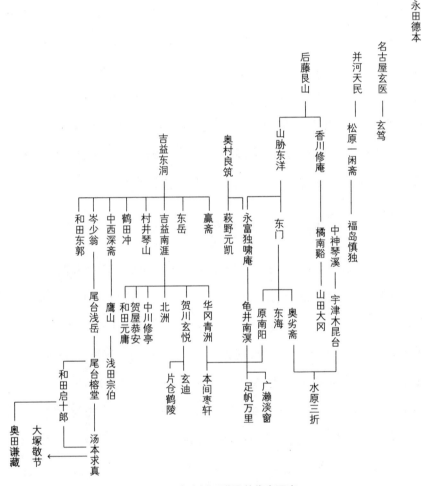

图4-1　古方派系谱及其代表医家

医、后藤艮山、香川修庵、山胁东洋、吉益东洞、吉益南涯、村井琴山、永富独啸庵、中神琴溪、中川修亭、贺屋恭安、和田元庸、原南阳、宇津木昆台、中西深斋、尾台榕堂，以及明治时期以来的和田启十郎、汤本求真、奥田谦藏、大塚敬节等。

二、古方派出现的时代背景

以曲直濑道三为代表的日本汉方后世派，是在中国金元医学的直接影响之下出现的。而所谓"古方派"的诞生，也有其相应的时代背景。

"古方派"的兴起，一般认为是以名古屋玄医开始倡言重视《伤寒论》研究为嚆矢的。1659 年日本版《仲景全书》出版，1668 年《宋版伤寒论》在日本刊行。17 世纪后叶的日本，兴起《伤寒论》研究热潮。1668 年，名古屋玄医完成《纂言方考》（刊行于 1672 年），在张景岳、薛己重视命门等学术思想影响下，提出"贵阳抑阴"学说。原本师从道三流后世派的玄医，积极对仲景学说加以钻研，他的《金匮要略注解》（1697 年刊行），是日本第一部有关《金匮要略》的解说著作。玄医在 1679 年成书的《医方问余》中，明确提出"万病一寒说"的病因论，进一步对自己的"贵阳抑阴"之说加以强调。

医家们从金元医学转向《伤寒论》研究，是与当时日本的社会背景息息相关的。考察与此相关的诸种见解，笔者认为可以将其主要因素归纳为以下几点：

第一，是中国的《伤寒论》研究影响。《伤寒论》在唐代就曾被指定为教科书，而于宋代（1065 年）首次成为印刷物；《伤寒论》第三次受人注目，则是在 16 世纪末至 17 世纪。以方有执为代表的错简重订派的主张成为先导，1599 年赵开美版《仲景全书》在中国刊行，其后有喻昌、程应旄等人关于错简的唱和，引起中日两国医学界的重视。为此，日本学者小曽户洋在《中国医学古典与日本》一书中提示，独尊仲景的日本古方派，其学术根源实际上在于中国。

第二，与日本当时兴起的新儒学复古潮流相关。金元医学，特别是朱丹溪的学说，深受宋代程朱理学思想影响。例如，刘河间与朱丹溪都重视易理和运气，特别是后者深受理学影响，其学说中常有所表现。然而，日本医家难以把握这些抽象的哲理，自然对之加以怀疑。从 17 世纪中期开始，日本出现了类似于欧洲中世纪的文艺复兴思潮。山鹿素行、伊藤仁斋、荻生徂徕等尚古名儒，反对用思辨、臆度的方法解释儒家医典，而主张以忠实的、实证的、经验的方法论从当时儒家的主流朱子学说向孔孟经典回归。这一复古的文化思潮与医学界追本溯源的思想形成了一个共同趋势。名古屋玄医的"贵阳抑阴"之说，便是此时基于《周易》提出的。

第三，与中医文献源源不断传入日本有关。历代纷纭错杂的理论学说，当时已令日本人感到百花缭乱，无所适从。于是，一些日本医家就产生抛开理解不了、难以实用的书本和理论，自我着手追本溯源的愿望。

第四，与对后世派末流医家滥用温补的不满相关。在前一章中可以看到，尽管后世派以李东垣、朱丹溪的学说为核心，尽管李、朱学说以温补或滋补为特色，但是他们强调辨证论治，并不是拘泥于补益。然而，由于"口诀汉方"的渐次盛行，第4—5代之后的后世派医家逐渐偏离了曲直濑道三提出的"察证辨治"轨道，仅学得后世派的常用方药或名词的医师滥用温补、滋补成风，故为人所诟病。

第五，同当时的疾病构造，亦即疾病谱的变化有关。特别是面对梅毒等新兴传染病的猖獗，后世派察证辨治的方法在当时的日本未能显示出令人满意的疗效。山本岩于1993年发文提示，原本专治金疮（跌打外伤等外科疾病）的吉益东洞，正是在接触到大量临床表现复杂的梅毒患者之后，根据梅毒患者错综多样的状态而提出"万病一毒说"。亦即东洞所言之"一毒"，也就是梅毒。针对由梅毒螺旋菌这一特异病原体所致的传染病，辨证诊疗的方法论显示出局限性，这就成为东洞将自《黄帝内经》以来除《伤寒论》外的中医内容均视为空理空论的背景；"万病一毒说"的提出，也为东洞频用轻粉、水银、砒石等汞剂或巴豆、大黄等泻药"以毒攻毒"而铺平了道路。

第六，来自西方，尤其是荷兰的医学，特别是解剖学的冲击与影响。江户早期，荷兰即在日本设立了商馆。1641年该馆迁移到长崎的出岛，有荷兰医师常驻。在那里，人体解剖学先驱维萨里等人的解剖著作引起日本人关注，西洋医学遂逐步传入日本。百年之后，山胁东洋观摩现场解剖（1754年），杉田玄白出版《解体新书》（1774年），遵循西洋医学的"兰医"也已经登场。其间，西洋解剖学等对汉方医学的冲击非同小可。

1995年，秋叶哲生先生在《江户时代前半期对近代西方医学的接受与我国古方派医家学说形成的关联之一考》中提示，江户中期以来古方派的形成，与江户前期已经传入日本的"兰医"影响是有密切关联的。古方派的观点，实际上是在排除了中医学里与近代解剖学相矛盾的要素后提出的。不过也正因如此，它的理论体系是不完整的。

第七，与古方派代表人物要出人头地的强烈欲望与个性心理也是密不可分的。凡欲成名成家，必须标新立异。被称为古方派泰斗的后藤艮山和吉益东洞，都具有"语不惊人誓不休"的强烈个性。例如，富士川游的《日本医学史纲要》里就曾经提到，后藤艮山出身贫寒，他 27 岁时曾经慨叹："看来若习儒，自己难及伊藤仁斋；若为僧，又无法同隐元比肩。虽是不得已而为之，唯有学医，自己才可能着天下豪杰之先鞭"。于是，他欲拜名古屋玄医为师。未承想被玄医以束脩太少为由拒绝。以至于后藤艮山当时即破口大骂玄医为不识人之鼠辈。此后，后藤艮山发奋励志，不宥前人旧说，提出万病皆由一气滞留的病因理论，终建一家之言。

历经长期的穷困潦倒，中年以后才成名的吉益东洞，个性也十分鲜明。他提出"万病一毒说"，强调"药无补法"，必须"以毒攻毒"。医史文献学家小曽户洋先生曾经指出："东洞的学术深受方有执、喻昌、程应旄等错简派的影响，《伤寒论》文句中凡与自己的见解相左之处，他就认为是后人窜入，于是便以一己之见加以删除或改窜。吉益东洞几乎否定了所有的中医学理论，他写《类聚方》是为编著自家的《伤寒论》，他著《药征》则是为创作自家的本草书。"

笔者认为，在吉益东洞的学说中确有引入类似于现代的统计学手法、倡导亲试实证、以简练的"方证相对"式诊疗而革新传统临床的思路及方法等值得借鉴之处，可惜其言说也有缺乏严密性的部分，不免武断或牵强。

第二节　古方派的理论研究

考察古方派在《伤寒论》证治方面的理论研究，大致可以分为有关病因学、辨证学和治疗学几个方面。本书拟择其中有关挈因命证、方证和药证，以及历来被日本强调却未引起中国重视的病位之"内外"说研究加以分析。

一、挈因命证

"挈因命证"是由吉益东洞的弟子中西深斋（1724—1803）提出的。深斋闭门潜心研究《伤寒论》30 年，敷衍经义，著成《伤寒论辨正》《伤寒名数解》2 部注释书。当时的医学界曾有过"寂寂寥寥中西居，年年岁岁伤寒书"之评。

在《伤寒名数解》里，中西深斋特立"挈因命证"一节，其中有如下论述：

疾病之于变化，各有外候。外候谓之证。证必有因，谓其所由来者为因也。凡论脉证之中，有挈因而命证焉者。如曰心下有水气……曰热利之类是也。既挈而命之也，在于仲景氏。仲景各尽其所由来，具其外候，使以规则也。不必索之于藏府之内，当索之于外候焉而已。乃其于外候也，干呕咳喘渴噎，所以心下有水气也……下利欲饮水，为热利也。各尽其所由来，具其外候，使以规矩者若此。故欲循规则于仲景氏者，当索之于外候焉而已。何必索之于藏府于内也哉。

中西深斋在此强调"外候谓之证"，这一对"证"的定义，是与吉益东洞一脉相承的。他所强调的"挈因命证"，亦即以病因来统括和把握病证。正好可以让我们借此分析古方派对于病因、病证和治疗关系的认识。

古方派与后世派的不同，首先在于他们的病因学理论有一些不同于以往之处。其中，以名古屋玄医的"万病一寒说"、后藤艮山的"一气留滞说"、吉益东洞的"万病一毒说"及吉益南涯的"气血水说"最具有代表性。前三者的共同特点是，都企图将复杂多样的临床病证，统归于一元化的病因来解释和把握。

（一）"万病一寒说"与"贵阳抑阴"论

名古屋玄医在其 1679 年所著的《医方问余》一书中，开宗明义地提出："万病皆莫不生于风、寒、湿。细分则风、寒、湿三气也，总言则只一个寒气耳。气之伤人也，因阳气虚也。阳气何？元气也。元气在何处？内而命门、心肺；外而腠理。腠理即三焦也。"

这一关于病因的"万病一寒说"观点的提出，是直接与《伤寒论》强调寒邪的影响密切相关的；而从日本的学术继承性上来说，则又可能与后世派鼻祖田代三喜在外感病因中强调风、寒、湿的见解有所关联。有关这一点，在本书前一章中已有所论述。

玄医的"万病一寒说"，还以《周易》"以阳为贵"的观点作为基础。而他强调这一病因的目的，是为其"贵阳抑阴"的治疗学理论服务的。在名古屋玄医注释《黄帝内经》的著作《医学愚得》一书的序言中，伊藤素安如此为他的老师代言："易曰：一阴一阳谓之道。而阳统阴，天包地，对待之间，自不能无贵贱。故《灵》《素》《八十一篇》，一言以盖之曰：阳气如天与日。正符《周易》贵阳之意矣。"

而在同书的"阳有余阴不足论"一节，于"太阴阳明论曰：阳者，天气也，主外；阴者，地气也，主内。故阳道实，阴道虚"以及"方盛衰论曰：五藏气虚，阳气有余也，阴气不足"之《黄帝内经》原文后，名古屋玄医有如下评述。

按朱丹溪《格致余论》立阳有余阴不足论，以日月天地为喻者，固可矣；然以阳有余欲损之，以阴不足欲益之者，大不可矣。夫阳有余阴不足，天地之本然，人身象之又自如此矣，可无以损益焉。设使阳本不足，病而有余，则损之可矣；使阴本有余，病而不足，则益之可矣。其有余不足，本自如此，则如斯而已可矣。苟损益焉，则无中求有也，不病弗措矣。论中又以方盛衰论致阴虚天气绝，至阳盛地气不足二句证已，言是亦不然也。盖至阳盛，至阴虚，言变也；五藏气虚，阳气有余，阴气不足，亦言变也。阳道实阴道虚，言常也；常而何为虑乎？

也就是说，玄医认为"阳有余阴不足论"为生理常态，理当如此。由此可见，他的"贵阳抑阴"见解，参考了金元时代朱丹溪的学说，并可能受到来自温补学派的张景岳、薛己以及赵献可等人的学术观点的影响。

1993 年，活跃于大阪的后世派一贯堂流的山本岩先生，在与鹤田敏由医师的对谈中分析，名古屋玄医之所以被汉方医学界视为古方派的鼻祖，主要有以下 3 个理由。

一是，玄医虽然早年出自后世派，但其有门生并河天民，天民次传松原一闲斋，再传吉益东洞，这后来的三者都被医学界看作古方派的大家。

二是，玄医从喻昌的《尚论篇》悟出作为伤寒病因的寒邪，实为万病总因。他由此而开始重视《伤寒论》研究，并倡导"万病一寒说"。

三是，玄医认为：循行体表的卫阳虚衰，则百病由生。故用药当以扶助卫阳为主。

正是在这样的病因论基础上，玄医主张用热药补阳抑阴，临床上尤其喜用桂枝汤加减治疗。这一点，可从后面他的临床医案中得到印证。

（二）"一气留滞说"与顺气剂的应用

此说由后藤艮山提出。艮山是江户人，名达，字有成，通称佐一郎，号养庵。其所遗零星文献多是他人整理，未见他对《伤寒论》有积极研究的痕迹，但是他在学术上排斥金元医学理论的观点是鲜明的。门下有香川修庵、山胁东洋等高足。

中医学的宇宙观、人体观和生命观的哲学基础，是气的一元论思想。所谓"气"，也称"元气"或"元阳"。气聚才有形，气行方有命。后藤艮山受其同时代儒者伊藤仁斋"一元气"说的影响，于人体病因方面提出"一气留滞说"。其相关内容首先反映于由他口述、弟子香川修庵整理的著作《病因考》中：

凡欲学医者，宜先察庖牺始于羲皇，菜谷出于神农。知养精在谷肉，攻疾乃在药石。然后取法于《素》《灵》《八十一难》之正语，舍其空论杂说及文义难通者，涉猎张机、葛洪、巢元方、孙思邈、王焘等诸书，不惑于宋后诸家阴阳旺相、藏府分配区区之辨，而能识病生于一气之留滞，则思过半矣。

艮山"知养精在谷肉，攻疾乃在药石"一语，是说补养靠食物，药石则为攻疾而设。其后，吉益东洞也否定药物的补益作用，提出方药唯有泻法，应该是受后藤艮山的影响。"不惑于宋后诸家阴阳旺相、藏府分配区区之辨"，则反映了他反对金元医学的观点。

艮山弟子香川修庵在抄本《病因论》中，对上述"一气留滞说"有更多发展。其论曰："凡病之生，未有无所因者矣。苟不知其所因，而欲下手者，犹不履其地而议险夷也。故知因为最要之务。原夫《素问》《灵枢》《八十一难》，唯言阴阳离合、五行生克耳。今除阴阳五行，观《素》《灵》则全篇所在仅仅不过数条矣。虽曰治病求其本，而其本则阴阳五行。而其所论病，撮空捕风，皆是泛泛然，不可亲手捉摸。……总之，外因、内因举皆莫不因于一元气之郁塞、留滞、怠慢、虚劳矣。若元气顺运、充实、壮健、清爽、通畅，何内外病之来？……故治疗之法，犹以顺元气为至要。此谓知本，此谓一本之道也。"

以上两段话，都表达了后藤艮山的"一气留滞"病因说，唯后一段香川修庵所论，对艮山原说又有完善。后藤本人原论是笼统的，并无关于元气的怠慢、虚劳以及充实、壮健、清爽之说。不过，他们不满于《黄帝内经》与宋金以来医家对于病因学的认识是明确的。

前面曾经谈到，后藤艮山的"一气留滞"病因说受田代三喜所重视的气、血、痰说的影响，而三喜的该学说又源于其宗师朱丹溪的气、血、痰、火、湿、食之六郁理论。朱丹溪强调六郁之中，气郁为先。即使是针对诸如痰郁之证，因痰可随气而在一身升降变动，故"治痰之法，以顺气为先"。后藤艮山的"一气留滞"病因说与三喜以及丹溪理论的相关性与相似性，由此可见。

后藤艮山的"一气留滞说"，是他临床泛用顺气剂（基本构成：半夏、茯苓、枳实、厚朴、生姜、甘草）的理论根据。当然，在实际治疗中，他也用其他方药或疗法。除药物以外，他还力倡用熊胆、番椒、温泉等民间疗法和艾灸等疗法，以顺气祛疾。

此外，在诊断上，有抄本《艮山腹诊图说》流传至今，表明艮山已开始应用腹诊。该抄本中对腹诊内容的解说还配有图题，直观而简明。

（三）"万病一毒说"以及排毒疗法

吉益东洞，名为则，通称周助，东洞是其号。出身于广岛，初欲立志习武，然而天下太平无用武之地；后承继金疮（皮肤外科）及产科家业，38岁携家上京都开业。然而数年间门庭冷落，他觉得金疮及产科难鸣于世，遂决意转入本道（内科）。历经穷困潦倒之后，终于在山胁东洋的推举下出世成名。东洞对

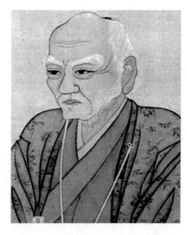

图4-2　吉益东洞（1702—1773）

当时以阴阳五行为核心的医学理论抱有强烈怀疑态度，独尊仲景而否定几乎所有的传统医学理论，力倡"万病一毒说"，并提出"方证相对"的治疗理论。著有《医断》《药征》《类聚方》《方极》《医事或问》《古书医言》《建殊录》《方机》等书。

长泽元夫于 1984 年发表《江户时代的复古医学》一文，认为吉益东洞在古方派中实属极端者，难以同其他医家相提并论。不过，近代以来，吉益东洞在日本医学界的地位被逐步抬高，俨然成为古方派的正宗代表，但是对于他的争议也一直延续至今。中国廖育群先生所著《吉益东洞——日本古方派的"岱宗"与"魔鬼"》对此有论；曾经师从藤平健、小仓重成（1916—1988）等千叶古方派的寺泽捷年出版的《吉益东洞的研究：日本汉方创造的思想》（岩波书店，2012）一书，令吉益东洞及其学说在日本汉方医学界近年来重新受到关注。

对于古方派，日本原有"拟古"派和"真古"派之论。在东洞之子吉益南涯的学生中川修亭的《医方新古辨》中，被划归为真古派的，唯有吉益东洞一门。中川修亭对"拟古"和"真古"的区分是：不拘古今，唯其意趣向古者为"拟古"；不唯意趣，处方亦严守古方者，方为"真古"。

其实，吉益东洞在临床上除用《伤寒论》汤方外，也多兼用（配合使用）属于家藏秘方的所谓"家塾丸散剂"。从这一点看，他的"真古派"资格也要受到质疑。

2003 年，青山廉平考察吉益东洞常用的所谓"家塾丸散剂"，多有用巴豆、水银、轻粉、大黄等峻剂以攻毒、排毒。其代表处方如下。

应钟散（即芎黄散，方出南宋的《杨氏家藏方》）：大黄、川芎。东洞曰，大便难，心下痞，按之濡而烦悸者治之。又曰，诸证难治而上冲，不大便者治之。

生生乳：硝石、食盐、矾石、绿矾、云母、青盐、砒石、水银。

七宝丸：牛膝、轻粉、鸡舌香、土茯苓、大黄。

梅肉散：梅肉、栀子、巴豆、轻粉。

紫圆（丸）：代赭石、赤石脂、杏仁、巴豆。

对于吉益东洞提出"万病一毒说"的背景，以及他为什么频繁使用巴豆、水银、轻粉等峻剂以攻毒、排毒，人们会觉得匪夷所思。就此，大阪的山本岩先生在 1993 年发表于 *Medical Kampo* 上的见解，正逐步在日本学术界成为一种广泛的共识。

即东洞应该是以他对于梅毒的认识，无限推广到对于万病认识上的。当时，梅毒在日本肆虐，与东洞几乎同时代的《解体新书》作者杉田玄白（1733—1817），每年接诊患者 1000 人左右，其中梅毒就居 700～800 人；而东洞的弟子和田东郭，在京都开业至死（1803 年），一生致力于梅毒的诊疗，也缘于当时该病的广泛流行，患者众多。东洞本人出身于金疮医（皮肤外科），自然也诊疗过众多的梅毒患者。由于梅毒在潜伏期后，会逐步表现出硬下疳、梅毒疹、黏膜梅毒、骨关节梅毒、眼梅毒、内脏梅毒等复杂多端的病变，正可谓是"一毒而见万病，万病源于一毒"。加上当时对于梅毒与梅毒以外疾病的鉴别诊断也非易事，辨证论治以及水银以外药剂又对此缺乏疗效，吉益东洞于是视中医理论为空理空论，放弃对于病名和病因的追究，统视之为"一毒"，并作为其用毒药以毒攻毒的理论依据。

　　但是，毒药的应用，患者每每会出现严重的副作用，甚至丢命。于是，东洞就祭起《尚书》中"药弗瞑眩，厥疾弗瘳"之说，以及"死生在命不在医"的"天命说"作为旗帜。在《古方便览·读扁鹊传》中，东洞强调："余尝读扁鹊传，久之始知医法古今异也。世皆曰扁鹊能生死人也，扁鹊曰：越人非能生死人也，此自当生者，能使之起耳……死生有命，自天为之，医安能死生之？唯能治其疾病已……夫万病唯一毒也，能解其毒，则何病不治？"

　　若果真如山本岩先生所推断的吉益东洞的"万病一毒说"是以梅毒之个例而类推所有疾病之群体，以特殊现象而概括普遍事物所得出的结论，那么该病因学说及其治疗方法，就明显地存在以偏概全的缺陷。

　　不过，针对东洞的"万病一毒说"所指之"一毒"是什么，近年还出现了新的考察文献。铃木达彦在 2012 年发表的《吉益东洞十二律方探讨》的论文中，提示东洞的两部著作《医断》与《古书医言》里有如下值得注目的记载：

　　故先生以见证为治本，不拘因也。即仲景之法也…可见仲景从证不拘因也。若不得止论之，则有二矣。饮食、外邪是也。虽然入口者不出饮食，盖留滞则为毒，百病系焉。(《医断》)
　　为则：夫人生可入于形体内者，饮食也……又其饮食不通利于二便，则糟粕留滞于内为秽物，命之曰郁毒是即病也。故疾医为万物唯一毒而去其毒，其毒以汗吐下而解去。(《古书医言》)

前者在强调仲景不拘病因的基础上，提到万不得已就病因而要论之，则姑且可举出饮食与外邪两端。铃木先生认为，"万病一毒说"中的所谓"毒"，在东洞是指因饮食留滞所生的宿食与留饮。其依据还有，在东洞的家塾丸散方中，东洞及其门人留下了所谓"十二律方"（表4-1）。其中奇数者为阳、偶数者为阴，而成六律（阳律）与六吕（阴律），分别有半数针对宿食或留饮的丸散方。亦即有六方用以泻下宿食，另外六方则为攻逐留饮。

表 4-1　十二律方的分类

六律/六吕	十二律方	组成药物	宿食	留饮
阳律	1. 大簇丸	大黄、黄芩、人参	◎	
	3. 姑洗圆	大戟、白芥子、甘遂		◎
	5. 蕤宾丸	商陆、甘遂、芒硝、芫花、吴茱萸		◎
	7. 夷则丸	海浮石、大黄、桃仁	◎	
	9. 无射丸	牡蛎、鹿角霜、轻粉（为外用方）		◎
	11. 黄钟丸	大黄、黄芩、黄连	◎	
阴律	2. 夹钟丸	大黄、硝石、人参、甘草	◎	
	4. 仲吕丸	大黄、甘遂、牛蒡子		◎
	6. 林钟丸	大黄、甘草、黄连	◎	
	8. 南吕丸	黄芩、甘遂、青礞石、大黄		◎
	10. 应钟散	大黄、川芎	◎	
	12. 大吕丸	大黄、干姜、巴豆		◎

方才提到，吉益东洞在临床上常常以《伤寒论》汤方配合家塾丸散方而加以应用。

其实，类似的汤药与丸散剂的配合，在之前的其他古方派医家的临床上也可见到。不过，东洞却是将这种处方形式逐步确立为自身治疗方法的核心。其具体情况如何？通过下面表4-2的铃木达彦先生对东洞不同时期的3册验案集里处方的统计比较，或可一目了然地得出结论。

表4-2　东洞验案集里的处方统计

著作	仅用汤方	仅用丸散	汤方+丸散	合计
《建殊录》	19（33%）	12（21%）	26（46%）	57
《东洞先生投剂证录》	22（5%）	14（3%）	412（92%）	448
《东洞先生配剂记》	29（11%）	4（2%）	226（87%）	259

作为小结，这里将上述名古屋玄医、后藤艮山和吉益东洞3人的3种病因观以及他们各自的临床治疗特点，加以简要的比较。下表（表4-3）出自花轮寿彦先生在1984年出版的《近世汉方医学书集成》。

表4-3　玄医、艮山和东洞的病因观与治法比较

病因观及治法	名古屋玄医	后藤艮山	吉益东洞
生命观	阳气不断由命门向三焦涌动（阳有余阴不足）	一元气的巡行	疾医不置知生死（天命论）
病理观	万病一寒说	一气留滞说	万病一毒说
治法	扶阳	顺气	排毒
方剂	温热剂	顺气剂	峻下剂

　　分析名古屋玄医、后藤艮山与吉益东洞的 3 种一元化病因说，可以看到，这 3 种病因说都难以说明和把握各种疾病的原因。名古屋玄医也好，吉益东洞也好，他们实际上都无意深究病因，或者说他们从根本上就放弃了对于病因的认识和追究。

　　名古屋玄医在《丹水家训》中曾留下这样的话："不问病因之阴阳，唯就见症而施治。"他的这句话，为其后吉益东洞的主张铺平了道路。而东洞之子南涯，在为其父之说加以辩解的《续医断》中，对于病因更有如下言论："因也者，病之所由来也……因者，想象而已。取之臆想，以求想象，欲莫谬凿而得乎？非谓病无因也，因果可得，亦终无益于治术。执法临病，以毒攻毒，何为治彼因乎？故因也者，废而不论。"

　　由此可以看出，名古屋玄医、后藤艮山以及吉益东洞所提出的一元化病因，并非为"辨证求因"或"审因论证"服务，不过是他们用以主张自己治疗学说的工具。在这一点上，古方派同后世派、中医学是截然不同的。

　　另一方面，我们还可以看到，上述一元化病因也都是主观想象的产物，并没有脱离臆测和假说范畴。这实际上与他们自我标榜的"眼未见者不言"以及"亲试实验"的理念是相互矛盾的。

二、"证"的虚实、内外、剧易、顺逆

　　吉益南涯，名猷，字修夫。初号谦斋，后改号南涯，吉益东洞长子。24 岁丧父后继承家业，钻研《伤寒》之术，临证课徒兼顾。著有《医范》《方机》《续医断》《伤寒论精义》《气血水辨》《气血水

药征》《观症辨疑》《续建殊录》等。门下有中川修亭、贺屋恭安、和田元庸、难波抱节等知名弟子。

南涯所处的时代，传统理论已被破坏，西洋医学开始盛行。而对于东洞学说，世间褒贬不一，论争炽烈。督导家业的南涯，当时抱有守成和发展的使命：他要对几乎否定了所有传统理论的东洞之论加以维护和补偏；他面对东洞的弟子和自己的门生，还必须有新的建树。

南涯恢复了被东洞否定的传统理论中表里、寒热、虚实等概念，提出关于病因病理的"气血水说"，并对"证"重新加以论述，其影响在今天的汉方医学界依然处处可见。

笔者已在绪论中提到，南涯关于"证"的定义在日本汉方领域至今具有权威性。于《续医断》一书中，他在给出"证"的定义之后，还对方才文中涉及的与"证"相关的病因、病名、病位、虚实、主客、脏腑和"剧易异证""顺逆同证""同证异治"等进行阐发。《气血水辨》一文中，也有类似内容。

（一）吉益南涯的"虚实"概念

南涯在《续医断》中，对于虚、实概念是这样论述的："虚实以精气言之，非谓之元气旺衰也。《医范》曰：虚者，亏而不足；实者，盈而有余之谓也。急、逆、虚、实谓之四态，皆失常之谓。而虚亦毒也，实亦毒也。有毒而失常，为此虚，为此实。所虚实者，精也；所俾虚实者，毒也。《黄帝内经》曰：攻病以毒药，养精以谷肉果菜，是分常与变而言之。毒药者，攻病之具也，非保常之物也；谷肉者，养精之物也，非制变之具也。故欲以药物补虚者，妄矣；

以谷肉养虚者亦差矣……元气者，天之所赋，非人力之所能挽回也……元气不可补也……毒去则精气复焉。”

关于虚实的划分，中医学至今以《素问·通评虚实论》中所述"邪气盛则实，精气夺则虚"为基本定义。汉方后世派甚至于吉益东洞，都对上述定义加以认同。而到了吉益南涯的时代，汉方医学界对于虚实的理解开始出现变化，就是以他的上述见解为肇始的。

对于"虚"与"实"的定义，南涯皆从精气而言，以体内精气是否充实来论虚实，定义"实者盈而有余之谓也"。这与中医学据"邪气盛则实，精气夺则虚"而定义虚实是不相同的。

从南涯的这一定义出发，其后又有折衷派名医和田东郭开始以体力强弱而论虚实。东郭还主张，对于万病都应分为虚证、实证以及虚实间证3类而加以治疗。其以体力强弱而分虚实，以及"虚实间证"的独特概念，在日本产生了广泛影响，被汉方医学界沿用到今天。

另外，南涯承袭其父东洞之衣钵，强调"欲以药物补虚者，妄矣"；"元气不可补也……毒去则精气复焉"。如此，临床治法则唯泻而无补。这一论调也是与东洞的"万病一毒说"直接相关的。

(二)"剧易异证""顺逆同证"与"异证同治"和"同证异治"

进一步，南涯对于"剧易异证""顺逆同证"，以及证之有无、前后等，在《续医断》中有如下论述。

證有剧易，知义分物，则剧易辄可预知焉。證虽万变，不出于定义之外。大柴胡汤證，易则心下急，郁郁微烦，或心下满痛；剧则心下痞硬，呕吐而下利……桂枝汤，头痛发热或身疼痛则不上冲。若气不能外行，则气逆上行，致上冲證，此为剧也……故知义分物，则预知證之剧易转迁也。凡自觉其苦者，皆其易者也，剧则不自觉焉，犹痹剧而为不仁也。故毒之剧也，或发于所在之外物与态则同證而异治，剧与易则异證而同治。故先生曰，顺逆同證而异治方、剧易异證而同治方，不可不知也。

其症之前后、有无、剧易异证、顺逆同证，皆法之所存也，不可忽焉。桂枝汤，症恶寒而不喘也；麻黄汤，症喘而不恶寒也。桂枝汤，身疼痛则不发热；麻黄汤，必发热。二方證相合，发热、恶寒、身疼痛者，大青龙汤證。此谓之有无也。头痛而干呕者，桂枝汤；干呕而头痛者，吴茱萸汤。此证之前后也。大柴胡汤证，剧则心下痞硬，干吐而下利也；易则心下急，郁郁微烦也，此谓之剧易异證矣。桂枝汤治恶寒，附子汤又治恶寒也，此谓之顺逆同証矣。仲景之法，不可不审，曰随証而已。不拘气血水，不知其治也。不知其治，而用药方暗投冥行也。

"剧易（轻重）异证""顺逆同证"以及"顺逆同证而异治方、剧易异证而同治方"，是对于"异证同治"和"同证异治"的阐发与应用。而对于证之前后、有无的判断，是临床类证鉴别的重要内容。在《气血水辨》中，南涯特别强调了气血水在诊疗中的重要性，声称"不拘气血水，不知其治也"。而气、血、水之辨，实际上是对于病性以及病位的判断。

（三）与"表里"不同的"内外"概念

吉益南涯在《续医断》的《所在》一节，对病位更有细致论述。病位概念，连同气血津液等概念，原本都被吉益东洞抛弃。出于临床需求，南涯则将它们复活。其中"内证"与"外证"之论，从南涯至今，一直被日本医家强调。认为其与表证或里证不同，是日本人独特的发明，兹加以简介。

南涯在《续医断》中说："所在者，病之所在，即病位也。所在有三：以表里内外分之。一身头、项、背、腰，此为表也；外体面目、鼻口、咽喉、胸腹，此为里也。心、睛、舌、骨髓，此为内也；四肢属于表，手足反在外矣。外也者，对内之称。自内而言，则表里皆外也，故所在唯有三而已。《说文》曰：内自外而入也；《韵会》曰：外内之对表也。故自外而内陷者，以内言之；自内而外出者，以外言之。内外者，出入之辞也。……病之所在即毒之所在也。……不分所在，则不可处方。虽证同物同，然所在异，则治不同。"

上述"虽证同物同，然所在异，则治不同"句中的"物"，所指为气、血、水。因为病位概念是临床不可缺少的，所以南涯强调："不分所在，则不可处方。"

在《气血水药征》一书中，吉益南涯进一步将气血与内外、表里等概念结合起来而加以论述和发挥。其中的气部分列有内位、里位、表位，而血部也有内位、外位的不同。

南涯的这一"内外"之论，后来又经他的学生和田元庸在《伤寒论精义外传》中配以图示，加以发挥。近现代以来，日本对于内外、表里，仍不断见有探讨。

这一内外、表里之议，是基于《伤寒论》中有关论述的。除表里之外，内外于该书中也有多次出现。例如，第148条："假令纯阴结，不得复得外证，悉入在里，此为半在里半在外也。脉虽沉紧，不得为少阴病。所以然者，阴不得而知有汗，今头汗出，故知非少阴也，可与小柴胡汤。"

浅田宗伯在"栗园医训五十七则"中，将南涯的表里、内外的病位区分作为临床诊断中的一个重要内容。其曰："有云病之所在，应以表里、内外而分。一身头项背腰等是表，鼻口、咽喉、胸腹、前后窍是里；专在外体显现者云外证，不在外面而充满于内者云内症。此区别四证而知病之所在之谓也。"（第五十六则）

汤本求真（1867—1941）在《皇汉医学》的开篇，就内外、表里也有论述。他认为：

是以病毒之传入也，有自表转入于半表半里，或转入里，或自里转入于内，或自表转入于内，自半表半里转入于内。然亦有正相反者，自内转出于里，或转出于半表半里，或转出于表，或于里转出于半表半里或转出于表，或自半表半里转出于表者。盖人体活动而至变，非单纯之理论所得而解决之也。

内外者，相对之辞也。所谓内者，系指皮肤、呼吸器、消化管以外之脏器组织也。外者，系指内以外之脏器组织也。故云内时则里在外，云表时则里亦为内矣。而半表半里者位于表里之间，对里则为外，对表则为内也。仲景论治之所以分表里内外者，不外乎明示病毒之所在，并欲明其转变之状态，使医者不致有所误也。

可以看出，对比吉益南涯关于"内外"的论述，汤本求真的定义是有所不同的。

尽管中国中医界一般认为，"内外"与"表里"基本上是可相互替换的名词，但是民国时期以来，一些中国医家受到了上述日本见解的影响，现代经方家胡希恕便是其中一人。

　　在日本汉方医学界，近年来对于"内外"与"表里"依然还有探讨。例如，长泽元夫1996年11月就表里内外曾在《和汉药》杂志上发表长文，认为内外之病位，不同于表里；"半在里半在外"也不同于半表半里。山田光胤在1999年第2期的《日本东洋医学》杂志上也就此加以考察。特择其文中的几幅相关图（图4-3），直观地加以提示。

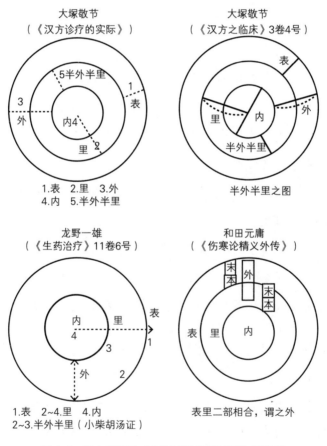

图4-3　日本诸家对"内""外""表""里"的认识

上海中医药大学的《伤寒论》专家柯雪帆在 1981 年赴日讲学时，也曾经关注过这一问题，并接触到了长泽元夫、山田光胤此前发表的相关论述。《上海中医药杂志》1983 年第 3 期上刊载其名为《一字推敲读伤寒——试论〈伤寒论〉中的表里内外》的论文，特意为此提出了自己的研究见解。柯雪帆经过统计分析，结论如下。

何谓"表"？在《伤寒论》正文 398 条中，"表"字有 31 次登场，分布在 24 条条文之中。其中 26 处的涵义是指"表证"；其余 5 个"表"字，则指皮肤或体表，第 48 条的"面赤缘缘正赤者，阳气怫郁在表"就是一例。

何谓"外"？《伤寒论》中出现过 28 次"外"，分布于 20 条条文。其中 17 个"外"字的涵义是表证；8 个"外"字是指体表，其例如 380 条的"外气怫郁"等。

何谓"里"？"里"字《伤寒论》中凡 32 见，分布在 27 条条文之中。其中 14 个"里"字是指"里证"；另外 18 个"里"字只能理解为"人体内部"，如出现在 317 条和 370 条中的"里寒外热"。

何谓"内"？《伤寒论》中共见有 11 个"内"字，分布在 10 条条文之中。有 3 个"内"字是指"里证"；另外的"内"字均指体内。不过，除 134 条的"膈内拒痛"之外，其余 10 个"内"字都没有明确指出具体脏腑的位置。

基于以上统计分析，柯雪帆对"表"与"外"、"里"与"内"，又进行了比较和归纳。

关于"表"与"外"的比较：二者的涵义是基本相同的。昭和古方派的奥田谦藏先生（1884—1961）在《伤寒论梗概》中也是如此看法。"表"与"外"都可以指"表证"，在某些场合也都可以指"体表"。需要说明的是，"表"字所指的表证，有单纯的太阳表证，也有阳明兼表证（234条）、三阴兼表证（91条）、水饮兼表证（40条、152条）、蓄血兼表证（124条），等等；"外"字所指的表证，也有单纯的太阳表证，还有少阳兼表证（146条）、阳明兼表证（208条）、三阴兼表证（163条）、蓄血兼表证（106条），等等。就表证而言，"表"与"外"没有范围大小的差别；就体表而言，以"表"或"外"的指称也各有诸种不同，但是亦未见范围大小的差别。

所以，认为在《伤寒论》中"表"与"外"只是在用字习惯上略有差异，"表"字较多地使用于典型的表证，而"外"字则较多地用于不典型的表证，但这也仅仅是数量上的区别，在医学涵义上是相同的。

关于"里"与"内"的比较："里"与"内"大致相同，或指里证，或指人体内部。不过，"里"与"内"在使用习惯上有所不同。严格指里证时大多用"里"而较少用"内"字。"内"字较多地作为一般用语使用。

那么，为什么柯雪帆教授在20世纪80年代初期曾经向日本提示过的上述中方见解，未能明显地影响汉方医学界对内外与表里问题的认识，以至于到了20世纪90年代后期，长泽元夫与山田光胤继续坚持以往的论点呢？笔者认为，除日方未能（充分）获得柯教授此文的反馈这一可能性外，另一种可能性则是双方出发点的不同。

柯雪帆在上文的开篇曾经谈到他治学《伤寒论》的 5 点体会，其中有 2 点提到：要忠实于原文，不要像柯韵伯那样任意删改原文；要紧扣原文，不要像陆渊雷那样离开原文随意发挥。

而我们如果再读一遍吉益南涯在前述《续医断》中对"表""里""内""外"的论述，就会明晓南涯就这些概念是别出心裁地重新加以定义的。而其后的汤本求真于《皇汉医学》里对"表""里""内""外"的概念又有自己的解释与发挥，这就是日本汉方医学界与柯雪帆教授不同的出发点。

当然，任何学科的发展都需要与时俱进，包括对于概念定义的改进。吉益南涯就中医学传统的"证""虚实"以及气血津液等概念的定义也多有改造，对其中合理的、值得参考的部分，我们也应该予以肯定。

笔者认为，"证"以及相关的"虚实"概念，至今在中日两国聚讼不已，根源和背景是原本都缺少一个能让大家认为是严密、精准而可被公认的定义。再以"虚实"为例，前面提到，中医对于"实证"和"虚证"的定义是"邪气盛则实，精气夺则虚"。实证似是单从邪气而言，而虚证则仅以正气为指标。不过，众所周知，对于单纯的所谓"实证"，我们今天的解释是：在"邪气盛"的同时，还必须存在"正气不虚"的前提；而对单纯的所谓"虚证"，我们也需要补充为在正气不足的同时，邪气也不著的状态。亦即，对源自《黄帝内经》的"虚证"与"实证"定义，今天的我们是有所补充和改造的。

不过，就上述日本汉方医学界对"表""里""内""外"所作的独自定义与发挥，中医界是否还需要进一步加以探讨呢？

总而言之，吉益南涯对于"证"的研究，从定义到涉及与"证"相关的多种因素，其研究是深入、细致和广泛的。其"顺逆同证而异治"等见解表明，由于"同证而异治"的情况存在，对于"同证"也需要辨其顺逆。而他"异证同治"和"同证异治"的观点，让"证同治亦同"以及"有是证用是方"的"方证相对"诊疗原则以及中医学"辨证论治"的方法论，也都受到挑战。也就是说，吉益南涯的上述观点，令我们再次认识到，无论"方证相对"还是"辨证论治"，在中日传统医学的诊疗中，并没有万举万当地能普遍而绝对胜任于临床的唯一高明的方法论。相反，剧易（轻重）异证也可同治，更反映出"证"与治之间多重复杂的对应关系。加上认为"内外"与"表里"不同的悬疑，都值得中日两国的医界同仁加以关注。

三、"方证"的研究

尽管《伤寒论》中有"柴胡汤证""桂枝汤证"等"方证"说法，尽管张仲景强调"随证治之"的原则，尽管唐代孙思邈提示了"方证同条，比类相附"的"方"与"证"之直接对应方式，都被认为是"方证相对论"的思想表现，尽管我们在解析后世派时提到过朱丹溪的包含"方证相对"意思在内的"药证相对"说，但在中日两国，"方证相对"这一诊疗观点，是由吉益东洞首次明确提出的。

（一）吉益东洞的"方证相对论"

吉益东洞在其著作《方极》中曰："夫仲景之为方也有法，方证相对也，不论因也。"

他在《古方便览》的序言中认为："阴阳，犹内外也。譬如闻外谵语，论知内有燥屎；闻内绞痛，论知外拘急也。病应见于大表者，随见证施治方之谓也。后世先病因，后治法，可谓失古医法矣。"

由此可以看出，吉益东洞所言之"方"，是指处方、方剂；而他所说的"证"，则指"病应见于大表"之"见证"，也就是反映于体表的、可见可征的"病候"或"症状"，如谵语、拘急者是也。吉益东洞抛开了对病因与治法的追究，而将处方直接与仲景所提示的"病候"或"症状"（包括由几个症状组成的"症候群"）相对应，即所谓"方证相对"。

如果按照前面曾涉及的东洞弟子中西深斋所提出的有关"证"的定义，我们还可以进一步对东洞的"方证相对"加以理解。中西深斋于《伤寒名数解》一书提到：

疾病之于变化，各有外候，外候谓之证……不必索之于藏府之内，当索之于外候焉而已。乃其于外候也，干呕咳喘渴噎，所以心下有水气也……下利欲饮水，为热利也。各尽其所由来，具其外候，使以规矩者若此。故欲循规则于仲景氏者，当索之于外候焉而已。何必索之于藏府于内也哉？

中西深斋在此同样强调了"外候谓之证"，他的见解与东洞一脉相承。对于历来论"证"便要经常涉及的藏府，中西深斋秉承师说，否定其必要性，反复强调"不必索之于藏府之内，当索之于外候焉而已"。如此，大家可以看出，东洞"方证相对"所言之"证"，与中医学以及后世派所强调的通过对病因、病机以及脏腑生理病理等的分析，运用理论思维进行辨别所得出的"证"，亦即"辨证论治"或"察证辨治"之"证"，概念是大不相同的。前者是临床表现，后者为通过思维分析与综合所得出的结论。而且，我们还可以看到，东洞与南涯父子之间，对于"证"的见解也有相当大的差异。

此外，东洞的"方证相对"所言之"证"的特点，是与处方密切相关的。在《类聚方》一书中，东洞只汇聚诸方而论处方之适应证，但是不论方意和药理。于该书序言中，东洞明确指出："医之学，唯方耳。"这就表明，东洞的"方证相对"所言之"证"，主要是指"方证"，亦即能够适用于某方的"病候"或"症状"，也就是处方的适应证。如此，诊疗中有"方"有"证"足矣，其他如脏腑、病因、治法等都成为多余的被东洞所贬斥的"空理空论"。

有关"证"，具有代表性的现代千叶古方派学者奥田谦藏，在1954年成书的《伤寒论梗概》里更有如下清楚的表述："所谓证，是指体内病变表现于外部的征候。据此而可以证明病的实态存在，也可以质之于药方而为证据。"

奥田谦藏的话表明，"证"具有临床表现的意义，同时还具有处方之适应证，也就是"方证"的意义。在昭和时代，由奥田谦藏以及藤平健等为代表的千叶古方派，将上述"方证相对"的"方"与"证"之间的对应关系，形象地比喻为"钥匙与锁"的关系。亦即，他们认为一把钥匙对应着一把锁，"方"与"证"之间也存在着"对号入座"式的一一对应与契合的关系。

东洞的"方证相对论"与其"万病一毒说"一经提出，在江户时代中期的日本医学界引起巨大震动和波澜。应该说"方证相对论"的提出，在当时是具有一定积极意义的。它向人们提示了"辨证论治"或"察证辨治"以外的另一种简单明了的临床方法论。实际上，有学者认为，"方证相对论"的原形，是可以从倡导"察证辨治"的曲直濑道三的名著《启迪集》中看到端倪的。寺泽捷年在2012 年发表于《日本东洋医学会杂志》的《日本汉方的特征》一文中分析，道三对于金元医学内容进行了匠心独运的取舍，极力把中医学里唯心的、复杂细致的理论加以简单化，并将方剂朝着适应证的方向加以记述。这一倾向在《启迪集》的《中风门》与《伤寒门》中表现得尤为显著，令人不由得会想到这应该就是"方证相对"的原形。

20 世纪 90 年代初期，受上海中医药大学的派遣而赴日随同千叶古方派现代医家藤平健学习汉方的俞雪如女士，在 2001 年发表于《上海中医药大学学报》上的文章中指出，吉益东洞的"方证相对说"，极有可能受到清代名医柯韵伯"以方名证"学术思想的影响。她从二人各自的生平、学术思想特点及其著作的流传史实进行分析比较，认为这两位医家的学术观点如出一辙，而柯氏著作早于吉益氏近百年。由当时中日海上贸易往来密切等特点推论，出版于 1701 年，并于 1755 年东传日本的《伤寒来苏集》刻本，极有可能对吉益东洞的学术观念形成起到了较大的影响。

不过，由吉益东洞开始明确倡导的"方证相对论"与"万病一毒说"，给医界带来轻视理论的混乱，进一步助长了"口诀汉方"出现以后重术轻学的趋势。东洞理论的偏颇，与其运用"攻毒"方法的峻猛，在医界也引起嘘声，甚至在他的门人中也有拂袖离去者。

在对"方证相对论"持反对意见者中，中神琴溪的见解就十分具有代表性。

（二）中神琴溪的"勿拘方证相对"说

在《生生堂杂记》里，中神琴溪记有《勿拘方证相对》专篇。其中以哭泣和小儿耍弄刀枪现象为比喻，指出"方证相对"的局限性。

有问"方证相对"说之非者。师答曰：且以流泪而非悲伤者为喻。若一见流泪便概以为悲伤，则大与其本意相违。

乡间百姓参拜本愿寺而哭，乃出于感激；看戏而哭，出于有趣；生肿物而哭者，是因疼痛；读故事传说而哭者，则是有感而泣。此外，尚有因痫气（大动肝火）而哭者，有酒醉而哭者，此等若与丧父失子哭泣者相提并论，岂不滑稽？

拘泥于方证相对，不顾前因后果而诊疗，犹如面对观戏而哭者抚其背曰："生者必灭，会者定离。此人世之定规，岂能过分在意"之举。

又，昔有传为美谈之楠正行（译注：与中国赵子龙类似的日本南北朝时代忠孝勇武的一位年轻战将），少有大志，其幼时嬉戏亦持树枝而习剑，以为继承父志。近日吾行街头，见持树枝而嬉戏之小儿众矣，均仿之于戏剧。见此，可褒扬众儿皆为有楠正行之志者乎？

哭泣与小儿耍弄刀枪，均为现象。而此与中西深斋所强调的吉益东洞之"外候即谓之证"中的"证"是相类似的。"证"，如果仅仅为"外候"，则不过是表面现象。可能与该现象相关的原因与机理，正像中神琴溪所比喻的那样，却是各种各样的。

　　也就是说，作为表象的诸种临床症状或体征，未必总能够客观、准确地反映人体内部或者心身病变的真实状况，其中可能存在类似于某物体的镜像，会出现放大、缩小或扭曲变形，以及虚化等失真的情形，甚至也可能表现为假象。为此，仅仅看外在现象（外候），却不论其缘由地加以对应，可能就如同对牛弹琴。

　　有关这一点，在此前后世派畑黄山于《医学院学范》里对"证"的定义以及"证治常变"的精彩论述中，也已有过介绍。

　　按畑黄山的见解，病之外征为病之证。"病应之外征，譬诸影之随形，所病必征于外。如头痛、身疼、发热、恶寒、呕、渴、下利等，病证也。皆有阴阳、虚实，勿认影忘形。物近灯则其影也大，远则其影也小。曲直长短，日暑温热，月阴清凉，阴阳、浅深、假实、正变无所逃其鉴察，而后治可以处焉，方可以出焉。于此，病、脉、证、治四者，形与影之理。晓然洞彻，莫所疑惑。得其至当，则病可立愈也。"

　　畑黄山的这段话主要论述了"证"的概念、特点以及"辨证"的重要性。作者指出，病为本体（形），而"证"是表现（影），是"病应之外征"，"譬诸影之随形"。病、脉、证、治四者，构成形影相随关系。

　　在言"所病必征于外"的同时，畑黄山还指出，"物近灯则其影也大，远则其影也小"。因而需要注意区别现象和本质，"勿认影忘形"。这也就是说，"证"作为"病"的临床表现或信息，它所反映出来的不一定都是"病"的直接和真实的形象。如同灯影或日月阴影会放大、缩小、扭曲、变形一样，我们对于"证"也必须进一步鉴察其阴阳、浅深、假实、正变，如此方能抓住疾病本质，"晓然洞彻，莫所疑惑"。

以上，基于"证"（"外征"或"外候"）存在假实、正变等事实，畑黄山强调了"辨证"的重要性以及"辨证"的意义与价值。

回到中神琴溪提示的"勿拘方证相对"说之寓言，提示他在强调治疗要分析与"证"相关的原因与机理。用中医的话讲，就是要重视病因与病机，辨证求因，审因（审机）论治。这与上述畑黄山的见解是颇为近似并且相通的。

吉益东洞的"方证相对"方法，至今对于日本的汉方临床具有重要影响，即重视成方，尽量不做加减。由于"方"是与"证"相对应的结构单位，处方加减之后势必要发生"方证"变化，一些日本医生对此感觉难以把握，因此尽量避免加减；同时，"方证相对"所提示的运用成方之法，不要病名，无需进行病因与病机的分析，形成见某某症状即可判定为某某"方证"的"诊断就是治疗"程式，这对于初学者来说显得简单明快，而日久之后就形成以处方为基本单位的临床思维定势，对单味药的应用就逐步出现怠慢和生疏的局面。

另一方面，由于都重视前人之论或既成经验，"方证相对"与"口诀汉方"之间具有天然的亲和性。也就是说，一些日本医生将《伤寒论》中有关方证的条文，以及前人运用这些处方的经验也都看成"口诀"，以"在某某情况下使用某某方"为公式而加以临床应用。例如，现代古方派医家藤平健先生，曾在1996年就小柴胡汤的适应证提示：凡急性病见到往来寒热，或慢性病见有胸胁苦满，就可选用小柴胡汤。他依据《伤寒论》中有关方证的条文而概括的这段话，短小通俗，便于记诵，就属于"方证相对"与"口诀汉方"诊疗方法合二为一的一个例证。

不过，就笔者观察与分析，以上方法论的应用可能带来以下三种结果：一是效若桴鼓，令人惊喜；二是疗效不能满意；三是难以下手处方。

效若桴鼓者，往往在症状典型，亦即"方"与"证"能够完全契合时出现；处方效果不明显者，多因患者缺乏症状，或者症状不明显以及作为方证不典型，以至于搞不清该用什么处方。以有限之方而应对无限之病，其中必有临床表现难以同《伤寒论》处方之"方证"相契者。在一些无明显症状或临床表现与《伤寒论》内容以及前人经验难以合拍的奇难怪症或新发疾病面前，推崇"方证相对"者便可能不知所措；而疗效不能满意者，原因很多。其中既有上述中神琴溪提示的同"证"异因，也有"证"虽同但有轻重缓急之异等情况。不过，对于抛弃了理论思维的"方证相对"或"口诀汉方"式的诊疗来说，在疗效不能满意时难以反省和总结，也是它的一个重要欠缺。也就是说，"方证相对"的原则，往往令一些人"知其然而不知其所以然"。

为此，单以外在"症状"或"症候群"为"证"，"对号入座"地对应于处方的"方证相对论"，或称之为"有是证用是方"和"随证治之"的治疗，其局限性是客观存在的。

四、川越衡山的脉证研究

川越衡山（1758—1828），字君明，一字大亮，讳正淑，号衡山。原为中西深斋弟子。中西爱其精勤与才学，将其招为婿嗣。然而，川越衡山感觉师说多有未尽仲景之蕴奥者，遂与师质问辩驳。因两人思说不合，衡山便复归旧姓，另立门户，其后成为古方派研究《伤寒论》者中独具特色的一家。他的行为，可以令人联想起"吾爱吾师，吾更爱真理"的亚里士多德。

川越衡山研究仲景学术 50 年，有《伤寒论脉证式》《伤寒药品体用》《伤寒奥旨》《古方拔萃》《晚方拔萃》《伤寒论正文》《金匮要略正文》等著作。

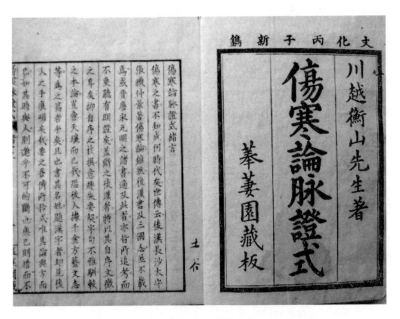

图 4-4　川越衡山著《伤寒论脉证式》书影

　　吉益流古方派一般多重视腹诊方法和"腹证"内容的研究，重视脉诊与"脉证"者不多。而川越衡山在其代表作《伤寒论脉证式》中，特别强调脉证相参在诊疗中的指导意义，强调"脉证相属"，并详论"脉证"与病因、病机、病势、病位以及病证的奇正主客、轻重缓急的关系。例如，他在《伤寒论脉证式》绪言中，首先对编写意图进行了说明："夫盖学此书也，固无他，唯以脉证耳。以脉证有道矣。曰脉有形势，证有奇正，则脉证亦何足据乎哉？辨形势奇正为务也。故虽假脉证之一于其字句，而系之以虚实阴阳，则其脉果异分寸高低，其证果异轻重缓急。既辨分寸高低之差，而形式之脉可察矣。既辨轻重缓急之别，而奇正之证可识矣。而后奇正据形势，而察其机焉。"

　　川越衡山在这里强调，应根据脉证合参而详察病情。因脉有形与势之因素，证有奇与正之常变，二者合参，方可准确判明病变的虚实阴阳、轻重缓急，以及病机。在接下来的该书太阳篇中，川越论述了他所强调的"脉证相属"："脉证相属言之者，是欲定其部位于兹也。何则唯以脉而不对证，则脉奚辨其部位。其要在于对证矣。唯以证而不对脉，则证奚辨其部位，其要在于对脉矣。然则脉必俟证而辨其位，证必俟脉而辨其位。脉证既辨而病位定，病位既定而治法自随焉。此即所以脉证相属言之也。"

　　这里强调了临床诊疗中，综合"脉""证"而定病位的重要性。由于"脉"与"证"都是临床表现的一部分，若仅执一端，往往难以确定病位。为此，需要探寻和分析"脉"与"证"之间的关联，相互参见，亦即重视"脉证相属"。

川越的研究与《伤寒论》辨某某脉证并治的体例是相一致的,他的特点在于重视辨脉,重视从脉象和临床表现之"证"的角度分辨病位、病势、病机等相关因素,从而指导治疗。为此,藤平健认为川越所论的"脉""证",其意蕴并非仅仅停留于对临床上表面现象的把握。

在"证"的研究方面,川越论有奇证、正证、定证、犯证、变证、兼证、主证、客证、外证、轻证等内容,而就"证"的相关因素,他对病位、病势、邪势、缓势、紧势、病机、变位等加以探讨。

例如,定证、犯证的概念,是他在对《伤寒论》有关"坏病"的条文加以引证的基础上提出的。

《伤寒论》第16条原文:"太阳病三日,已发汗,若吐,若下,若温针,仍不解者,此为坏病,桂枝不中与之也。观其脉证,知犯何逆,随证治之。"

川越衡山对此阐发如下:"坏病者,言证候犯乱,而以反对为参伍者也。观其脉证,知犯何逆,随证治之,是乃言治坏病之式例者也。夫盖虽证候犯乱,而以反对为参伍,而比观其脉证,则果足辨其犯证之出于何逆治也。既已辨之,则为弃其犯证而随其定证,则处方之意,可以得初而一耳矣。脉证之证,包定证与犯证言之。随证之证,但斥定证言之也。"

这里,川越指出"观其脉证,知犯何逆,随证治之"句中前后出现的2个"证"字,含义有所不同:"脉证之证,包定证与犯证言之。随证之证,但斥定证言之也。"从其文义看,所谓"定证",是指原有固定之"证";而"犯证"则为坏病时出现的特有临床表现。"定证"与"犯证"概念的提出,更充实了人们对于"证"的认识。对坏病的如此理解,也可谓之入细。

以上,对川越的脉证研究进行了分析。篇幅所限,恕难详述。此外,古方派在"证"的理论研究方面,还涉及腹诊与"腹证"的内容。

五、汉方的腹诊与"腹证"研究

多纪元坚汇编日本腹诊诸论,而成《诊病奇侅》。其中有橘玄悦语论及腹诊的文献和理论,源头在《素问·刺禁论》与《难经·八难》《难经·十六难》的篇章之中。

(一)日本的腹诊源流

在回顾和考察汉方医学形成之前的半井家医术时,我们曾谈到日本的腹诊文献源流。一般认为,以曲直濑道三所著《百腹图说》和《五十腹图说》为最古。不过,上述两部抄本的作者是否为曲直濑道三,尚难定论。生活于16世纪的曲直濑道三,并未在其他文献中言及腹诊内容。

江户末期名医浅田宗伯考证腹诊时认为:临病而按腹,始见于《难经·四十八难》杨玄操和丁德用注。中国近来不传,诊脉而不及腹。日本始言此者,在200年前,一是北山寿安,受自闽医之学者;二是森中虚,乃学自太原人五云子。二子或得其传,而中国反失之。其后,日本研究斯技者,另辟门径,陆续唱和。

北山寿安,即北山友松子(?—1701),生于长崎,后世派医家。其父通医，为中国人马荣宇，其师有闽僧化林和《万病回春》作者龚廷贤的弟子戴曼公。

由此看来，不唯《黄帝内经》《难经》之文献有载，日本江户时代兴起的腹诊，最初是由中国民间直接传去的可能性极大。但是，中国历代未留下此类著作，是为未解之疑。

中医诊断强调望、闻、问、切，四诊合参，日本汉方则重视脉、腹、舌、证（外证）的综合运用。这里的外证，是与脉证、腹证、舌证相平行的其他一些反映于体表的临床表现。

为什么腹诊发达于日本而非中国？至今讨论多多。在中国，"上工守神，下工守形"的形而上学理念影响，及"男女授受不亲"的礼教思想束缚，应是重要因素。

日本最初研究腹诊者中，多有从事按摩、针灸者，或在业医发迹之前不得不以按摩糊口者。他们由日常对腹部的揣摩研究而体验出腹诊意义，遂逐步将其体系化，留下近百部有关腹诊的著述。

概观日本腹诊文献内容，大致可以分为这样 3 个系统：①以《黄帝内经》《难经》为主体，所谓《难经》系腹诊著作。②以《伤寒杂病论》为主体，所谓《伤寒论》系腹诊著作。③上述二系统折衷，所谓折衷系腹诊著作。

由此可见，日本的腹诊存在各家学说，其内容、方法、见解等并非统一。在众多腹诊研究中，对当时以及后来有强烈影响的，首推吉益东洞之论。

东洞强调，腹是生之本，故百病以此为根。诊病必须候腹。在诸种诊法中，他强调应先腹而不先脉，先腹而不先证（外证）。也就是说，东洞是独重腹诊及其所见"腹证"的。由于东洞流的"腹证"，是以处方名称命名的，于是在很大程度上，"腹证"也就等同于"方证"。这一做法所带来的结果是导致汉方医学界的一些人从此忽略问诊或脉诊、舌诊等，独重腹诊，以"腹证"而定治方。

笔者曾经先后在日本的多家医疗机构长期参与临床研究，对腹诊的运用也有所体验。认为腹诊对于"证"的把握确实具有一定参考价值。然而，由于日本的腹诊理论存在各家学说，对同一腹诊所见，各家的解释有时不尽相同；对同一方剂所适用的"腹证"，也有所述要点不一的情况。为此，笔者对独重腹诊而确定方药的古方派"诊断即治疗"的诊疗模式，一直感觉有悬疑未解。

（二）"胸胁苦满"与柴胡剂的应用

以小柴胡汤为代表的柴胡剂之临床应用为例，在江户时代的日本，柴胡剂应用得非常频繁和广泛。有日本学者发现，那时在一些日本医家的处方里，柴胡剂处方就已超过总处方量的1/3。考察相关背景，首先与吉益东洞以来，柴胡剂在日本主要依据腹诊的"胸胁苦满"之"腹证"指征而应用的诊疗方式相关；其次与日本地域狭小、人口密度高的生活环境所引起的七情内郁的高发病率相关。

吉益东洞在《药征》中谈到，《本草纲目》论柴胡时，每每以往来寒热为其主治。而引起往来寒热症状的疾病，则以疟疾为剧。然而对于疟疾的往来寒热，有用柴胡获效者，亦有用柴胡无效者。以此查证仲景之书，则发现其用柴胡未有不见胸胁苦满之证者。所以，东洞认为若无胸胁苦满之证，则用柴胡无效；柴胡的主证不在往来寒热，而在胸胁苦满。柴胡的"药证"也由此而被东洞归结为"主治胸胁苦满，兼治往来寒热，腹中痛，黄疸"。从此，在汉方医学界胸胁苦满就与柴胡以及以柴胡为主药的柴胡剂，建立起密不可分的对应关联。

说到"胸胁苦满"，在中国属于"苦于胸胁痞满"的自觉症状；然而在吉益东洞以来的汉方医学诊断中，"胸胁苦满"成为医生通过"腹诊"所了解的客观症状或体征。亦即是否存在"胸胁苦满"，在日本并非由患者的主观感受说了算，而是以医生手下的感觉与判断为主。

昭和时代折衷派浅田流的代表人物细野史郎先生，在 1969 年日本生药学会上的演讲中指出：所谓"胸胁苦满"，是指胸部或者侧胸部（季肋部）的充塞、堵闷以及重压之感。在《伤寒论》中，有胸胁苦满、胸胁痛、胸满、胁下痛、胁下满痛、胁痛、胸痛、心下满、心下急等类似表述，提示其为自觉症状；与此同时，也以胸胁苦满、心下痞硬、胁下痞硬、胁下硬满等用语，提示其作为他觉症状。所以，"胸胁苦满"既是自觉症状，也是他觉症状。

从 1987 年开始受聘为上海中医药大学名誉教授的藤平健，曾经与中方就腹诊进行共同研究。他在平成三年（1991 年）出版的《汉方腹诊讲座》一书中介绍："所谓胸胁，是指肋骨弓下。如果这一部位出现自觉的堵闷感或者他觉的抵抗感以及压痛，就是胸胁苦满的腹候。不过，作为自觉症状的胸胁苦满不多，其存在几乎都是经由'他觉'检出而发现。"

关于检查胸胁苦满的要领，细野史郎先生指出：该指征最易于出现的部位在于乳房的乳头与肚脐之间连线上，与肋骨弓交叉点的正下方，将食指、中指、无名指三指或者食指与中指二指并拢，沿着胸廓壁自下而上，朝向乳头方向触诊，将手指放在胸壁肋缘之下并施压，体会手下腹壁的紧张度（腹力、抵抗感）并观察患者的反应来加以判断。

按藤平的解释，所谓"抵抗感"，是检查者指下所感受到的抵抗。如果医者手指难以按入肋缘之下，就是存在着抵抗，还可以通过同时按压左右两侧进行对比。如果对存在抵抗的局部进一步施压，患者就会有苦闷或疼痛的感觉。

秋叶哲生认为：如果从西医学来理解，"胸胁苦满"所反映的主要是临近横膈膜的胸廓内或者腹腔内的病变。若按《伤寒论》的理论体系理解，则见于少阳病。柴胡剂里的君药柴胡，具有和解少阳以及疏通肝气的作用，现代药理学研究证实，柴胡具有抗炎症与缓和精神紧张的功效。

在柴胡剂的众多适应证（药证或方证）中，按照藤平先生经验，凡外感病见有往来寒热或内伤病见有胸胁苦满，就可应用以小柴胡汤为代表的柴胡剂。不过，在日本的现代临床中，比起外感所致的少阳病，柴胡剂更多地是被用于内伤杂病。

对"胸胁苦满"或其他"腹候"（腹证）的轻重程度判断，按腹诊时局部所呈现出的紧张度（腹力、抵抗感），而可分为从强到弱的若干虚实等级，下表可以作为一个参考。

表4-4　腹诊的腹力程度分类及常用方

虚/实	腹力记载法	药方
强实证	强实	大承气汤

（续表）

虚/实	腹力记载法	药方
实证	实	柴胡加芒硝汤
中等度偏实证	中等度偏实	大柴胡汤
稍强于中等度的实证	稍强于中等度的实	桃核承气汤
中等度的实证	腹力中等度	小柴胡汤
虚实间证	仅次于中等度之软	柴胡桂枝汤
虚证	比中等度稍软	柴胡桂枝干姜汤
比较明显的虚证	软	人参汤（理中汤）
极虚证	软弱无力	四逆汤

出处：藤平健. 汉方腹诊讲座［M］. 东京：绿书房. 1991

　　与此相应，对于与胸胁苦满相关的腹力，目前常用有强、稍强、中等、稍弱、弱这样 5 个不同等级的区分。如此等级也分别作为柴胡类方中最为常用的大柴胡汤、柴胡加龙骨牡蛎汤、小柴胡汤、柴胡桂枝汤、柴胡桂枝干姜汤这一系列方的腹证（方证）指征。比较而言，大柴胡汤的适应证是明显的实证，而柴胡桂枝干姜汤所对应的则属于虚证，小柴胡汤属于“中等度的实证”。

　　这里需要注意的是，依据腹力而论的“虚实”，是日本汉方按照体力（包括腹力、腹肌抵抗力在内）的强弱来划分的，类似于脉诊中以脉力强弱而论的虚实。

　　胸胁苦满是否属于柴胡剂适应证里的必见证（症、征），或者见到胸胁苦满是否就一定要应用柴胡剂呢？其实未必。藤平健认为，胸胁苦满可由胸腹腔内多个脏器的问题引起，出现率极高，其中呈现为柴胡剂之证的比例也非常高。而这正是即使在自认为健康者的身上，通过腹诊亦能发现极高比例的胸胁苦满所见的理由。

　　学宗古方派的医师杵渊彰认为：一般而言，胸胁苦满可以说是柴胡剂中实证患者的必见指征。比如大柴胡汤证多见两侧季肋部（右侧更为明显）的胸胁苦满，而在柴胡加龙骨牡蛎汤、四逆散、小柴胡汤等的适应证中，一般仅见右侧的胸胁苦满。

　　柴胡桂枝汤的应用指征中，也几乎都能见到腹诊的胸胁苦满。而胸胁苦满在柴胡桂枝干姜汤证中较少见，以至于有时难以判断。同样可归于柴胡类方的抑肝散、加味归脾汤、加味逍遥散等的适应证，可见有胸胁苦满的腹证者居多，不过在用腹诊无法判定胸胁苦满是否存在时，用之也往往有效。此外，在应用仅含有少量柴胡的补中益气汤时，一般就不会在意胸胁苦满是否存在。

　　另一方面，尽管在见到胸胁苦满的腹证时，治疗选用柴胡剂已成为汉方医学界的常规，但其实也并不是非用柴胡剂不可的。杵渊彰医师述及他追随山田光胤（大塚敬节的女婿）学习时，山田曾经教示他，自己因在幼年时代患病的原因，多年来一直具有胸胁苦满的腹诊表现。如此一直具有胸胁苦满的人也是有的，柴胡剂并非一定就属于他们的适用方药。

　　藤平健先生提到，即使在许多健康者身上，也常能见到胸胁苦满的症状。这样的人如果因感冒而表现出头痛、恶寒、发热、项强、无汗，脉象与腹诊均显示相当有力，竟或再见到中等度的心下痞硬或胸胁苦满时，该如何处方以治呢？是仅仅使用葛根汤即可，还是需要用葛根汤与小柴胡汤的合方？

　　其答案是仅用葛根汤就可以了。藤平氏认为在并病状态下的治疗，应该秉承先表后里、先急后缓、急则治标的传统理论和原则。

与此同时，据藤平健介绍，见于急性外感病的胸胁苦满之腹诊征象，大抵会伴随着少阳病的入里、出表或治愈而旋即消失。然而据他的临床经验，在慢性病时应用柴胡剂虽然其他诸种症状都可消失，但尚未见过腹证完全消失的病例。

此外，大塚敬节先生曾就柴胡桂枝汤发表论文，列举了未见胸胁苦满的腹证患者而使用柴胡桂枝汤见效的案例。诸如此类，表明胸胁苦满的腹证虽然常常与柴胡剂联系到一起，但其实二者的关系并非总是被绑定在一起的，临床上需要对具体问题加以具体分析。

笔者不敏，尽管临床出身于消化内科，一直重视腹部诊察，但最初由胸胁苦满开始接触汉方医学的腹诊以及腹证时，面对上述日本医家的诸多论述，曾经是一头雾水，感觉难以适从。而今的体会是：在诊疗中腹诊确实值得依据，有时它在选方用药时可以成为重要的参考指标。不过，与舌诊或脉诊类似，如果仅凭腹诊信息定夺方剂，有时未必能够精准或稳妥。这是因为，腹诊以经验为主，对其"术"的见解常常会因人而异。为此，我们就腹诊在诊疗中的价值与地位，还需要审慎、冷静与客观地加以深入的认识和探讨，在运用的实践中不断积累经验并加以总结。

（三）仅凭腹诊不问寒热的局限性

关于腹诊应用，笔者记忆犹新的是，20世纪90年代之初，我赴日留学未久，在一家临近东京的汉方医院，与一位曾经在某研究所师从过藤平健先生的日本医师 S 进行过临床合作研究。这位 S 医师每每以腹诊决定处方，我们一起遇到了下面的患者。

医案1 腹痛、腹泻反复发作案

〔患者〕男性，50余岁，体型肥胖。

〔主诉〕腹痛、腹泻反复发作多年，加重近1个月。

〔病史〕患者嗜酒，平素繁忙，且饮食不节。多年以来腹痛、腹泻的反复发作每每与劳碌或饮食不适相关。2周前因天热过饮冰镇啤酒而病情复发，S医师经腹诊后确定是"椒梅汤证"。他翻检日本的药局方手册，给患者开了椒梅汤原方的汤药。不过服药后2周，病情未见好转，腹痛、腹泻反而加重，每天腹泻3~5次，泻前腹痛难耐。S医师遂请笔者提供诊疗建议。

〔症状〕时值盛夏，笔者细询患者的痛泻特点，得知其泻前腹部绞痛，便下色黄稀烂、臭秽，黏滞不爽。泻后腹痛减缓，但移时复作。自觉口苦口黏，口干而不欲饮。颜面潮红，多汗，表情焦躁，口臭明显。查腹壁膨隆，腹内胀气呈鼓音，脐周肌紧张与压痛（++）。

〔舌脉〕舌红，苔厚黑褐而水滑、垢腻。脉弦滑数有力。

〔辨证〕四诊合参，证属阳明湿热、肝脾失和。对照此前S医师使用的椒梅汤（乌梅、山椒、槟榔、枳实、木香、砂仁、香附、厚朴、桂皮、川楝子、甘草、干姜），一派辛温用药。该方以热治热，显然方证不符。

〔治疗〕改用清化湿热、通腑去浊的通因通用之法，配合缓急止痛。方选三黄泻心汤合金铃子散、芍药甘草汤，汤剂水煎服。

〔处方〕酒大黄2g 黄连3g 黄芩5g 延胡索5g 川楝子3g 赤白芍各5g 生甘草3g

〔复诊〕1周后，患者来诉上药服后，最初两天便次增加，便下臭秽。其后便次渐少，腹痛减轻，排便爽畅。目前大便日2次，溏软但已近成形，阵作的腹痛大致已消。查颜面潮红与口臭以及腹部胀气均已减轻，舌红略减，舌苔变薄而呈淡黄褐腻，脉弦滑有力。

〔治疗〕病以阳明湿热为主，上方去大黄，易为葛根。方以葛根芩连汤为主，继续调治。

〔评按〕S医师按照"方证相对"的诊疗方法论，最初仅凭腹诊而选用了明代龚廷贤所著《万病回春》之中的"椒梅汤"原方。这首在日本被视为"后世方"的方剂，实为乌梅丸的变方，原本用于蛔虫所致的腹痛病症。那么，在日本汉方医学看来，椒梅汤的"腹证"要点是什么呢？

查看日本《一般用汉方制剂制造贩卖承认基准》，涉及椒梅汤的应用，仅寥寥写着"无论体力如何，均可使用"一句。由此汉方医学所谓体力的"虚实"，而推及"腹力"的"虚实"，上段文字应该是在提示椒梅汤乃泛用之方，无须考虑患者腹证的虚实。所以，以笔者之见，S医师不过是在参考虫证所致腹痛的特点并排除了西医外科急腹症之可能性后，选用了椒梅汤的。而S医师无视其他诊法与辨证，不论虚与实，也未顾及寒与热，应用原方，不事加减，因此就出现了开始时以热治热的火上浇油之误治。其思路与做法，显然与中医学所重视的四诊合参、八纲辨证等诊疗原则大相径庭。

为什么S医师会无视证与方药的寒热区分呢？我当时感觉不可思议。其后在探讨与中医学似是而非的日本汉方医学的过程中才逐步理解，他应该是深受东洞流古方派学说的影响。一方面，因为吉益东洞认为，药物的引经报使与寒热、补益功效，以及药性与脏腑之论，均属妄言，仲景均未言之。例如东洞在《药征》中所归结的人参"药证"，是治心下痞硬，而无关温补；石膏的"药证"则是主治烦渴，无关清热。总之，东洞认为"仲景氏之用药，不以其性之寒热也"。

另一方面，椒梅汤并非经方，是日本后世派才常用的"时方"（日本称为"后世方"），其腹诊之腹证研究尚未完备，也是情有可原。但也正因为如此，如果仅凭借没有完备的腹诊与腹证，就无视或滥用传统中医学以及汉方医学的其他诊法和诊疗原则，笔者认为并不可取。

由此可见，日本汉方的腹诊体系，还有待进一步的发展和完善；而"腹证"与治疗方药之间诊疗关系的研究，也大有深化的空间。

细心的读者或许还会留心到，在以上案例中笔者处方的用量，要比中国的一般常用量少。那时我刚到日本，该处方也是我第一次为日本患者提供建议的汤药方。对方中黄芩、延胡索、川楝子、赤白芍的用量，笔者原本都用了10克。然而作为院长的S医师拿着金额令人有些吃惊的药费划价单找我说，如果按照中国所使用的一般药量，自费服用汤药的日本患者就会难以负担药费。对照S医师最初的椒梅汤处方，其每味药的药量不过在1~3克。所以，即使笔者修改后的药量，在日本也已经属于大剂量了。

近年来，循证医学的理念席卷了包括针灸、汉方与中医学在内的国际上诸多国家或地区的传统医学界。日本汉方医学界对于腹诊以及"腹证"，也进行了许多有关循证医学的研究探索。其中，寺泽捷年 2016 年出版的《汉方腹诊考——症候出现的机理》一书尤为引人注目。

出自千叶古方派藤平健、小仓重成门下的寺泽氏，倡导"和汉诊疗学"多年。他先后在富山大学和千叶大学任教授，并担任过日本东洋医学会会长、东亚医学协会理事长。其论著甚多，主要著作有《从病例学习和汉诊疗学》《和汉诊疗学·新型汉方》《EBM 汉方》《吉益东洞的研究》等。在日本，有人标榜他为正统的吉益东洞第 8 代传人。

《汉方腹诊考——症候出现的机理》一书，发挥了作者出身于神经内科专业的特长，对于古往今来所传承的各种腹部症状的发生机理，充分运用神经解剖生理学以及 MRI、CT、超声波等现代图像检查技术来加以阐释。2017 年，寺泽捷年关于腹证的主要研究成果获得全国日本学士会文化与社会部门的学术奖。

2019 年，帝京平成大学药学部的铃木达彦副教授，因出版《腹诊的循证依据（江户版）》一书受到汉方医界好评，并获得该年度日本东洋医学会奖励奖。

尽管从江户时代中期以来，腹诊在日本的临床上被广泛应用，然而至今尚未对各种腹诊内容以及循证依据加以体系化的整理，其中许多有价值的经验也尚未在现代临床上加以传承。作者基于这一现实，着重就目前临床上频繁应用，在日本适用于医保体系的医疗用汉方处方（共计 148 方）的腹诊内容，网罗和汇编江户时代的文献，并与现代研究加以对照。日本汉方医学界认为，该腹诊成果对于今后汉方方剂的应用有望发挥良好的参考作用。

以上是寺泽氏与铃木氏近年来对腹诊结合现代循证医学理念的研究和总结，显示出日本汉方医学界在此领域的新动向。

下面准备通过一些临床实例，探讨古方派于实际诊疗中研究"证"的特点以及他们的方法和思路。同时继续探讨他们有关"证"的一些理论研究内容。

第三节 古方派的临床研究

以《伤寒论》的方药应用为主要特点的古方派临床研究，因医家之不同而临床观点多种多样，临床思维与经验也各具特点。兹从其中选取具有代表性的医家案例若干，而加以探析。

一、"贵阳抑阴"的名古屋玄医

倡言"万病一寒"，主张重视《伤寒论》，强调"贵阳抑阴"的名古屋玄医，对于被称为"群方之祖"的桂枝汤尤其欣赏。因为该方中的桂枝与生姜辛甘化阳，正与其学术理念相合。此外，喜用热药补阳，也是他的一个特点。

医案1 活用桂枝汤

〔患者〕一男子，20余岁。

〔症状〕始感风寒，头痛、发热、咳嗽、食味不进、盗汗如浴。众医谓危症，惧而不治。予诊之。

〔脉象〕浮滑。

〔分析〕此阳气和，不治可愈。

〔处方〕用小建中汤加干姜三帖，愈。

〔评按〕此案例出自名古屋玄医的《医学愚得》一书。玄医原本学自后世派门下，相传其师为曲直濑玄朔的弟子。"玄医"之名，其由来也同冈本玄冶等玄朔门生一样，是"道三流"后世派的标志。尽管名古屋玄医因重视《伤寒论》研究而被后世称为古方派的鼻祖，尽管其学术观点在后期有所转变，晚年提出过"不问病因之阴阳，唯就见症而施治"（见《丹水家训》）的主张，但从他的一生整体来看，他重视《黄帝内经》《难经》理论研究的观点和"察证辨治"的诊疗风格，与后世派并无二致。为此，下面对他的相关医案试从中医学角度加以解析。

小建中汤由桂枝汤倍芍药加饴糖组成，可以看作桂枝汤或桂枝加芍药汤的加味方。桂枝汤主要见于太阳病篇，桂枝加芍药汤见于太阴病篇，而小建中汤在《伤寒论》中被列于小柴胡汤的兼变证中，于《金匮要略》里则被视为虚劳的处方之一。

因方中芍药和饴糖量大，故一般认为小建中汤已经由桂枝汤的解表，而转变为健脾和中之剂。若按目前对于小建中汤功效与适应证的一般认识来分析，其具有温中健脾、缓急止痛、调和阴阳的作用，主治为腹中急痛或心中悸而烦。吉益东洞在《方极》中也认为："小建中汤，治里急，腹皮拘急，乃急痛者。"

但是，名古屋玄医在本案中，却将和中缓急为主的小建中汤用于太阳病和太阴病同见，而以"盗汗如浴"为主证的患者之治疗中。小建中汤里重用饴糖配芍药和甘草、大枣，以甘缓急，酸甘化阴，合则养营益阴，以生化源。而在其中加入一味干姜，是玄医在此最为精妙之笔。由于干姜辛温，卫外温中，能走能守，它与方中原有的桂枝、生姜相配，则发挥扶阳、抑阴的功效，使整个处方表里兼顾，扶阳益卫而止汗，健脾和中并滋汗与血之源。如此，风寒所致的头痛、发热、咳嗽、食味不进、盗汗如浴诸症，均被囊括于小建中汤加干姜这一简洁处方的治疗范围之中。

以往有"自汗者多气虚，盗汗者多阴虚"的"口诀"，然而其认识却与本病例的盗汗病机恰恰相反。名古屋玄医没有宥于一般的认识经验与结论，这表明他在本案中对于小建中汤的应用，并非以"方证相对""口诀汉方"形式，而是通过"辨证论治"进行的。他的临床观点与后世派以及今天的中医学并无显著差异，由此可见一斑。

医案2　足跟脓肿案

〔患者〕一男，50余岁。

〔主诉〕左足跟肿痛。

〔症状〕一医治之渐愈，半载后亦肿起如前。终溃破而脓水如涌。数医交治不应。一身倦怠，饮食不进，乱梦，盗汗，不安席褥，求于予治。

〔脉象〕诊之沉迟而弱。

〔处方〕八味丸料，加人参、黄芪。

〔余谈〕或曰：玄医之用方专事补剂，岂不偏乎？春抱曰：夫足跟乃督脉发源之处，肾经所过之地。与本案病类同者，不滋补其化源，子用何剂治之乎？丹水之治尤精矣，犹如穿壁漆柱，甚悬隔也。

〔评按〕就本例左足跟部慢性溃疡，名古屋玄医处以八味地黄丸料加人参、黄芪方（"料"指药量已定的成方）。八味地黄丸，即金匮肾气丸。对用此温补方法，编著《本邦名医类案》的下津春抱分析其理由是："足跟乃督脉发源之处，肾经所过之地。"也就是说，本例应属于肾与督脉的阳虚之证。八味地黄丸温补肾与督脉之阳，加人参、黄芪则健脾益气，托疮生肌，是为温补脾肾之方。当然，八味地黄丸乃是以三补三泻的六味地黄丸为基础的，整体来看本处方并非纯补、呆补之剂。其中茯苓、泽泻配黄芪可以渗利湿邪，有助于运脾和排脓；而牡丹皮又可与黄芪一同消痈疗疮，活血化瘀。故下津春抱赞誉名古屋玄医犹如隔墙而能漆涂其中的梁柱，技艺超绝。

前面曾经谈到，名古屋玄医的学术观点受温补学派张景岳、薛己、赵献可等人影响，他重视脾肾，强调阳气、命门火与"贵阳抑阴"的观点，本例的选方用药也有所反映。

有趣的是，在中国，明代温补学派的学说成为清末以至民国时期强调扶阳补火之火神派的滥觞。郑钦安、祝味菊、吴佩衡等名家以大剂量使用附子、干姜等温阳药为鲜明特点享誉医林，而近年来火神派在国内又有回潮；在东瀛，与日本人长期以来喝冷水、吃凉饭、进屋就脱鞋，以及年轻女性冬季也多着裙装等生活习惯有关，近些年来"寒为万病之源"的论调再次高扬，成为当年名古屋玄医倡言"万病一寒"之病因论的现代翻版。

二、专事攻毒的吉益东洞

吉益东洞的诊疗特点为："万病一毒""方证相对"说，抓"方证""药证"，通过腹诊而判别"腹证"。其"药无补益"以及于《古方便览》提出的"死生有命，自天为之……夫万病唯一毒也，能解其毒，则何病不治"等观点，从以下医案中也可以瞥见。

医案 1　东洞的瞑眩

〔患者〕一男子，年五十。

〔症状〕左半身不遂，口眼㖞斜，言语謇涩，手足不利。

〔治疗〕余此方与之（乌头附子汤：乌头二两，右以水六勺，煮取二勺，去滓内蜜四勺。煎去四勺，作桂枝汤二勺合服之。此方治腹中拘痛，手足逆冷或不仁，或身疼痛。此方切中肯綮时，可吐出二三升水，出现气绝。详审其症而用之，病根无不除者）。

〔转归〕而见吐水，极度困倦。家人惊骇。余曰：不足畏，此药之瞑眩也。后诸症尽除，而收全效。

〔评按〕对此中风患者，东洞投以乌头附子汤，并同时佐用桂枝汤。他是根据乌头附子汤"治腹中拘痛，手足逆冷或不仁，或身疼痛"的方"证"，对照患者"左半身不遂，口眼㖞斜，言语謇涩，手足不利"的病"证"，而选用此方的。另外，对于乌头和附子，在东洞著述中并无区分，凡用附子处，他也多以乌头代之。

中医学认为，乌头为祛风、通经之峻剂，治疗中风亦无不可。但是，东洞认为"此方切中肯綮时，可吐出二三升水，出现气绝"，认为其反应是"对证"了的理所当然的表现，然而我们在今天看来，则明显属于乌头中毒现象。事实上，本例患者也出现了吐水与极度困倦的表现，令其家人惊骇。而东洞强调"药弗瞑眩，厥疾弗瘳"。

药后的一切反应，包括药物的毒副作用，均属"瞑眩"，都是好转的前兆。

本案例出自六角重任笔录的《古方便览》一书。此例患者其后虽然诸症尽除，被认为是竟收全效。但是，东洞的如此治法，其身后很少有人再用。

医案 2　东洞治痘疹

〔患者〕先生令子，千之助，4 岁。

〔症状〕患痘。病候甚急。

〔治疗〕为紫丸而饮之。

〔转归〕一时虽颇奏效，但病势转迫，卒至不救。

〔患者〕后数年，其妹四岁亦患痘。

〔症状〕疮窠既密，色亦紫黑。牙咬喘鸣，不胜闷苦。

〔治疗〕先生又为紫丸而欲饮之。某族人劝谕曰：向日有人訾謷先生，谓东洞处方，无论内外，诸疾必下，以之竟杀其子。而今复下，若有不讳，恐得不慈之讥矣。东洞曰：方证相对，其毒盛而死者，是其命也。岂能拘于殷誉而变吾操守焉。遂将其药饮之。

〔转归〕诸证皆退，愈。

〔评按〕这一案例出自《建殊录》。痘者，即天花，为当时流行的传染病之一。从众多医家病案中可以看出，在江户时代，日本疟疾、伤寒、结核、霍乱、天花、麻疹、梅毒等传染病肆虐，但是缺乏强有力的治疗方法。

紫丸，是由代赭石、赤石脂、杏仁、巴豆所组成的峻下解毒剂，为东洞治疗多种疾病的常用处方之一。东洞抱着"夫万病唯一毒也，能解其毒，则何病不治"的信念而用攻毒疗法，而攻击对象是不分虚实的。

本例曾经在日本被传为美谈，言东洞胸有定见，信念坚笃。然而，笔者则认为，此案也反映出东洞固执、蛮勇的特点。当然，否定了几乎所有传统医学理论的东洞，除"方证相对"和"以毒攻毒"之外，难寻他法也是自然的。

三、受攻毒思想影响的吉益南涯

医案 1　持续用大柴胡汤治腹痛

〔患者〕岛之内人周藏者。

〔主诉〕患腹痛，或时忧惨愤懑。

〔症状〕如此数年也，来谒求治。先生诊之，疾在胸胁，且心下有物，几如将成块者。按之痛，身体羸瘦，面如菜色，大便硬，饮食减半。先生与大柴胡汤。服岁余，病稍退，以故停药。居半岁，病复发，彼心下之毒果成块，其大如瓜，硬且满。病者苦而喜怒之状恰如狂，他医治之无效，复迎先生。因又服前方，兼用芍药散，服可三月，大下臭秽，病愈。

〔评按〕此案出自《续建殊录》。吉益南涯在"证"的研究方面，所遗留下来的众多著作内容影响至今。他所处的地位，决定了他复杂的个性。一方面他要继承家学，包括坚持其父东洞的一些偏颇论点；另一方面，他又必须出新和发展，如此才可能在日本医界继续占据核心地位。

对于本例患者，吉益南涯或许是根据"疾在胸胁，且心下有物""大便硬，饮食减半"以及"病者苦而喜怒之状恰如狂"等见"证"（症），判断属于少阳与阳明合病。进而参考"按之心下满痛者，此为实也，当下之，宜大柴胡汤"（《金匮要略·腹满寒疝宿食病》）之仲景所论，以"方证相对"的思路和方法而选定大柴胡汤作为主方。

从中医学立场上考察，本患者虽然临床表现上虚实兼夹，但是少阳与阳明合病是其病变的核心，选大柴胡汤作为主方也是恰如其分的。只是连"服岁余"，持续攻下，不顾其虚的做法，一般看来还是非同寻常的。

吉益东洞认为，药物治病，有攻无补；所谓补益，则有赖于食养。南涯所治本案，尽管患者表现有明显虚象，但他依然一以攻击而取效。由此显示出其父子在学术思想与临床技术上的延续性。

四、随机应变的原南阳

原南阳（1753—1820），名克昌，字子柔，通称玄屿，号原阳。水户（关东茨城县）出身，幼时即与任藩医的父亲死别，及长游学京都，师从山胁东洋之子东门，学习本道（内科）。又随名医贺川玄悦学习产科，后为水户藩医。从其师承关系而言，也有人将他划归于折衷派。与原南阳同时代而活跃的医家有京都的和田东郭、中神琴溪，南总（千叶）的津田玄仙，江户的片仓鹤陵等人。

原南阳著有《丛桂亭医事小言》《丛桂偶记》《经穴汇解》《寄奇方记》等书。

　　其特点是重视《伤寒论》原著，强调脉诊和腹证。下面分析他《丛桂亭医事小言》中的两则医案。

医案 1　肢体浮肿诊治

　　〔患者〕一商人。

　　〔症状〕患疫，下之二三度虽云已愈，而余邪二三度聚致再发后，经战汗而愈。但微邪残留，余热未清，复投柴胡加大黄而渐治。日数延引，至于能食。然又通身浮肿。别无他苦，身无低热，唯感步行无力。

　　〔治疗〕与桂枝加苓术汤。

　　〔转归〕二三日后，肿消平复。

　　〔评按〕桂枝加苓术汤，是由《伤寒论》中桂枝去桂加茯苓白术汤化裁而来，日本所用术为苍术。《伤寒论》第 28 条桂枝去桂加茯苓白术汤的原文是："服桂枝汤，或下之，仍头项强痛，翕翕发热，无汗，心下满，微痛，小便不利者。"

　　本病例特点在于通身浮肿为主要症状，常出现于患疫而反复使用下法之后。从中医学角度看，治疗以大黄等清解泻热、解毒通下剂清除病毒，所以患者"日数延引，至于能食"。但是，连用苦寒泻下，脾胃亦受戕伐，中焦阳气虚损，脾运低下，故而出现通身浮肿，步行无力的脾虚湿困征象。

　　桂枝加苓术汤处方中，茯苓、苍术伍用则利水燥湿，配合桂枝汤更加强通阳化气和健脾利湿的力量，自然可以用治上述脾虚湿困的通身浮肿。这是用中医的病因病机分析导出辨证结论，并进一步分析"方证"的过程。

在原南阳之前，吉益东洞于《方极》中曾有对桂枝加术附汤和桂枝加苓术附汤的论述，此二方与桂枝加苓术汤极为接近。例如，在桂枝加术附汤条文下，东洞认为："湿家，眼目不明者，或耳聋或肉腘筋惕者，桂枝加苓术附汤主之。"

另外，东洞还指出对眼目不明者，应该配合应钟散、七宝丸或紫圆等汞剂以及峻下剂。为什么会如此应用？小山诚次在1998年成书的《颗粒汉方方剂学》中提示，这主要是对于梅毒患者的应用。

原南阳应用本方，没有以东洞等人的"方证"作为依据，似乎不是单纯的"方证相对"式应用。因为他既未加用附子而为桂枝加苓术附汤，又未减去桂枝而成桂枝去桂加苓术汤。或许原南阳感觉其"证"应介于二者之间，也未可知。其于本病例所运用的具体临床思路，似乎含有病机认识，又对病情轻重以及桂、附的"药证"有恰如其分的判断，值得进一步探讨。

医案2　葛根汤治喘案

〔患者〕一商妇。

〔症状〕每至于秋季则深苦于喘息。常行动不便，形如废人。求治于予，臂支茶几而坐。数十日不能动，睡亦此状。稍倚侧欲立则喘悸变甚。食可一碗。问知其发作时，从背至颈僵硬如板，转颈亦痛。据此前医生所劝，用过八味地黄丸数百目，其喘稍微有缓。

〔治疗〕与葛根汤。

〔转归〕五帖之后，即可站起步行，继以疗之而竟痊。

〔评按〕支气管哮喘患者，服用前医的八味地黄丸，其喘稍缓。但原南阳接诊时，依然为重症。原南阳没有见喘治喘，而是根据"其发作时，从背至颈僵硬如板，转颈亦痛"的头项强痛特点，选用葛根汤而取效。

葛根汤是由桂枝汤加葛根和麻黄而组成。见于《伤寒论·太阳病》和《金匮要略·痉病》之中。痉有刚痉、柔痉之分。刚痉者，葛根汤；柔痉者，瓜蒌桂枝汤，是为《金匮要略》的分类。"从背至颈僵硬如板，转颈亦痛"正属于上述痉病特点。

然而葛根汤中配合有古来公认的平喘药麻黄，原南阳便以葛根汤治疗上述喘而兼痉之证，结果一箭双雕。尽管葛根汤在中日两国属于常用处方，但是以之治疗哮喘的报道古今并不多见。原南阳在此的精思妙想，不但蕴涵对"方证"和"药证"的理解和把握，似乎还具有"抓主证"和"辨证论治"以及兵法上"围魏救赵"的思想。

历来对于哮喘的治疗注重发时治肺，缓时治肾。亦即"急则治标，缓则治本"。在原南阳之前给患者看病的医生，以图本缓治而用八味地黄丸，但功效不大，表明当时病情并不是以肾虚为主。而本案"喘"与"痉"之间，如从现代病理学和药理学上考虑，可能是具有密切关联的。"从背至颈僵硬如板，转颈亦痛"，是由体表肩颈背部横纹肌痉挛所致。哮喘则起于支气管平滑肌的痉挛，亦即痉挛为导致哮喘的原因之一。如此说来，则痉为本，喘为标矣。推想含有葛根和麻黄的葛根汤，葛根可缓解体表横纹肌痉挛，麻黄可缓解支气管平滑肌痉挛，二药合用则达到同时缓解身体内外肌肉痉挛的状态，并进而缓解了哮喘。这是根据西医学病理和药理对传统方药的功效以及"方证"与"药证"所进行的解释。

五、引入温病证治的尾台榕堂

安井广迪先生 1990 年在《现代东洋医学》杂志上发表了《中医学与汉方医学的异同》一文，认为对现在的日本汉方影响最大的两位医家，分别是活跃于江户幕府末期的尾台榕堂和浅田宗伯，二人并称为江户末期两大名医。尾台也被认为是吉益东洞最忠实的私淑弟子，他著有《类聚方案广义》，对于古方运用的解说，成为现在日本汉方的范本之一。他毕生致力于《伤寒论》《金匮要略》处方的应用研究，在《方伎杂志》中自述："余五十年来仅用仲景方，故对古方已如日常茶饭。无论患者如何，应以仲景方而无窘塞之事，亦无阙乏之事。"

但是，实际考察尾台榕堂的著作与临床，可以发现，他的学术思想不仅局限于东洞流的影响；他所运用的方药，也不仅仅是《伤寒杂病论》的内容。兹择其《井观医言》里的 3 则医案，以观特色。

医案 1　治热疫案

〔患者〕金泽丹后弟常二郎。

〔症状〕患疫，延医调治不愈，邪势益进。至第七日，请予治。诊之，大热大渴，眼中如火，腹满便秘，烦躁谵语，脉洪数，昼夜不少眠。

〔治疗〕乃与白虎汤加黄连五贴，至夜以调胃承气汤下之三行。

〔转归〕至翌日，病势益剧，裸体狂走门外，家人错愕来请。至则缚其四肢，不得起立，转倒号叫，声动四邻。于是作大承气汤连进。下热臭秽物七八行，困惫如死状。

旁人惊骇，狼狈不止，予制之。曰：勿惊。明日必见佳候。此夜热大减，困顿就眠。

至晓求冷水，尽三碗；少焉又请食，啜稀粥二碗，精神顿爽，如梦觉。举家大悦。

乃转大柴胡汤，大便日二三行，饮食渐加，诸症随退。月余全复故。

〔余谈〕斯人尝患霉疮，余毒缠绕。每时令变更，苦患错起。自是宿毒一扫，终为壮丈夫矣。张长沙法方之神，可仰可贵如此。

〔评按〕对于热疫患者，尾台榕堂根据病情变化，随证治之，连续转方，从白虎汤加黄连，到调胃承气汤，又以大承气汤连进，最后转用大柴胡汤。一路拼杀，主要集中于祛阳明之邪。以通腑泻热，釜底抽薪而为治，识"证"准而用药狠。其处方投药，可谓痛快淋漓。从承气汤到大柴胡汤通腑泻热的应用，既针对表现为胃肠热盛以及精神错乱的阳明腑实热毒证，又兼顾患者的痼疾梅毒，可谓一石双鸟。

医案 2　伤寒证治

〔患者〕吉田敬藏妇，患伤寒。

〔症状〕过七八日，始诊之。其证胁腹微满，心下坚，舌苔微黑，口燥咽干，身热如蒸。心胸烦闷，一身悉重，难自转侧。脉滑而数。

〔治疗〕先投小承气汤，下利日三四行，腹满诸证少退。因转大柴胡汤，间服柴胡清燥汤。

〔转归〕前后月余，诸证愈。

〔评按〕柴胡清燥汤，方出吴又可《温疫论·战汗》，由柴胡、黄芩、陈皮、花粉、知母、甘草、姜、枣组成。

《温疫论》当时在日本受到重视，有关其研究著作多达数十册。可惜因其后明治维新的医事制度变革，日本有关温病的研究未能深入下去。

古方派里如尾台榕堂者亦用之，表明他对于《伤寒论》以外的内容并不是一概排斥。

医案3　过汗聋悸之治

〔患者〕信浓商山川总右卫门。

〔症状〕季冬得风，发热恶寒，脉浮数。一医大发其汗，津液越出。神思恍惚，胸中悸，不得少眠。两耳聋闭，脉浮弱。四肢疼，胃中干燥，欲饮水，舌上微黄。

〔治疗〕余与柴胡清燥汤，时以大柴胡汤通大便。

〔转归〕凡如此者二十余日，复故。时年五十余岁也。

〔评按〕吉益东洞一派，极言药无补法，故临床用攻者多。从东洞本人的医案中可以看到，往往有过激伤正者。

而《温疫论》的柴胡清燥汤，和解少阳，益胃滋阴，顾护胃气与阴液。另外，还可见到尾台榕堂应用《温疫论》里的柴胡养荣汤以及黄芪建中汤和阿胶。表明他注意到疗治温病以及阴伤患者时，必须顾护阴液，应用补益滋养方法；同时还表明，他并非所言的那样，临床上仅用《伤寒论》方，对于温病学理论他也已经开始加以重视。这是时代发展的要求和必然结果。

第四节　小　结

江户时代中期兴起的汉方古方派，其最大特点是热衷于《伤寒论》证治的研究。本书择其中有关挈因命证、方证、腹证以及吉益南涯关于"证"的论述，川越衡山的"脉证"和历来被日本强调却未引起中国医界重视的有关内外之病位研究进行了探讨。

中西深斋提出的"挈因命证"，是以病因来统括和把握病证。古方派的病因学说以名古屋玄医的"万病一寒说"、后藤艮山的"一气留滞说"、吉益东洞的"万病一毒说"最具有代表性。这三者的共同特点是企图将复杂多样的临床病证，统归于一元化的病因来解释和把握。但是这三人并无深究病因的意图，实际上他们根本就放弃了对病因的认识。一元化病因并非为"辨证求因"或"审因论证"服务，只不过是作为自己学术观点的证据，即贵阳抑阴、顺气祛疾、以毒攻毒。

古方派的先驱者之一后藤艮山，并未留下他对于《伤寒论》积极研究的痕迹，但是他学术上排斥金元医学理论的观点是鲜明的。

吉益东洞不仅否定金元医学，还否定几乎所有中医学理论。他强调"方证相对"与峻泻排毒而不及其余；其子南涯提出气血水说，并重新定义"证"与"虚实"等基本概念，出发点是出于临床需要且补救其父所造成的学术理论上的荒芜。

东洞及其弟子中西深斋对"证"定义为见于体表的疾病外候，而南涯认为"证"有推显以知隐的意义，并不局限于体表见证；东洞的虚实定义尚本"邪气盛则实，精气夺则虚"之说，而南涯认为虚实均以精气言之。日本现在对于"证"以及虚实的理解，颇受南涯的影响。此外，南涯还对"剧易异证""顺逆同证""同证异治"等进行阐发。他提出病位之内外与表里有所不同的观点，一直被日本医家重视。

东洞首次明确提出"方证相对"的诊疗原则。他的"方证相对"不论病因，仅据体表见证，尤其重视腹诊和腹证。在此基础上，东洞又在《药征》中论"药证"，南涯则又有《气血水药征》。究其源流，争议至今。

对于日本汉方医学所重视的腹诊，来源至今众说不一。不过，自吉益东洞以来，其所倡导的诊断独重腹诊、腹证就等于"方证相对"诊疗模式，逐步成为古方派的特点，进而也成为整个日本汉方医学诊疗方式之中的特色所在。以在日本大多要以腹诊来判断的"胸胁苦满"这一腹证与柴胡剂之间的关系为例，其中存在不少似是而非或者难以一概而论的问题。另外，还通过一例仅凭腹诊而舍弃"四诊合参"、无视寒热等八纲辨证之诊断原则的医案，提示腹诊的腹证尽管对于选方用药具有参考作用，然而如果仅用腹诊，就如中医仅凭脉诊一样，有可能会影响到诊疗的精准性与稳妥性。

在大多重视腹诊的古方派医家之中，川越衡山的观点较为引人注目，即强调"脉证相属"，详论"脉证"与病因、病机、病势、病位以及病证的奇正主客、轻重缓急关系。

有关古方派的临床研究，从选取的医案可印证，名古屋玄医重视温补以贵阳抑阴；吉益东洞力倡"方证相对"和峻泻排毒而不及其余；原南阳则善用经方且思路灵活，手法多样；江户末期的尾台榕堂则善随证治之。此外，尾台开始接受温病学说，他使用《温疫论》中的滋阴护正方药，而并非像东洞那样一味攻击。

由以上可见，江户时期致力于《伤寒论》证治研究的所谓古方派医家们的学术观点，实际上是多种多样的，他们在有关"证"的研究领域，也为我们留下了许多可供探讨的课题与可供借鉴的遗产。

第五章

考证派和折衷派的病证学研究
——尚实博采的文献与临床求索

18 世纪中期至 19 世纪中期，是折衷派和考证派在日本医坛上活跃的时期。根据前文提示的安西安周划分汉方学派的方法：后世派重视《黄帝内经》理论，主要运用宋以来新方；古方派取法《伤寒论》而主要运用伤寒古方；折衷派以《伤寒论》学术为核心，同时辅之以《黄帝内经》理论以及后世新方；考证派对《黄帝内经》和《伤寒论》理论同样重视，在临床运用上也是广收博采，于古方或新方之间并无主观上的拘泥或偏重。

从上面的划分我们可以看出，折衷派与考证派的宗旨均在于博采众长、折衷求是。面对金元医学和《伤寒论》理论引入之后，汉方医学由后世派的"察证辨治""口诀汉方"，走向古方派轻视理论以及"方证相对"诊疗的历程，当时的医学界面对着理论荒废的混乱局面。特别是在吉益东洞活跃的时代，古方派与后世派之间因门户之见而严重对立。于是，以江户幕府的官办医学馆为中心，试图将不同流派的医论和诊疗特点加以合理的兼收并蓄，以补偏救弊的折衷派就应运而生了。兼之西洋医学的涌入，以及长期以来中日两国众多医学研究成果和经验的积蓄，为适应时代的要求，对学术内容和体系加以进一步的整理和创新，在当时也刻不容缓。

由于折衷派和考证派二者的研究内容互补，而学术观点又颇为接近，具有密切的关联，以至于当时一些理论和临床并重的医家，在后来常常被划归于这两个流派之中，甚或也有将二者作为一个流派看待的。不过，作为一般共识，考证派的成就主要体现在文献研究领域，而折衷派的特点则更多地表现于临床诊疗上。

本章对上述二者采取了相互参照和比较中加以考察的方法，以便更简洁、直观地把握二者的特点和相互联系。在此首先就包括折衷派和考证派在内的汉方医学各流派之由来和特点，借用矢数道明先生《近世汉方医学史》中的下列图表加以说明。

表 5-1 日本汉方医学各流派的由来

年份	相关史实
1498 年（明应七年）	田代三喜登场，金元医学的传入
1545 年（天文十四年）	金元医学与日本后世派的兴起。曲直濑道三随田代三喜习医后返回京都，创办医塾启迪院而课徒授业；曲直濑父子集金元医家学说之大成并加以日本化，形成风靡全国的"道三流"后世派，被尊奉为日本医学的中兴之祖
1738 年（元文三年）	《伤寒论》与古方派在日兴起。吉益东洞从广岛到京都，探索《伤寒论》医学的日本化。他力斥后世派与金元医学多空理空论，主张亲试实验，成为古方派中最具争议性且最引人注目者；其后，古方派成为日本医学主流

（续表）

年份	相关史实
1747 年（延享四年）	考证派与折衷派的抬头。丹波家族的后裔多纪元孝作为考证派之祖而创设江户医学馆，子孙 7 代相沿从事文献研究；在临床研究方面，一些医家探索古方与后世方的折衷
1805 年（文化二年）	汉兰折衷派的出现。长野的华冈青洲首次采用药物麻醉实行乳癌手术，其门人本间枣轩等进一步对汉方与西医学的折衷加以探索

第一节　考证派和折衷派的源流与系谱

考证学，又称考据学，是兴起于中国清代的一门有关文献学术的研究领域以及研究方法。其学风是本着实事求是精神，广搜博采古今文献加以分析，以诠索和追求事实真相以及事物的真理。

一、考证派的源流与系谱

中国清代的考证学，是在对明代儒学往往依据自我主观见解而解说经典、缺乏客观论据等缺陷进行批判的基础上出现和形成的。其研究对象先以经史为主，渐次涉及文字、音韵、制度、地理、历法、金石和医学等领域，在古籍整理的校勘、辑佚方面也发挥了重要作用。

受中国影响，日本以井上金峨、吉田篁墩等儒者为先导，并通过山本北山、太田锦城等人的传播，以江户（现在的东京）为中心，先有望月三英、今大路亲显（曲直濑家的子孙）等御医，后有多纪元简、多纪元胤、多纪元坚、伊泽兰轩、伊泽柏轩、伊泽棠轩、小岛宝素、小岛春沂、涩江抽斋、喜多村直宽、森立之、森约之、堀川舟庵、山田业广等以幕府官办的江户医学馆为中心的医家，利用江户幕府提供的便利条件，汇集宏富的中日两国医学文献，创出了许多在我们今天看来也值得赞叹的文献研究业绩。在 1983 年刊行的《近世汉方医学书集成》107 卷里，医史文献专家小曾户洋曾对汉方考证派系谱加以梳理，参见图 5-1。

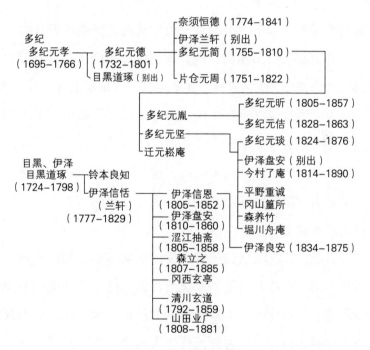

图 5-1　日本考证派系谱

其实，活跃于江户时代初期和中期的飨庭东庵、林市之进以及他们的弟子如味冈三伯、井原道阅、浅井周伯、小川朔庵、冈本一抱、堀元厚、森屿玄胜等，已经开始重视用注疏方法研究医经，考察脏腑、经络、腧穴等基本理论问题。因而有人认为是这些被称为"后世别派"（又称"刘张医派"，主要尊崇金元时期刘完素、张子和学说）的人，首开考证学研究的风气之先。有关森屿玄胜等人的理论和文献研究，我们在后世派部分已有论及，兹不赘述。

二、折衷派的源流与系谱

折衷派与考证派在学术观点上比较接近，主要代表人物有和田东郭、福井枫亭、山胁东门、龟井南冥、山田图南、有持桂里、荻野元凯、片仓鹤陵、华冈青洲、本间枣轩、浅田宗伯等。

论折衷派源流，前面已经谈及，有人认为其鼻祖应为名古屋玄医。因为在玄医的著述中，其学术思想有一个由后世派立场逐步走向古方派的过程，尽管其临床实践内容反映出来的主要还是后世派特点，但是名古屋玄医已经开始有意识地吐故纳新，具有一些折衷派的倾向和观点。

另一方面，在这里划归于折衷派的山胁东门、华冈青洲、本间枣轩，他们的学术特点是属于"汉兰折衷"的。亦即他们在运用汉方治疗的同时，重视参考西洋的解剖和外科技术。有人认为其派草创者应是山胁东门之父、古方派代表人物之一山胁东洋，因为东洋是日本首先实践解剖观脏者。

上述考证派与折衷派系谱，所示内容均未臻完善。譬如，被

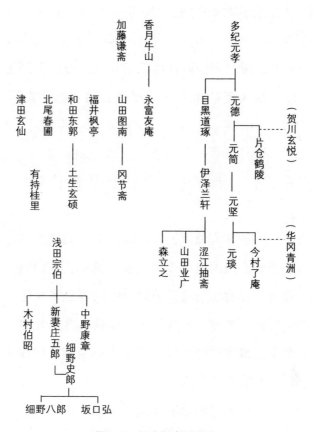

图 5-2 汉方折衷派系谱

一些现代学者认为是考证派或折衷派先驱的望月三英和今大路亲显等人没有出现，有人把他们划归为另外的"医学馆派"；众多考证派人物被列入折衷派的系谱之中；被划归于折衷派的人物，彼此之间在学术上似乎缺乏相互关联。由此来看，至今对于折衷派和考证派的划分，日本汉方医学界意见还不统一。此外，有人还将汉方与兰方之间进行折衷的所谓"汉兰折衷派"单独分立（如

表5-1所示）。笔者在此则把"汉兰折衷派"归并于折衷派里，一起加以探讨。

折衷派和考证派二者，前者偏重于临床，而后者偏重于文献研究。为此，以下特从理论和临床研究两方面对这两派的特点加以解析。

第二节　考证派关于病证的理论研究

在有关"证"的研究领域，江户时代中后期以文献研究为中心的考证派，于病证方面的研究成果尤多。例如，他们对于健忘、脚气、蛔虫、痘疹、胃痛、喘息、消渴、中风等众多疾患，汇集丰富的文献史料进行精细考察，论病议证，纵横古今。其中许多内容对于今天中日两国传统医学的研究来说，依然是难得的参考文献，具有佐证、启示以及借鉴等作用。

笔者20世纪80年代中后期攻读硕士研究生时，曾经在北京中医药大学董建华教授指导下，借鉴胃痛观点而对胃与十二指肠溃疡的中医诊疗加以探讨。负笈东瀛后，我注意到日本考证派在江户时代有关胃痛遗留下丰富的研究文献时，觉得见之恨晚。1993—2004年，我在日本日文版《中医临床》期刊编辑部工作期间，时常从众多中国中医药学期刊所登载的论文中看到一些中医药学理论、临床或实验研究存在低水平重复的现象。自觉其原因之一往往在于对相关文献的研究不够扎实。例如，有些作者引用古籍内容时，不重视核查原著，满足于对二手或者三手文献的辗转抄录，以至于以讹传讹、人云亦云的伪命题或偏颇观点长期流传；还有些研究所依据的文献的版本有问题，导致聚讼多年，各执己见，难以得出进一步的共识并深化和推进研究。

笔者的博士课题研究的主要指导教授是医史文献学家、中国中医科学院中国医史文献研究所的原所长郑金生先生。自 20 世纪 90 年代以来，郑教授与张志斌、真柳诚等中日学者共同筹划，先后在日本、德国、法国、英国等国进行文献调查，历时 20 年，摸清了海外中医古籍存藏情况，并复制回归大量珍稀的中医古籍。其心血与结晶最终还汇集成《海外中医珍善本古籍丛刊》，作为 2014 年度国家出版基金项目、"十二五" 国家重点图书出版规划项目在国内付梓。这套丛刊共收医籍 427 部（同书不同版本、丛书、合刊书等均计为一部），其中有宋版 8 部、元版 11 部、明版 214 部、清版 40 部、近代旧抄本 7 部，另有日本刻本 18 部、日本抄本 113 部（合计日本传本 131 部）、朝鲜刊本 16 部。

郑金生老师在谈到历尽艰辛所完成的上述浩大出版工程的意义时，一再强调：我们在科研中，如果不能全部占有已知的相关资料，就很难对研究的问题下结论——谁能保证未见资料中不会有新的发现呢？中医药学的科研也不例外。数以百计的中医古籍以往仅见于国外书目记载，而国内难以得见，谁又能保证其中没有 "先得我心" 的论说呢？现代科研讲究先行 "查重"，如果不能悉数回归流散海外的古医籍，又如何知道古医籍中是否有与现代研究相重复的内容呢？所以，能将现知流散于海外的古医籍悉数回归，令今后中医科研在古代资料方面无遗珠之憾、无重复之虑，这就是《海外中医珍善本古籍丛刊》最重要的学术价值。

郑金生教授的话，强调了以国际视野进行文献研究的重要性，同样也从侧面提示和肯定了与日本医界中考证派直接相关的学术成果以及他们的历史贡献。

在众多的理论和临床研究中，笔者以中国中医学界历来非常重视却又"越谈越谈不清"的"痰饮"为例，对日本的相关研究加以介绍和分析。

一、考证派对于"痰"的研究

论及"痰饮"，中医学认为它既是病理产物，又是继发病因。一般认为，"痰饮"之论，首先见于《金匮要略》。《黄帝内经》《难经》与《神农本草经》中，并没有"痰"字。今本《金匮要略》中有痰饮、悬饮、溢饮、支饮、留饮、伏饮之分类，但是张仲景所论重点是"饮"，而其中"痰"字，也为后人由"淡"字改来。

（一）中国的"痰饮"研究

梳理有关"痰饮"概念至今的演变，孟庆云先生 1996 年发表于《中医杂志》的《痰病原道说解》认为，"痰饮"概念主要历经 3 次转化。

第一次是在隋唐至宋代，以痰、饮分立为其特点。隋代《诸病源候论》首先对痰病、饮病进行区分，宋代杨仁斋《仁斋直指方》提出浊稠者为痰、清稀者为饮。

第二次痰饮概念的转化是在金元至清代。痰的概念更加泛化，出现百病兼痰之说，以及用痰赅论诸证的趋向。继张子和创痰蒙心窍理论，朱丹溪论"怪病多属痰"，张景岳则阐述"痰生百病"的机理，沈金鳌又提出"痰为诸病之源，怪病皆由痰成也"之论。以致痰病界域宽阔，内容复杂，有内痰、外痰之分，又有无形之痰和有形之痰的区别。

第三次转化为20世纪80年代以来，痰病研究又有出新。一是有人倡导"痰瘀同源"或"痰瘀相关"之论；二是运用现代科学方法，探索中医痰病的基础医学特征。有人提出从细胞生物学、病理学、免疫学、生物化学、血液流变学等方面研究痰的内涵，认为体液成分输布运化失常（包括血液流变学异常）、免疫反应及所受内外刺激等，导致细胞膜通透性改变、细胞变性、血管内壁改变、血浆脂质成分增高以及组织液的异常聚集等，都与痰病有关。按照这种认识，机体的非炎性、退行性和增生性病变、肿瘤、血胆固醇增高和动脉粥样硬化等，都属于痰病的范畴。

宋镇星1998年在《新中医》第4期上发表《论痰之特性》一文，汇综百家之论，将"痰"的特性罗列为以下几个方面。

病因方面：多因性、隐匿性、因果性。

病理方面：凝滞性、阻滞性、夹杂性、流动性、多样性、严重性。

症状方面：广泛性、怪异性、重浊性、季节性。

诊断方面：模糊性、推测性、法则性。

治疗方面：异治性、探索性、难治性。

用药方面：随机性、臆测性、随时加减性，等等。

上述所论的这些所谓"痰"的特性，实在纷繁芜杂，令人感到其中多有含混模糊、自相矛盾之处。

笔者也曾经对"痰"的古今认识加以归纳，发现其所指不一，因人而异。但是，中医界对"痰"的认识大致可以归结为以下数种：①停滞于胸肺或经由气道咳出的黏液。②因代谢异常而滞留于体内黏稠的液态病理产物。③以"痰"指代"痰饮"，并与"广义痰饮"相等同。④以"痰"统领痰、饮、水、湿诸概念，泛指一切病理性水液。⑤认为"痰"是多种病状同时出现的原因。

由此可见，痰病学说引人注目，但相关概念的内涵与外延却是越来越含糊不清。如"有形之痰"和"无形之痰"，"广义之痰"和"狭义之痰"的辨别；"难病、怪病从痰论治"的经验"口诀"，与"难病、怪病从瘀论治""难病、怪病从风论治"之说形成的悖论；"痰瘀相关"病机观点的登场，令中医的病因学、病证学与治疗学认识都出现困惑。与此相关，"痰病"概念的无限扩展，还令化痰法的界定及化痰药的使用也出现混乱。

正视现实，恰如林绍基先生在1994年第4期《天津中医》上发表的《论痰饮实质》所指出的那样，不必说目前痰饮或痰病的现代化研究迟迟难以深化，大量临床与实验研究徘徊于低水平重复，即使是论其前提，亦即"痰"与"饮"的概念、"痰病"或"痰证"的诊断标准、"痰""饮""水""湿"的鉴别诊断，等等，这些问题已经成为中医学研究发展的瓶颈与障碍。

1998年，笔者参与的日本当时最大的中医学团体东京临床中医学研究会，曾有半年时间，对"痰"以及"痰病"理论每月一次加以集体研讨。在此基础上，2000年10月于广岛召开的第19届中日传统医学交流会上,"痰病"内容又继续作为主题。在参加上述交流的当初,对与"痰"以及"痰病"理论相关的下列问题,笔者尤感兴趣。

一是秦汉之际,以《黄帝内经》《伤寒杂病论》《神农本草经》内容为代表,是为论"饮"病以及水气和湿邪的全盛期,"痰"字在当时尚未出现。《金匮要略》论"痰",概以咳出若涕、咳唾等指称,所言为有形、可咳吐的"狭义之痰"。那么,为什么一到以《诸病源候论》和《千金方》为代表的隋唐时期,"痰"字会突然大量登场并开始得到强调呢?

二是《诸病源候论》首开"痰""饮"分论的先例,并强调"痰"生诸病,其"诸候非一"的特点。例如在《诸痰候》中,论述了多种痰病的临床特征:"诸痰者,此由血脉壅塞、饮水积聚而不消散,故成痰也。或冷、或热、或结实、或食不消、或胸腹痞满、或短气好眠,诸候非一,故云诸痰。"

可以看出,这段论述不仅是谈有形、可咳吐的"狭义之痰"的生成,其内容更强调了"痰"致病的广泛性。笔者认为,其中实际蕴涵"广义之痰"与"无形之痰"的寓意在内。也就是说,在中国医籍里,"广义之痰"与"无形之痰"的萌芽,可见于隋朝的《诸病源候论》。该书作为中医论"痰"的早期文献之一,在指代咳痰之"痰"的同时,又论"广义之痰"。那么,其"痰"之概念出现的背景,又是什么呢?

还有,痰、饮、水、湿之间以及痰与瘀之间的鉴别诊断,也因"痰"概念的混乱而成为难题。

笔者认为，有关"痰"的现代临床和实验研究固然重要。然而，如果我们不首先和尽快地从中医学立场上对"痰"的概念，对痰、饮、水、湿以及痰与瘀的鉴别诊断等基本问题，重新加以梳理和澄清，其他相关研究就无异于空中楼阁。正如匡萃璋先生在《血瘀证与活血化瘀研究的几点思考》中所指出的那样，导出"无病不血瘀，无证不血瘀，无药不活血"结论的血瘀证现代研究，应视为我们的前车之鉴。

笔者认为，中国痰饮领域研究中问题的关键以及我们至今研究的主要欠缺，似乎在于对"痰饮"概念的源流还缺乏文献学，特别是发生学方面的探讨。

（二）考证派与中医发生学研究

辽宁中医药大学的梁茂新从 1994 年开始，就中医基础理论，特别是有关"证"的研究，从发生学的角度对其必要性与可行性加以呼吁。在《开展中医发生学研究的基本构想》[《中医研究》，1994，7（2）：3] 一文中，他对"中医发生学"有如下定义。

运用文献学、史学、逻辑学、哲学和社会学等方法，对祖国医学初创时期基本概念、基本观点和基本理论的形成与演变，做出客观而确实的诠释。这种由中医学术发生和发展的源头顺藤摸瓜进行考究和梳理的方法，即是我们所称的中医发生学研究。

在《中医证研究的困惑与对策》一书（人民卫生出版社，1998）中，梁茂新还指出："中医发生学研究与医史文献研究不同，文献研究的终极目标是恢复古医籍的原貌和原意，一般不涉及对恢复后的原意的概念本质及其与相互关联的观点和理论的逻辑评价。中医发生学研究也不同于医史学研究，医史学研究是要探讨医学发展的基本规律。与中医发展战略研讨的'瞻前'意识不同，中医发生学研究强调的是理论研究的'顾后'和'回采'，终极目标则是面向未来，创新中医学。"

以上，尽管梁氏强调中医发生学的研究与医史文献学研究在方法和志趣上有所不同，但是从他的论述可以看出，中医发生学的研究毕竟常是以医史文献学的研究内容和方法作为主体。从这一意义上来说，如果我们看一看日本从江户中期以来兴起的考证派医家对于"病证"的研究，似乎可以说，他们的研究早已涉及上述"中医发生学"的领域或方法。为此，"顾后"和"回采"他们所取得的成就，对于我们今天以及今后研究的进一步展开，实在是必要的。

具体在"痰饮"的概念及其源流、演变的考察方面，日本石崎淳古的《饮病论》、新井保之的《饮病篇》、藤资承的《治饮卑功》、目黑道琢的《骊家医言》、多纪元胤的《疾雅》、多纪元简的《医賸》与《伤寒论述义》、多纪元坚的《杂病广要》、喜多村直宽的《金匮要略疏义》、高阶枳园的《求古馆医谱》等著作中，有许多内容值得我们重新关注。他们的研究手法，如今在日本仍被应用。以下，谨择其中的相关要者加以提示。

（三）目黑道琢与多纪元简论"痰"

目黑道琢（1739—1798），名尚忠，字恕公，号饭溪，学医自曲直濑玄佐（第七代曲直濑道三）后人之门，后于江户医学馆执教医经达 34 年。其广研经典，精于校勘，是幕府末期考证派的重要奠基人之一。现存著作抄本有《餐英馆疗治杂话》和《骊家医言》两种。前者内容为常用方剂的临床解说，后者是医学札记。

在《骊家医言》中，目黑道琢对于"痰饮"有如下考察。

《金匮要略》叙四饮，而痰饮其一也。其症大率自水饮结聚于胃府而生，故曰淡饮。而痰饮《脉经》《千金翼》作淡饮。乃知淡是淡薄之义，对浊唾稠黏言之。

《素问》无痰饮之症，唯言唾出若涕、咳而出青黄涕、其状如脓、大如弹丸、从口中若鼻中出。而至于《运气七篇》，但言饮发、饮积，其详悉不及仲景矣。

殆后世不知痰是淡省字，而妄以虚火炎上为说，其陋可笑。如朱氏丹溪，创造十病九痰之说，率以二陈汤通治，而较诸仲景氏之兼表者用大小青龙、桂枝、防己发之，兼里者用五苓、承气、苓桂、十枣治之，则朱氏之论可谓粗陋矣。

这是目黑道琢对照《金匮要略》《素问》和朱丹溪之论，对淡饮、痰饮和痰的相互关系与源流所做的考证。其中有"淡是淡薄之义，对浊唾稠黏言之"，以及十病九痰之说始于丹溪的见解。前者，可以说是对宋代杨仁斋《仁斋直指方》中提出以浊稠者为痰、以清稀者为饮之鉴别诊断法的附和。

其后，多纪元简等人对于"痰饮"的论述，就更加深入和精辟。

多纪元简（1755—1810），字廉夫，通称安长，号桂山或栎窗。其著述繁多，以《伤寒论辑义》《金匮要略辑义》《观聚方要补》《素问识》《灵枢识》《医賸》《聿修堂读书记》《病名沿革考》等为代表。

元简作为宫廷医官多纪家族的第 7 代传人，与其子多纪元坚一起，被后世公认为站在考证派最高点的集大成者。

多纪家族的医祖是在第二章介绍过的《医心方》作者丹波康赖。康赖之祖为中国的汉灵帝。汉灵帝的第 5 代孙阿智王，为避战乱而东渡日本，至康赖时已经改姓丹波。多纪家族是承袭丹波康赖的第 3 个儿子俊雅的血脉，在改姓兼康、金保并历经 30 代传接之后又改为多纪姓氏的。自丹波康赖开始，其家族一直世袭为宫廷医官，长期执掌日本医界之牛耳。特别是在改姓金保、多纪之后连绵 11 代，雄踞于考证派的核心地位。

对于多纪家族的研究业绩，现代医家矢数道明先生将其归纳为以下 4 点：一是他们作为医史学上考证派的业绩；二是数代相传地主持建立和运营医学教育机构跻寿馆及其后的江户医学馆，培养出众多医学人才；三是主持众多珍贵的古典医籍的重新校勘和发行工作；四是其人才辈出的家族成员遗留下来众多著述。

据矢数道明先生考察探访，多纪家族的子孙在昭和时代依然有业医者。由此可见，丹波—兼康—金保—多纪家族，跨越近千年壮阔的时空，从中国的皇族变身为一直雄踞日本医学界顶峰的皇家御医与在医学文献研究领域人才辈出之家，在中日两国的中医学与汉方医学的交流史上留下了众多彪炳史册的业绩和医著。特别是他们作为考证派的创造者以及家族子子孙孙的不懈努力，可圈可点、可歌可泣。

作为中日两国文化和医学古往今来密切交流与融合的一个极好例证，多纪家族的业绩值得深入挖掘和研究。笔者期待多纪家族中蕴藏着的许许多多令人荡气回肠的故事，能够在中日两国医学界更加广为人知。

多纪元简在其著作《医賸》中，对"痰饮"有下列考证。

痰为五饮之一。王氏《脉经》作淡饮。宋黄伯思《法帖刊误》载《初月帖》中云：淡闷干呕。淡，方淡液之淡；干，古干湿之干。今人以淡作痰，以干作乾，非也。考之佛典《大般若经·初分愿品》云：身病有四。一者风病，二者热病，三者痰病，四者风等种种杂病。又，唐慧琳《一切经音义》云：淡饮，徒甘反，下于禁反。谓胸上液也。又云：淡阴，谓胸上液也。医方多作淡饮；又云痰癊。上音谈，下阴禁反。案痰、癊字无定体，胸鬲中气病也。津液因气凝结不散如筋胶，引挽不断，名为痰癊。四病根本之中，此一能生百病，皆上焦之疾也。又，《义楚六帖》云：四百四病，百一风，百一黄，百一热，百一痰等。乃知后世以痰饮为诸饮之总称，以为十病九痰，或百病生于痰之类，此皆源于内典也。而痰癊二字，在我医方始见《肘后》，乃痰饮耳。而《圣惠方》三十六黄中，有癊黄一证，此即《巢源》所载阴黄耳。唯从病者，与痰癊之癊自异。《疗痔病经》有癊痔，盖亦阴痔也。

元简首先引证王叔和《脉经》，指出"痰饮"原作"淡饮"，而"后世以痰饮为诸饮之总称，以为十病九痰，或百病生于痰之类，此皆源于内典也"。所谓内典，是指佛经。也就是说，后世以痰饮为诸饮之总称，以及十病九痰或百病生于痰之说，其根源在于佛经，并非由朱丹溪等首创。这一认识与目黑道琢有所不同。

多纪元简还考证，"痰"与"癊"在医书上首见于六朝陶弘景的

《肘后百一方》。我们若将该书名称中"百一"对比于上述引文中《义楚六帖》的内容，可以看到，陶弘景也深受佛教影响。

由此可以看出，元简以上对于"痰饮"的考证，主要是从佛经入手的。

（四）远藤次郎从佛经考察"痰""饮"起源

受上述方法和认识的启示，远绍江户考证派研究的东京理科大学远藤次郎先生，通过对汉译佛经以及梁朝以前医书中有关"痰"的内容探讨，从 1993 年开始，在《日本医史学杂志》上发表系列论文，就"痰"与"饮"的起源进行了系统考察。

首先，就有关佛教传入中国与"痰"字出现的关联，远藤先生的主要研究结论如下。

（1）中医学的"痰"，原包含在唾、涎之中，《黄帝内经》与《难经》中见不到"痰"的用例。

（2）"痰"的概念包含在印度传统医学的基本病理观（风、火、水三病素说）之中，在中国引入佛教时，"痰"也成为其中不容忽视的内容之一。

（3）作为病因的"痰"，在元魏以前，大多被翻译为"寒""冷"或"水"，梁、陈之后则被翻译为"淡""痰"或"痰癊"。而且，梁、陈以后所译之"痰"，是以有形的"咳痰"为基础的。

（4）在翻译佛经时，"痰"字始见于东晋，隋唐时代已经蔚然成风。

（5）"淡"与"痰"在早期的汉译佛经中，曾包含"膽汁"之义。这与原来也指称"膽汁"的"澹"字相关，由"澹"与"淡"

可以通假造成。

（6）"咳痰"之"痰"是由"澹"的"水之摇动貌"转用而来。

（7）无论"膽汁"还是"咳痰"，都是经由口腔排出之物，"痰"在当时具有这样两种意思。

（8）中医学的主体根于阴阳五行学说，是一种论述属性的哲学。而印度的三病素说是具有病因实体的学说。中国就三病素说，首先是从地、水、火、风的属性方面把握的；其后，在时代的推移中，逐步演变成将它们作为实体把握。考察对于三病素说翻译与引进的变迁，可以窥知中国接受印度传统医学的经过。

从表5-2和表5-3可以看出，远藤先生等检索了大量的佛经文献，并通过细致的史料对比而得出中国是从东汉到西晋时期开始翻译佛经这一结论的。当时以至于隋、唐，在翻译佛经时所用之"痰"，是以有形的"咳痰"为基础的。将"咳痰"之"痰"从唾、涎之中独立出来，始见于东晋；而隋唐时代这一做法已经广为人们所接受。也就是说，初期阶段的"痰"，所指主体为"咳痰"之"痰"，尽管可能包括胆汁在内，但是主要指排泄物，亦即后来所谓的"狭义""有形"之"痰"。

表5-2　汉译佛经中四大不调与三病素说用语变迁

时代	佛典	风	火	水	地
后汉	七处三观经（安世高） 阿閦佛国经上（支娄迦谶147年）	风 风	热 气	寒 寒	
吴	佛医经（竺律炎共支越）	气	热	寒	力盛

（续表）

时代	佛典	风	火	水	地
西晋	修行道地经（竺法护 284 年）	风	热	寒	共合
	胞胎经（竺法护 303 年）	风	热	寒	食
	贤劫经 1（竺法护）	风	热	寒	三合之病
东晋	增一阿含经 12（瞿昙僧伽提婆 397 年）	风	痰	冷	
	摩诃僧祇律 10（佛陀跋陀罗共法显 416 年）	风	热	水	杂病
后秦	十调律 8（弗若多罗 404 年）	风	热	冷	
	大智度论 1（鸠摩罗什 405 年）	风	热	冷	
	思惟略要法（鸠摩罗什）	风	热	寒	
北凉	金光明经 3（昙无识）	风	热	肺	等分病
	大般涅槃经 25（昙无识 421 年）	风	热	水	
	同 39	风	热	冷	
	大方等大集经 24（昙无识）	风	黄水	白水	和合等病
元魏	正法念处经 64（瞿昙般若流支）	风	热	冷	
陈	四谛论 1（真谛）	风	胆	痰	等分病
唐	俱舍论 10（玄奘 651 年）	风	热	淡	
	大毗婆沙论 70（玄奘 656 年）	风	热	痰	
	大般若波罗蜜多经 331（玄奘 663 年）	风	热	痰	杂病
	显宗论 1（玄奘）	风	热	淡	
	南海寄归内法传下（义净）	婆哆	毕多	㗟跛	窠噜
	同上	气发	热黄	痰癊	沉重
	同上	风	热	癊	
	根本萨婆多部律摄 8（义净 700 年）	风	热	痰癊	
	金光明最胜王经 9（义净 703 年）	风	黄热	痰癊	总集病
	根本说一切有部毗奈耶杂事 12（义净 710 年）	风	黄	痰癊	总集病
	大宝积经 19（菩提流志 713 年）	风	黄	痰	
	佛母大孔雀明王经上（不空）	风	黄	痰癊	三集病
	心地观经 6（般若）	风	黄	痰癊	
	四十华严经 11（般若 798 年）	风	黄热	痰癊	总集病
	俱舍论记 10（普光）	风	热	痰	

出处：远藤次郎，中村辉子，八卷英彦，等. 痰的起源（一）——汉译佛典中有关痰的问题的探讨 [J]. 日本医史学杂志，1993，39（3）：335. 佛经后的数字，是指卷数。

表 5-3　汉译佛经中"胆囊""胆汁""咳痰""唾"的翻译用语变迁

时代	佛典	胆囊	胆汁	咳痰及胆汁	唾
后汉	七处三观经（安世高）		胆		唾
西晋	修行道地经（竺法护 284 年）		胆（水）		唾（水）
东晋	中阿含经 7（瞿昙僧伽提婆） 同 24 同 42 增一阿含经 2（瞿昙僧伽提婆 397 年） 同 20 达摩多罗禅经下（佛陀跋陀罗）	胆 胆（地）	胆（水） 胆	淡（水） 黄白痰癊	唾（水） 唾 唾（水） 唾 唾（水） 唾
后秦	坐禅三昧经上（鸠摩罗什 402 年）		胆（水）		唾
北凉	大般涅槃经 12（昙无识 421 年）		胆		唾
刘宋	十二头陀经（求那跋陀罗）		胆	痰癊	唾
元魏	正法念处经 64（瞿昙般若流支）		胆	黄白痰癊	唾
梁	解脱道论 7（僧伽提婆） 同 8		胆 胆（水）	淡	唾 唾（水）
北齐	大宝积经 73（那连提耶舍）		胆（水）		唾（水）
隋	释禅次第法门 8（智顗） 大宝积经 109（阇那崛多） 同 110	胆 胆 胆		黄痰白痰癊 痰阴（阴） 黄淡	唾 唾 唾
唐	大毗婆沙论 40（玄奘 656 年） 同 75 大般若波罗蜜多经 53（玄奘 663 年） 同 414 瑜伽师地论 27（玄奘） 根本说一切有部毗奈耶杂事 12（义净 710 年） 金毗罗童子威德经（不空）	胆 胆 胆 胆（地） 胆 胆	胆（水）	澹热 痰癊（水） 淡 淡 热痰（水） 黄水痰癊 痰	唾 唾（水） 唾 唾 唾（水） 唾 唾

出处：远藤次郎，中村辉子，八卷英彦，等. 痰的起源（一）——汉译佛典中有关痰的问题的探讨［J］. 日本医史学杂志，1993，39（3）：338. 佛经后附的数字，是指卷数。

远藤先生等还进一步对南北朝的梁朝以前医书中的"痰"字进行了探讨。其结论如下。

(1)《黄帝内经》与《难经》中见不到"痰"或"淡"的用例，其包涵于唾、涎之义中。

(2)东汉至三国时代的《金匮要略》中首次出现"淡"和"痰"的用例，其义为"冷水摇动的样子"，《小品方》中也有同样用例。

(3)东晋时代的《抱朴子》及王羲之《足下各如常帖》中登场的"淡"字，是指具有黏性与积聚性的水分，似有"咳痰"之"痰"的意味。

(4)《神农本草经》中无"痰"之用例，"淡"则二见。而《名医别录》中"淡"见 8 次，"痰"则出现 17 次，与《神农本草经》内容形成对照，可知此时"痰"的概念已经固定下来。表示流动性的"淡"字，无法表征积聚性特点，这或许是"痰"字得以应用的重要原因。

(5)在梁朝的《肘后百一方》中，有表示"咳痰"的"痰"字用例。

(6)在《素问》与《灵枢》中，可以见到"淡"(痰)的前身"澹"字，表示有热或者胆汁动摇之貌。而在《小品方》中，"澹"的意思则是指胆汁。

(7)在将佛经中佛教医学的四大不调(风、火、水、地)病因之一"水"加以汉译的过程中，最初曾用过表征病之属性的"寒""冷""水"，最终选择了表示实体的"痰"字。医书中"痰"的概念变迁与汉译佛经的时代几乎平行，可以认为是直接受到了佛教医学的影响。

（8）从热性的"澹"，移行到冷性的"淡"的过程，以及胆汁从唾和"咳痰"里独立出来的过程，都可见到佛教医学的影响。

以上多纪元简和远藤氏溯本寻源的考证，提示了隋唐时期"痰"字突然大量登场并开始得到强调的背景和原因，是与佛教的传入和普及直接相关的。与此相关，尽管从佛经翻译而产生的"痰"主要指代"咳痰"，然而多纪元简引用的"唐慧琳《一切经音义》云：'淡饮，……四病根本之中，此一能生百病'"；"佛典《大般若经·初分愿品》云：'身病有四。一者风病，二者热病，三者痰病，四者风等种种杂病'"；《义楚六帖》所述的'四百四病，百一风，百一黄，百一热，百一痰'"等内容表明，在佛教医学中，"痰"具有广泛的致病性，可以导致众多疾患；而"痰病"也是一大部类，并非单纯一种。所以元简认为，"后世以痰饮为诸饮之总称，以为十病九痰，或百病生于痰之类，此皆源于内典也"。亦即，后世发展起来的以"广义之痰"和"无形之痰"为主体的痰病学说，也是以上述佛教医学论述为基础的。

如此，隋代巢元方所著《诸病源候论》开始论"痰"致病的广泛性，并使"痰"从有形、可咳吐的"狭义"概念而到蕴涵"广义"与"无形"之"痰"的意义，也应是作者受佛教医学影响所致，亦可随之豁然。

同时还可看出，"有形"和"狭义"之"痰"，与"广义"和"无形"之"痰"，在佛教医学中原本存在。随着"痰"概念的引入，它们同时进入中医学体系之中。

但是，隋唐以降，特别是宋金元以来，伴随中医痰病学说外延的扩展，多种不同质、不同因、不甚了了的病证均被名之以"痰"；而"有形"与"无形"、"狭义"与"广义"的"痰"，又往往被同样论治。如此，"痰"概念的混乱对中医病因学及治疗学的深化和发展，以及指导临床应用均起到了阻碍作用。

（五）高阶枳园详论"痰"

高阶枳园（1773—1843），名经宣，字子顺，京都名医。著述有《求古馆医谱》《求古馆方谱》《传家历验方》，等等。在《求古馆医谱》一书中，他对痰饮以"痰涎"和"淡饮"之名，进行了精细的考证。

高阶枳园以"痰涎"之名而考证"痰"时，论述如下。

痰者，《伤寒》《金匮》《灵》《素》《难》《脉》诸经，绝无言之者，唯《本草经》言之（常山条，胸中痰血吐逆；巴豆条，留饮、痰澼）。而前项诸经中，绝无痰字，则痰血、痰澼之二名，当无有。盖二者，恐淡饮之误欤。或疑《本草》陶隐居之所叙述，隐居之所加。或隐居《别录》本草，朱墨交互，亦不可知。

后汉、晋初以降，仅称痰；《名医别录》云冷痰（桂枝、乌头条）、又痰冷（吴茱萸、白芥子条）、又痰热（柴胡、半夏、黄芩、竹叶条）、痰实（大黄、芒硝条）、停痰（硝石条）、痰澼（枳实、槟榔条），去痰（生姜条）、破痰等文字均出于后汉，晋唐渐称之痰癖（肘后方）、游痰、痰结（范汪方）。隋唐广称之膈痰、热痰、冷痰（病源候论）、风痰、结痰（延年秘录）、痰积（广济方）等。详其症候，与今所谓痰大异。其所由皆饮水结聚不散，滞胸膈之所致。赵宋之初，始有述其症候者，然仅十中之一，而其余与隋唐所论同，但合于今之症候者，杨士瀛始言之，尤加详审。

因是观之，则今所谓痰之症候，自上古至赵宋，无论之者。古人悉无痰乎？或虽有之，不为害乎？可疑矣。

以今考之，古人不可无痰，理不当无。予沉潜熟思，盖痰在上古云涎、云唾、云沫、云涕，是即今之痰，而古别无痰可知。《伤寒》《金匮》《灵》《素》《难经》等，皆言之。其中举二三件以为证可准知。《素问》治论云呕沫；《灵枢》癫狂篇曰呕多沃沫；《素问》表热论云唾出如涕；又咳论云使人多涕唾；又云咳涎；又表热病论云咳出青黄涕，其状如脓，大如弹丸，从口中若鼻中出。是痰者，津液之凝结为形之名可知，多在咽间颐上为其形，至其变动多端，不可究极……

以上，高阶枳园博览群书而对"痰"之源流进行了精细的考辨。在此之外，他还对"无形之痰"以及风痰、寒痰、冷痰、热痰、痰癖、毒痰等分别加以讨论。不过，可以看出，高阶枳园这里所论之"痰"，是"狭义"的有形之"痰"。

上述目黑道琢、多纪元简、远藤次郎和高阶枳园等人对于"痰"的研究，重点都在于追究其概念的起源和变迁轨迹，笔者认为都属于方才提到的中医发生学的研究范畴。

在这些研究成果之前，实际上已有石崎淳古等人，对"痰饮"，特别是"饮病"进行过颇为深入的探讨。

二、石崎淳古的《饮病论》

石崎淳古，字玄素，号朴庵，江户人，生平不详。其所著《饮病论》1 册，有宝历三年（1753）的自序与望月三英的序言，1754 年出版。他的主要论点是：世所称之为“类中风”者，概由“饮”所致。饮病表现多端，胸痛、痈肿、类中的半身不遂、卒倒、不仁、麻痹、心悸等，多由“饮”所致。作者综汇《伤寒论》《黄帝内经》以及有关医家对于“饮”的论述，条分缕析，将理论内容和临床相互印证，强调“饮病”的广泛性和复杂性，以及预防为主的重要性。

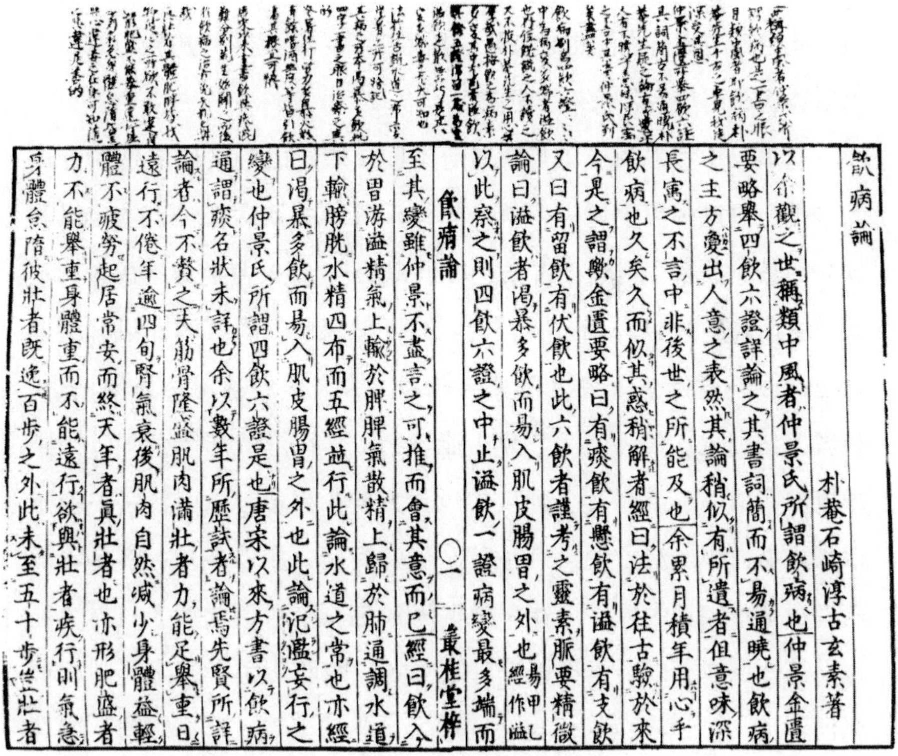
飲病論
朴菴石崎淳古玄素著
以余觀之世稱類中風者仲景氏所謂飲病也仲景金匱
要略舉四飲六證詳論之其書詞簡而不易通曉也飲病
之主方癒出人意之表然其論稍似有所遺者但意味深
長寓之不言中非後世之所能及也余累月積年用心于
飲病也久矣久而似其惑稍解者經曰法於往古驗於來
今是之謂歟金匱要略曰有痰飲有懸飲有溢飲有支飲
又曰有留飲有伏飲也此六飲者謹考之靈素脈要精微
論曰溢飲者渴暴多飲而易入肌皮腸胃之外也（易甲乙經作溢）
以此察之則四飲六證之中止溢飲一證病變最多端而
飲病論　〇一　業椎堂梓
至其變雖仲景不盡言之可推而會其意而已經曰飲入
於胃游溢精氣上輸於脾脾氣散精上歸於肺通調水道
下輸膀胱水精四布而五經並行此論水道之常也亦經
曰渴暴多飲而易入肌皮腸胃之外也此論氾濫妄行之
變也仲景氏所謂四飲六證是也唐宋以來方書以飲病
通謂痰名狀未詳也余以數年所歷試者論焉先賢所詳
論者今不贅之夫筋骨隆盛肌肉滿壯者力能足舉重日
遠行不倦年逾四旬腎氣衰後肌肉自然減少身體益輕
體不疲勞起居常安而終天年者真壯者也亦形肥盛者
力不能舉重身體重而不能遠行欲與壯者疾行則氣急
身體怠惰彼壯者既逸百步之外此未至五十步此壯者

图 5-3　石崎淳古所著《饮病论》

（一）类中风属于饮病

在《饮病论》里，作者于篇首举述《金匮要略》中有关四饮六证的内容，在此基础上，展开自己的考察。其曰："以余观之，世称类中风者，仲景氏所谓饮病也……《金匮要略》曰，有痰饮、有悬饮、有溢饮、有支饮；又曰，有留饮、有伏饮也。此六饮者，谨考之《灵》《素》，脉要精微论曰：溢饮者，渴暴多饮，而易入肌皮肠胃之外也。以此察之，则四饮六证之中，止溢饮一证病变最多端，而至其变，虽仲景不尽言之……经曰：渴暴多饮，而易入肌皮肠胃之外也。此论泛滥妄行之变也，仲景氏所谓四饮六证是也。唐宋以来，方书以饮病通谓痰，名状未详也。"

这里，作者强调了痰与饮有所不同，诸饮之中又以溢饮病变最为多端。而世称类中风者，就是仲景氏所谓的饮病。对于类中风和饮病的具体关系，石崎淳古是这样认识的："古人谓半身不遂者，王安道所谓真中风也。今余所言者，其证似风状，而其因非风，所谓饮也……年逾四旬，荣卫稍衰，则真气去，虚邪独留，为偏枯也。枯者，枯槁也；风者，阳气也，能燥物。是以邪气居于荣卫，久则令液燥而枯槁也。故《金匮》中风治方侯氏黑散、风引汤……唐宋以来方书，中风治方偶虽有地黄、当归润药，多以半夏、南星等燥药者，是不知真中风，以饮病漫混风证也。余所谓饮病者，异风证也。其外证者，以半身不遂、口眼㖞斜、四肢不用者视之，则相似风证者也。风证者，枯槁也；饮病者，非枯槁者。形似着痹，四肢满闭也。语言不正者，风证者舌强、语言不正也；饮病语言不正者，非舌强者，舌满闭语言不正也。饮病者，手足有微肿，与风证枯槁者不相同也。故以半夏燥药兼渗利之药者，治饮之主方也。亦以防风、桂枝祛风药兼牡蛎、龙骨涩药者，治风之主方也，学者察焉。"

"古人谓半身不遂者，王安道所谓真中风也。今余所言者，其证似风状，而其因非风，所谓饮也"；"余所谓饮病者，异风证也。其外证者，以半身不遂、口眼㖞斜、四肢不用者视之，则相似风证者也"；"饮病者，手足有微肿，与风证枯槁者不相同也"。石崎淳古以此论述而将"饮病"与"真中风"相区别。

（二）饮病与肥胖等生活习惯病

石崎对于"饮"的研究，始于自己 30 岁后由肥胖而引发多种健康问题的经历。

医案 1　病饮肥胖论防治

余从幼年至三十而形瘦。三十有余而肥，至四十有余益盛。

当此时，远行足懈怠或酸痛，欲疾行气急而不能行。睡卧则鼾睡，响惊于邻家也。于是始知饮因。

欲预防之而三折肱考之，而朝食稀粥，暮食单赤小豆，食淡味不食膏粱味，用以九味半夏汤数月，而肥盛半减，身体计之减三十斤，而后身体轻，无鼾睡，能熟睡，而行履倍壮岁之时也。

石崎的《饮病论》认为，中年时期"饮"所致的肥胖，可给身体带来诸多问题。而食淡味不食膏粱，并用其自拟的燥湿运脾之九味半夏汤（半夏、升麻、猪苓、陈皮、泽泻、茯苓、柴胡、甘草、生姜）调理，通过消饮减肥，可重获身轻体健。

他还根据自己行医的临床经验，在《饮病论》中以具体病例强调饮病表现多端，胸痛、痛肿、类中风的半身不遂、卒倒、不仁、麻痹、心悸、健忘等，多可由饮所致。考察这些病症，应该主要相当于现代社会常见于肥胖基础之上的心脑血管病及糖尿病并发症，属于以往被视为"富贵病"的慢性非传染性疾病。对这类疾病，中国目前称之为"慢性病"。在日本以前则有"成人病"之称，1996年以来则被改称为"生活习惯病"。

关于饮病的生成，作者是这样认识的："古者饮食连言之也。唐宋以来，虽有伤食、停食等之说，至其论饮以酒湿，而无水饮之说。后世即置不讲也。盖食者虽不以膏粱，过则为病，饮亦然矣。虽不以酒过，则水饮亦为病也。故经曰：渴暴多饮，而易入肌皮肠胃之外。又曰：其本在肾，其末在肺，皆积水也。是水饮之停滞，有肠胃内外之义也。故仲景氏于《金匮要略》发其意，后世知之者鲜矣。余有多年所历试者，略记之。"

此段文章提示，饮病可由渴暴多饮或日常生活中饮水过多引起。而饮病对策，石崎认为"预防之外，无术也"。他主张根据需要或以九味半夏汤、苓桂术甘汤、肾气丸等进行预防性治疗；或调和饮食，去膏粱厚味，推荐用赤小豆粥等淡味减肥。

药食同源的赤小豆，近年来在日本重新受到青睐。赤小豆性味甘、酸、平，归心、脾、小肠经，有健脾益气、利水除湿、解毒排脓之功。能补脾，性善下行而利水化饮，为滋养性食疗佳品，可用于脾虚湿盛、水肿胀满、肢体重困、脚气病、湿痹等病症，以及变应性皮炎、慢性湿疹等。《神农本草经》言其"消热毒痈肿，散恶血不尽，烦满，治水肿及肌胀满"。《别录》言其主"消渴"。《食疗本草》言其"甚治脚气及大腹水肿，散气，去关节烦热，令人心孔开，止小便数"。南唐陈士良《食性本草》也言其"久食瘦人"。近来，赤小豆在日本被广泛应用于减肥及美肤、美容。此外，赤小豆色红入心，李时珍称其为"心之谷"，在现代临床上，有人认为赤小豆还能活血散瘀，即有《神农本草经》所言之"散恶血"功效。

（三）饮病与日本元禄时期生活考

有关渴暴多饮或饮水过多而致痰、饮、水、湿之病证，近来已重新引起日本学者重视。因日本四面环海，气候潮湿，又多食生冷，兼之人们历来相信"多多饮水有益于健康"，习惯于多饮茶、汤、冷饮者众，故在日本的临床上，病痰、饮、水、湿之类者亦众。在吉益南涯的气血水理论之中，体内多余的水分，被称为"水毒"。

一般认为，以肥胖症、冠心病、脑血管病、糖尿病及其并发症为代表的"生活习惯病"，是在进入可以暖衣饱食的物质极大丰富的现代社会之后才变得多发的一类病症。而从《饮病论》来看，此类"生活习惯病"在日本是古已有之。笔者为此曾对该书作者石崎淳古的生活年代加以考察。

将时间从《饮病论》的出版倒推 50 年，正值日本元禄年间（1688—1703）。那个阶段是德川幕府的鼎盛时期，经济极为繁荣。江户的人口达到了百万，大阪、京都等巨型城市和一系列小的工商业城市均发展起来，市民阶级（町人阶级）兴起，物质与文化生活也变得丰富多彩。以富裕起来的物质生活为基础，后来被称为"日本的文艺复兴"之"元禄文化"，就是以那一时期为中心而引人注目的。例如，在文学艺术方面，被称为"浮世草子"的风俗写实小说、著名的俳句及其作家松尾芭蕉、被称为"人形净琉璃"的木偶说唱戏和日本的歌舞伎等戏曲形式，都是那时出现的。有数据表明，当时日本民众的识字率也位居全球各国的前列。正因有这种社会底蕴，最终才孕育出了明治维新。而元禄时期的文化繁荣也成为日本民众的深刻记忆，以至于直到第二次世界大战之后，日本经济快速复兴所带来的昭和时代中期（1946—1965）的繁荣，还让日本人联想到元禄时期，甚至出现"昭和元禄"的说法。

由此可见，在石崎淳古生活的年代，他所处的环境应该是可以暖衣饱食并享用大量膏粱厚味的。为此，他提示的胸痛、痈肿、类中风的半身不遂、卒倒、不仁、麻痹、心悸、健忘等今天的"生活习惯病"，当时也是司空见惯了。

以上，石崎淳古关于肥胖与类中风者属于饮证的见解，至今仍具有参考价值。面对冷饮、凉茶、冰镇啤酒以及多种肉类食品等的日益增多和现代生活方式的改变，我们也需要在日常生活中防微杜渐。

2012 年，笔者于日本中医学会（现名：一般社团法人日本中医药学会）年会"在汉方与中医学之间架桥——运用中医学之眼解析汉方医案"的专题研讨会上，应邀就多年来通过医案考察汉方医学主要流派及其临床特点的研究发表演讲。其中，提及石崎淳古对于饮证的研究以及他的验方九味半夏汤。当时担任司会的安井广迪先生提示，该方的加减方自大正时代以来就已经被开发为用于肥胖患者减肥的成药，商品名称为"扁鹊"（原方去茯苓、陈皮，加桂皮、芍药、牡丹皮、大黄），作为非处方用药（OTC 药品）在日本市场一直行销至今。近年的研究验证，该方对于正常人群没有明显影响，但对腹部脂肪过多或糖耐量异常者，确有一定改善作用。

此外，对饮加以论述的还有新井保之的《饮病篇》、藤资承的《治饮卑功》、目黑道琢的《骊家医言》、多纪元胤的《疾雅》、多纪元简的《医賸》与《伤寒论述义》、多纪元坚的《杂病广要》、喜多村直宽的《金匮要略疏义》等著作。这些内容，对于我们温故知新，进一步研究中医防治多种现代"生活习惯病"（慢性非传染性疾病）的理论和方法，具有重要的借鉴意义。

本节以"痰饮"为例，提示了日本考证派对于病证研究的一端。实际上，"痰饮"之外，考证派博采百家众多的病证研究成果，其参考价值也是蔚为可观的。

第三节　折衷派对于病证的临床研究

在折衷派的主要代表人物中，于此择取和田东郭、本间枣轩、浅田宗伯的数则医案，分析他们对于病证的认识与诊疗特点。

一、识证精、用方简的和田东郭

和田东郭（1743—1803），名璞，字韫卿或泰纯，出生于大阪的医官世家。少时习医，先拜后世派医家兼儒者户田旭山为师，26 岁又入吉益东洞之门。但是他未传东洞衣钵，最终成为后世派与古方派之间取长补短的折衷派大家。宽政至享和年间（1789—1803），东郭与名医荻野元凯平分京都医界的天下。

　　和田东郭的临床，以后世派所宗的金元医学为基调，同时重视伤寒方论和腹诊，并整合吉益东洞一派的疗法而加以运用。他在治疗上主张中庸和方药简洁，重视对常用方剂的研究。在《蕉窗杂话》的开篇曾指出："方用简者其术日精，方用繁者其术日粗。"

　　于有关"证"的研究方面，东郭以体力是否充实而论虚实，其见解在日本一直影响到今天。他在《蕉窗杂话》中如是说："病势之虚实变化无常。故就今日之术而言，因其病势朝实而夕虚，昨盛而今衰，应错综其体力之虚实而施术。"

　　他在《导水琐言》中还将水肿分为虚肿、实肿和虚实间肿而论治。进一步，他还主张对万病都应分为虚证、实证和虚实间证三型治疗。这一见解对后来产生了广泛影响，被日本汉方沿用到今天。按体力而分虚实，同一般常用的"邪气盛则实，精气夺则虚"的传统定义相比，着眼点不在于邪气，而在于患者的体质。

　　下面通过东郭的二则医案分析，来探讨他的临床特点。

医案 1　鼻渊之治

〔患者〕长崎线割符老人，德见何某。

〔主诉〕患鼻渊三年。

〔症状〕诸医以肺虚为因，但是百治未见寸功。其后，就任东武官职，路过京师（京都），求治于予。其人两鼻流浊涕甚多，自言如是至于东武，亦难履公务。恳望在赴任到位之前，能得以改善。予答曰：大凡疗病，难以限定时日。更何况此症并非单纯，难保能在抵达东武之前令其痊愈。

〔处方〕四逆散加吴茱萸、牡蛎。

〔转归〕（患者）立即离京上路，向东而去。途中，日服 2 至 3 帖，临近（东京）品川驿站的前一日，其淋漓不断的浊涕居然完全止住了。

〔余谈〕此症古来认为是肺部之病，治疗多用辛夷、白芷；或被认为是感冒之后，余邪所致。这些说法均不足取。此症因肝火上扰于肺，致上下气行隔塞而成。此外，易于鼻塞，朝朝如此，鼻中（黏膜）如辣椒皮，可见流出血块之症者，亦复如是。

如前鼻渊之症，此外也多有经验。但处方并不限于四逆散，应详察脉、腹而处方。

〔评按〕本例出自《蕉窗杂话》。对此医案，精通汉方医学各家学说的安井广迪先生做过如下分析。

所谓鼻渊，一般为慢性鼻炎、鼻窦炎与副鼻窦炎等鼻腔炎症的总称。不过，本例患者似乎属于变态反应性鼻炎。其病史三年，至今按肺虚治疗，或许辛夷、白芷等类方药也已经多有所服。东郭投用四逆散加吴茱萸、牡蛎，并说明诊断为"肝火上扰于肺，致上下气行隔塞"。

患者在由京都前往江户 20 天左右的行程中，连续服药，以至于治愈。东郭似乎经常使用四逆散加味方治疗鼻渊而取效。

笔者对处方中吴茱萸和牡蛎的加味深感兴趣。吴茱萸辛温燥窜，入肝胃经，尽管药性温燥，但是小量使用可以发散肝经郁火，取"火郁则发之"之义，其发散郁热的用例如左金丸。方中加用牡蛎，似乎有些难解。因为，现在一般认为牡蛎属于收敛固涩、软坚散结之药。其实，牡蛎还可以下行利水，例如治疗下半身水肿的牡蛎汤；

又可通畅胸膈之上下气机，例如柴胡桂枝干姜汤。如此，吴茱萸和牡蛎的加味同辨证的对应关系便可明晰。

此外，东郭根据本例患者"症因肝火上扰于肺，致上下气行隔塞而成"的病机而选用主治热厥的四逆散为基本方，表明他在此并非依据"方证相对"诊疗，而是通过对病因、病机的辨析，以辨证论治的思路为主应用四逆散的。

东郭在《蕉窗方意解》有关四逆散的条目下指出："疫而兼痫，甚则谵语烦躁，发呃逆等症，用陶氏散火汤（人参、当归、芍药、黄芩、麦冬、白术、柴胡、陈皮、茯苓、甘草、生姜）之类无寸效者，用本方即验，固不必用呃逆之药也。唯除心下、肋下、胸中拘急甚外，还有发为种种证候者，则不必眩惑其见症。余用此药于疫证及杂病多年，治种种异症不可胜数，真稀世之灵方也。"

由此看到，和田东郭善于应用四逆散而不眩惑于见症，并非胶柱鼓瑟或对号入座地以"方证相对"方式而应用本方。

医案2　明辨羸实毒候

〔患者〕一贵人公子，年已九岁。

〔症状〕历来多病，平素行状幼稚如三四岁小儿。且皮肤甲错，胸前突起，已成龟胸之形。兼之苦于小便频数，连夜尿床。虽侍女夜间轮班守护，一有疏忽，马上遗尿。诸医认为其下元薄弱，用过八味地黄丸等，未见寸效。

〔诊察〕予诊视之，颇有毒候。

〔处方〕马明汤。

〔转归〕经数月，尿频改善，遗尿痊愈，龟胸亦趋于渐平。

〔评按〕本例也出自《蕉窗杂话》。患儿的主症是营养及发育不良所致的龟胸畸形与肌肤甲错。中医派医家安井广迪在《日本汉方医学各家学说 2002》中解析本案，认为患儿发育迟延，胸廓变形，并因夜尿而须由侍女时刻陪伴，一般会将其归入所谓"五迟"之类。所以其他医生往往都认为他肾气薄弱而投与八味地黄丸，但是却毫无效果。东郭则看出本例患儿为先天性梅毒所致，处方用马明汤。该方是东郭的家传秘方，由郁金、红花、大黄、甘草、石膏、马明退（蚕蜕）6 味药组成。东郭将此处方广泛应用于治疗小儿胎毒、诸疮。

本例的要点是，患儿的"五迟"并非单纯，乃是由先天性梅毒引起，使用马明汤的缘由即在于此。这提示我们应重视对病因与虚实的判断。

笔者认为，本例证属虚实夹杂，特点是虚不受补，在东郭诊疗之前虽用过八味地黄丸却未见效，患儿表现为"大实有羸状"。而把握上述病情的关键，在于能否确认先天性梅毒的"毒候"存在。和田东郭的准确判断，源于他采用了辨病与辨证相结合的诊断方法。在此基础上，东郭改补为泻，取得疗效，此即所谓"邪去正自安"。说明东郭对于虚实的巧妙把握，不仅体现在诊断上，更反映到了治疗之中。

二、汉兰折衷的本间枣轩

本间枣轩（1804—1872），字和卿，号枣轩，通称玄调。早年曾随《解体新书》作者杉田玄白之子立卿学习荷兰医学，24 岁拜华冈青洲为师，还曾短期游学于长崎的荷兰外科医生西波尔特之处，学综中西，被认为是华冈流外科的集大成者。他在外科和内科领域均有造诣，是"汉兰折衷派"的重要人物。在外科临床上，他往往以手术操作配合传统药物治疗。著作有《疡科秘录》《内科秘录》《续疡科秘录》《乳癌新割图识》《药室杂识》等多部。

医案 1　支饮水肿

〔患者〕小河村十七屋弥兵卫。

〔症状〕去年秋咳嗽、喘息，右胁下生痃癖。步行时心下苦、喘息急，卧而便觉水气上冲咽喉。无寒热、盗汗。

〔诊察〕因其家人以往多死于传尸劳，故前医皆以劳视之。愚按，前医皆观其状似胸水，因而投之以青龙、麻杏合方而未见寸功；诸证因循，经日而羸瘦愈加。小便赤浊不利，全身尽肿。予亦认为是必死之态。

〔处方〕先让其断盐，投以木防己汤加茯苓、犀角。

〔转归〕小便快利，水气、咳嗽诸证均随之而退。

〔评按〕本案例出自《药室杂识》。传尸劳，又被称为肺痨，指具有传染性的肺结核病。该病在当时的日本各地流行，因患者具有家族史，故而前医按痨病从肺治疗。但是患者未见该病常有的寒热、盗汗之特征，以往用治肺的青龙、麻杏合方又未见寸功。

本间枣轩则采用木防己汤加茯苓、犀角治疗取效。以方测"证"，木防己汤由木防己、石膏、桂枝、人参组成，为治疗心胸支饮处方，出于《金匮要略·痰饮咳嗽病脉证并治》。其原文是："咳逆倚息，短气不得卧，其形如肿，谓之支饮"；"膈间支饮，其人喘满，心下痞坚，面色黧黑，其脉沉紧，得之数十日，医吐下之不愈，木防己汤主之。虚者即愈，实者三日复发，复与不愈者，宜木防己汤去石膏加茯苓芒硝汤主之。"

患者"咳逆倚息，气短不得卧，其形如肿"的"主证"，恰与《金匮要略》中所论的支饮相符，而其证为虚实兼夹。本间枣轩在抓住"主证"的同时，根据患者小便赤浊不利、全身尽肿和右胁下生痃癖的表现，用方以木防己汤加茯苓、犀角，使得"方"与"证"相互对应，丝丝入扣。

笔者认为，这一病例的诊疗，显示出医者准确地判断"主证"、准确地认识"方证"，并巧妙地把握"药证"的功力；其诊疗过程中，存在"辨证"和"辨病"的内容，但主要思维形式属于"方证相对"。

医案2　妊娠恶阻

〔患者〕佐佐木殿介妻。

〔症状〕初嫁之后一年许，经水适绝，终日恶心、呕吐、饮食减少，仅可食纳平时的三分之一。近来呕吐愈甚，以至于粒米难进已20余日。肉脱骨立，腹里拘急而引脊。脉沉微或手足厥冷，两颧戴阳色红如桃花。舌上无苔，无寒热而口微渴。疲劳尤甚，如落厄地。前医投用小半夏汤，新加人参、附子而束手。

〔诊察〕愚以为，患者虽全身羸瘦，但乳房仍丰肥润泽，由此一候可知其妊娠依旧。横骨之际亦可觉似有如桃之物，此应为胚胎。前医云兼有蛔虫，曾投用过鹧鸪菜之类；或云治应助阳而投用人参、附子。此因用药强悍，反致呕吐不止。

〔处方〕停用汤药，与消食丸，一日 25 粒。

〔转归〕呕吐立止，食亦随之可进。

〔评按〕本案例也出自《药室杂识》。由于蛔虫是当时的常见多发病，其临床也可以见到恶心、呕吐、饮食减少、腹里拘急、全身羸瘦等表现；鹧鸪菜虽具有驱蛔功效，同时也可能导致恶心、呕吐以及食欲减退等副作用；人参、附子益气升阳，但是虚不受补者用之则可能气逆上行，导致恶心、呕吐以及类似于虚阳浮越的戴阳征象。

通过以上辨析，枣轩判断患者本为单纯的妊娠反应，却被前医的治疗复杂化。其间的误诊和误治，是病情愈演愈烈的根本，实属于医源性与药源性疾病。所以，他停用汤药，只投用调和脾胃的消食丸，错综复杂的病状立刻有所改观。

由此可见，本例的诊疗特点，主要在于详问病史，细察治疗与用药经过，并精心运用望闻问切四诊而审因辨证。

三、学验俱丰的浅田宗伯

浅田宗伯（1815—1894），名直民，后称惟常，字识此，号栗园，通称宗伯。18 岁赴京都入中西深斋医塾，并游学于吉益（东洞）家塾以及川越（衡山）塾，22 岁到江户（现在的东京）开业。其医术以《伤寒论》《金匮要略》为根基，到江户之后对以多纪家族为代表的考证派研究也表示赞赏。他 34 岁时医术于江户已小有名气，41 岁开始作为官医被幕府录用。其主张学医应重视脉、病、证、治四科，临床强调辨证识病。他广搜博采、不拘一格的学术风格，通过其众多医学与文学等著作可略见一斑。

浅田宗伯生活的时代，西洋医学势力在日本迅猛抬头，以至于 1868年明治维新开始，明治政府决定正式采纳德国医学，而汉方医学由此急剧走向衰败。浅田宗伯曾积极投身于汉方的求存和振兴运动，是当时这一运动的领导团体温知社的领袖人物。

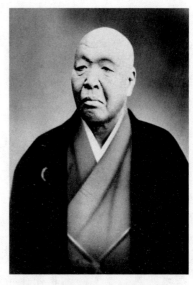

图 5-4　浅田宗伯（1815—1894），在江户末年至明治初期的日本医坛上被认为是最后的一位汉方巨匠

他的医学著述有《勿误药室方函》《勿误药室方函口诀》《伤寒辨要》《杂病辨要》《伤寒杂病辨正》《伤寒翼方》《杂病翼方》《橘窗书影》《先哲医话》等多部。

在"证"的理论研究方面，浅田宗伯也多有论述。例如，他在《伤寒论识》中对于"证"曾有如下定义："证，征也。有明证、见证、对证之义。譬如妇以证奸，赃以证杀，不容辞而无所遁其情矣。"

不过，参阅目黑道琢的学生铃木素行的《医海蠡测》可知，浅田宗伯的上述定义，实际上来源于陶节庵的《伤寒琐言》。浅田宗伯博览群书，但用典一般不言出处。所以后人往往搞不清其言是本人见解，还是来自他人。

他在《橘窗书影》的开篇"栗园医训五十七则"中，对"证"

与"治"的问题也多有强调。兹就其中要者选译如下。

审辨脉证而定治法，是医事需研究的头等大事（应熟读随证治之和以法治之等经论）。——（2）条

应详察病因、病源、病证（因有外因、内因、不内外因之类，又有水气、瘀血等邪气之类也。所谓病源，是指风、寒、暑、湿、燥、热，又表里、内外、虚实、寒热、阴阳之类。而症则为头痛、发热、吐利、烦躁之类）。——（3）条

应据各地风土而审病情。——（9）条

应辨别病情、病机，勿失其情机（病情之字，出于《素问》。病之寒热、虚实，无非皆此情也；病机之字，见于本草序例。邪之进退消长、势之缓急、剧易，皆此机之谓也）。——（10）条

应重视少年、壮年、老年，勿误治法。——（13）条

阴阳、表里、虚实、寒热，是医家之心法。临万病之际，此八者均需精细辨别。——（14）条

病有标本。标为现今之急证，本是本源之病。有临证时须舍本源而救急者，故云"急则救其标"也。——（51）条

病有主客之别。故一方中也有主客差别。桂枝（汤）以解肌为主，通过桂枝解肌，头痛、身疼、发热、恶寒等客证亦愈。小柴胡汤以清解胸胁之邪为主。通过柴胡治胸胁苦满、心烦，往来寒热等几多或证之候，亦随同获治。此外，治宿食腹满，先去其食滞，则腹满可愈；舍宿食而用腹满之药，则不愈。此主客之别也。又一证之中，亦有主客之别。吐而渴者，以吐为主，满而吐者以满为主。此类尤多。——（52）条

一方之中，有曰剧易。大柴胡汤以心下急、郁郁微烦等为易证，以心下痞硬、呕吐而下利等为剧证。小建中汤以悸而烦为易，以腹中急痛为剧。吴茱萸汤以呕而胸满或干呕、吐涎沫、头痛为易，以吐利、手足厥冷、烦躁欲死为剧。此类尤多。——（53）条

应知提因（归因）。咳喘之证，源自表邪者，提因于"心下有水气"。少腹满之症，小便不利所致者，提因于热结膀胱。此类尤多，值得研究。——（55）条

有云病之所在，应以表里、内外而分。一身头项背腰等是表，鼻口、咽喉、胸腹、前后窍是里；专在外体显现者云外证，不在外面而充满于内者云内症。此区别四证而知病之所在之谓也。——（56）条

在熟悉病证诊察之上，须以审方与法为要。药云方，治曰法，法定而后方定。应先审其治法之先后、顺逆、主客，再定处方。所谓方，即"易"之所谓立不易方。桂枝汤有桂枝之主证，麻黄汤有麻黄之主证，柴胡、承气、四逆皆各有主证，不应变易。就此没有失误之治，可谓吾道之大成也。——（57）条

从以上内容，如（9）条、（13）条，可以让我们联想起曲直濑道三在《切纸》的"五十七条"篇章中，强调诊疗应因地制宜、因人制宜原则的条文内容。可以看出，"栗园医训五十七则"在形式上是对同为"医训"的曲直濑道三之"五十七条"的模仿；在内容上，也有直接对于曲直濑道三"医训"的撷取和采纳。

而（53）条、（56）条，无疑是对吉益南涯论证之剧易、内外、顺逆等观点的摘编。第（14）条则对诊断之中的"八纲"进行了重

点强调。

从前文还可以看出，浅田宗伯对于"证"与"症"字是混用不分的。对他来说，"证（症）"既是包含病因、病机、病位等要素的概念，有时也是具体的临床表现，包括我们今天所言的"症状"。他重视"证"与理论的特点，兼收并蓄地借鉴百家、博采众方，与东洞流古方派的学术观点是大相径庭的。丰厚的理论素养，使得他的诊疗能够以广阔的视野而灵活机动地展开。下面就分析一下他的相关医案。

医案 1　中风的标本缓急

〔患者〕江州坚田村北村道卜者，60 岁。

〔症状〕患中风，京医几岛氏疗之无效，因延余。

〔诊察〕余诊曰：欲速愈，则三年必再发，以至不治；若不欲速愈，则十五六年，当延其寿。二者请选之。病者曰：荏苒弥年，何勘其久？愿速愈以谢朋友。

〔处方〕乃做异功散加乌药、白芷、青皮与之。

〔转归〕服五十帖痊愈，后三年果如其言。

〔余谈〕门人矢屿安节问缓治之方。曰：十全大补汤为得焉。

〔评按〕本医案出自《先哲医话》，主要涉及中风的复发与缓急论治以及标本论治问题。

60 岁的中风患者，经治未效，似属于中经络的缓解期患者。虽无意识障碍，但可能有运动或感觉机能失常。浅田宗伯接诊后，与其本人共商治法。

中年以上者的中风发病，与该年龄段的体质特点相关，多为本虚标实、上盛下虚之证。本虚多见气虚与阴虚之证，而标实则每以血瘀和痰浊多见。

因体内存在气血阴阳失调，故而即使治愈也难免再发。对此，清代沈金鳌在《杂病源流犀烛·中风源流》里有如下论述："若风病即愈，而根株未能悬拔，隔一二年或数年必再发。发则必加重，或至丧命。故平时宜预防之。第一防劳，暴怒郁结。调气血，养精神。又常服药以维持之，庶乎可安。"

沈金鳌和浅田宗伯对速愈与复发的见解非常一致，想必都来自临床经验。

历来有"急则治标，缓则治本"之说，在此如果以症状和机能的改善为标，那么为预防再复发而改善体质就成为治本。然而图本者非短日之功，患者则求效心切。于是权衡缓急、标本兼顾就成为困难。

患者身为占卜者，有其自我主张，难以强求，故医者应其要求以异功散（四君子汤加陈皮）加乌药、白芷、青皮为方。该方益气兼行气，针对中风恢复期表现为气机虚滞的机能低下而用之。有形阴血虽难速生，但剽悍之气尚可急固。只是，该方治气而未能顾血，治阳而未能调阴，是为欠缺。故虽取效一时，终无济于预防再发。

如果缓治，浅田宗伯认为可用十全大补汤。该方为八珍汤加黄芪、肉桂，是药性平和、可以久服的气血双补处方，以其效缓而不生偏弊，取日积月累之功。

治疗中风恢复期，中国近代医家多用益气活血兼养血通经的补阳还五汤。该方出自王清任于 1830 年成书的《医林改错》,比起十全大补汤似乎更能契合中风的病机,且可依药量大小而调其效之急缓。只是,或许浅田宗伯未曾读过该书。

医案 2 运用经方治疫疹

余江都悬壶之年,为天保七年(1836 年)丙申之夏五月。其始以伯父佐久间宅邸为诊所。是岁,麻疹流行,其证咳嗽、喷嚏、鼻流清涕、眼胞肿、泪汪汪、面微肿、恶心、干呕、头痛、目眩等,酷似天花。但双腮发红、咽中痛甚者不同。或曰咽喉干燥,有麻疹先兆,饮食不进,俗称麻疹,即类麻疹。

余 9 岁曾患此病,略有体验。最初,以葛根汤加桔梗而发汗;似寒热疟者,则用小柴胡汤;烦躁而渴者,用白虎汤;烦躁而泻者,用猪苓汤;便秘者,用大柴胡汤、小承气汤;吐血、衄血者用泻心汤,轻者用黄芩汤;余热不退者,用竹叶石膏汤;微热、咳嗽不止者,用小柴胡汤加葛根、草果、天花粉,大抵得愈。

翌年,至于丁酉,(东京)麻布周围,此疾犹行。南部侯厩吏高濑某女,发疹一日而疹没无迹,心下痞硬、直视、喘鸣、脉洪数,须臾闷绝如死,父母相拥而泣。余诊之,脉未绝,因与紫圆。忽吐泻如倾,喘满如失。再与麻杏甘石汤而安。

笄桥御具役真野幸次郎妻,丙申九月二十三日分娩,本无异常。至第 6 夜,突然发热、咳嗽、甚口苦、咽干、舌苔白。余曰,此非血热,恐是感受疫疹。以葛根汤加桔梗石膏与之。至翌日,果然面部赤肿,周身发疹。往来寒热,汗出、头痛如裂,与之小柴胡加石膏汤。

当年疫疹，以上 2 人尤其为重剧。是岁之疹，用石膏则二三日后下利而热大解，并无后患，屡试屡然。盖与后年之疫相比，属易治者。

〔评按〕本例记述了浅田宗伯 22 岁刚刚开业时，灵活应用《伤寒论》经方，对变化多端的疫疹随证治之的情形。文中反映出疫疹的一般特征，还录有医者特别印象深刻的 2 例具体医案。患者主要以阳明肺胃或少阳热盛为特点，治疗则多用石膏、大黄甚至巴豆（紫圆），以及柴胡、黄芩、桔梗等宣上开下，一以清泻里热、驱除邪气而为急务。浅田还特别提到他"用石膏则二三日后下利而热大解，并无后患，屡试屡然"的经验。从选方用药可见他临床根基在于《伤寒》学术。

医案 3　辨证论治疗历节

〔患者〕向两国菱屋直吉女。

〔症状〕患历节风，数月未愈。关节红肿如毬，日夜疼痛号泣。且腹中有块，经水不调。前医投祛风舒经诸药，疼痛反而愈剧。

〔诊察〕余诊之日，无表证，不当发汗；有热红肿，也不宜用乌头、附子。其人经水不调而四肢疼痛，为病在血分，应活血疏气。

〔处方〕余故乡信州伊奈郡某家，传有痛风一方（四物汤加厚朴、香附子、甘草、红花、独活，酒煎），余拟此方与之。

〔转归〕五六日后疼痛大减，红肿亦消，唯腹块依然，因兼用硝石大丸。翌月经水大来，腹块消散，四肢复常。

〔余谈〕余治历节，每用越婢汤、大青龙汤、续命汤，以发表而奏速效；对于日久疼痛难忍，或脚独肿，或四肢瘰瘰者，则乌头汤、桂枝芍药知母汤有效；对于热毒剧者，千金犀角汤、《兰室秘藏》当归拈痛汤得验；唯属血分者，古人方少，而余用此方。对于其病尤剧，或属西洋所谓跳血囊者，用桂苓丸加附子、桃核承气汤加附子，屡屡得效。

〔评按〕此例医案，出自《橘窗书影》。表现出了浅田宗伯临床重视辨证的特点。对历节风患者，他在诊察时，详辨"证"之表里、寒热和气血之异，并在经方、时方与民间方之间灵活选择，具有广阔的临床视野。

第四节　小　结

　　以多纪家族为核心而活跃于江户时代后期的考证派，为我们留下了众多业绩。考证派的特点是以中正客观的态度研究经典以及各家学说。在"证"的研究领域，他们对于"病证"的研究成果最为突出。例如对于"痰饮"，考证派搜集了庞大的包括佛经以及众多已经在中国散佚的文献，于"痰饮"源流、"痰"与"饮"的特点以及相互关联和相关证治等方面，有精深入细的考察。多纪元简、高阶枳园、石崎淳古以及今人远藤次郎等汉方学者侧重于"痰饮"的发生学研究之方法和成果，足资我们今天继续研究时参考和借鉴。

　　中医历来重视"痰饮"的病因病机与证治。《伤寒杂病论》强调"饮"，而晋隋以至金元时期以来，则转而强调"痰"。以至于出现"有形之痰""无形之痰""广义之痰""狭义之痰"以及"痰生百病，百病生痰"诸说。加上"难病、怪病从痰论治""难病、怪病从瘀论治""难病、怪病从风论治"等经验口诀，以及彼此概念均不清楚的"痰瘀互阻"等概念盛行，可以说，"痰"与"痰病"概念的内涵与外延近年来陷于模糊不清的局面。在此背景下，如何改善"痰"病研究的混乱局面，是值得中医药学界深入讨论的问题。

日本考证派对于中风、伤寒、脚气、蛔虫等众多病证的文献研究，都留下了宏富的资料，表明这些疾病在当年均是常见而又多发的。

折取古方派和后世派学术特点之长，或对汉方与兰方的诊疗方法兼收并蓄，是兴盛于江户时代后期的折衷派的主要特点。折衷派医家主要致力于临床研究，但其中也有一些在理论和临床上均对后世带来影响的人物。

例如，和田东郭崇尚方药简洁，临床善用四逆散等《伤寒论》方剂，但他重视病机与辨证，重视辨证与辨病相结合等方法，而并非仅仅以"方证相对"的方法论进行临床。在"证"的虚实分类上，东郭强调体质因素，他的虚证、实证和虚实间证三型分法，被日本汉方医学界沿用到今天。

本间枣轩是华冈青洲的弟子，典型的汉兰折衷派人物。他同其师相似，在手术以及手术与汉方并用疗法之外，也常常单纯运用汉方诊疗。从相关医案可以看出，本间善用"方证相对"方法，又善于辨识"主证"并准确把握"方证"和"药证"；在详问病史、四诊合参以审因辨证方面，本间枣轩也表现出相当高超的功力。

浅田宗伯是江户幕府末期至明治时期日本汉方医学界最著名的

医家。他博采古今众家之长，勤于实践和著述，于理论和临床的建树都对今天的日本汉方医学具有相当大的影响。浅田集"方证相对""口诀汉方"以及"辨证论治"等方法论于一身，不拘一格，运用灵活。

第六章

近现代汉方医学的复兴与流派演变
——并非一脉相承的复兴与传续

本章主要就明治维新至大正、昭和年间的汉方医学流派演变进行考察。首先对西医学开始传日到明治维新后汉方衰退的历史加以简要回顾，进而就大正至昭和时期汉方医学的主要流派及其特点加以解析。

第一节　西洋医学传日至明治维新后汉方衰退的轨迹

日本的江户时代，又称德川时代，是江户幕府（德川幕府）统治下的时期。从庆长八年（1603）德川家康被委任为征夷大将军并在江户（现在的东京）开设幕府开始，到庆应三年（1867）把大政奉还给天皇时结束，持续了264年。这是日本封建统治的最后一个时代，也是孕育了日本西医学雏形的年代。当时，征夷大将军是国家中央实权的最高掌控者，而天皇不过是被幕府架空的日本象征性元首。

一、德川幕府的闭关锁国与"兰学""兰方"

在德川幕府的各项国策之中，影响最巨者莫过于 1637—1854 年实施的闭关锁国政策。

其实，幕府最初的政策是相当开放和宽松的，外国人可以在日本从事各种商业活动，日本人也可以出国经商。不过，伴随商业贸易的国际往来，欧洲天主教的传教活动也在日本展开，使得日本各地教徒迅速增长。

天主教的教义与东瀛的神道教以及传统的佛教大有不同：天主教主张人人平等自由，与日本严格的等级制度相矛盾；天主教尊"上帝"为最高主宰，让信奉"天照大神"的日本人难以接受；天主教忠于上帝，与日本的忠君观念格格不入。与此同时，日本各地的地方领主（大名），为获取经济与政治资本而扩张势力，他们通过不同关口与欧洲各国商人以及宗教势力建立私密关系，严重影响到中央政权的稳定。这些自然会引起江户幕府的不安，造成幕府对天主教及其教徒的打压和限制，最终导致锁国政策的实施，仅允许中国与荷兰的来船通商，而且仅在长崎港"一口通关"。

为什么仅开放与中国、荷兰的通商呢？原因在于日本与明代的中国，曾有着隆盛的贸易交往。即使江户幕府遇上了中国改朝换代为清朝的事变，但是一衣带水的两国作为邻邦，保持了传统的通商交往；而荷兰在当时欧洲发达的列强中，是为数不多的只与日本通商却没有在日传教的国家。这就是在江户时代的日本海禁锁国情形下，中国的医书依然可以通过商贸活动传日的原因；也是欧洲包括西方医学在内的科技信息，能够以"兰学"名义通过荷兰在长崎的出岛建商馆所设窗口源源不断地输入日本的原因。

也正是江户时期的锁国政策，使得日本的文化、技术以及在各领域的研究，都进入到一个相对独立的阶段。原本主体上与传统中医学同根同源的日本医学，在日本形成汉方医学体系以及各流派，出现异枝以及分流。

西洋医学的传日，是从江户时代之前的日本战国时代开始的。战国时代，指前面提到过的后世派鼻祖田代三喜与曲直濑道三所活跃的室町时代的应仁之乱以后到安土桃山时代之间群雄割据的年代（1467—1590）。那时，日本与葡萄牙和西班牙的来航贸易（被称为"南蛮贸易"）已经开始，伴随着欧洲商人与天主教耶稣会传教士的纷至沓来，1556年，有葡萄牙人在丰后府内（今大分市）最先开设西式病院，并于行医的同时传教。尤其是特色显著的西洋外科（南蛮流外科），率先在日本产生了影响。

到了禁教并锁国的江户时代，荷属东印度公司向在长崎出岛的荷兰商馆派驻医师，他们除了行医，还向日本人传授"红毛流医学"。这一与荷兰相关的西洋医学体系，后来也被日本称为"兰学"，其医术、医方被称为"兰方"，以便与源于中国医学的"汉方"相互区分。

二、解剖学研究与西洋医学的普及

作为古方派鼻祖之一的后藤艮山，有一名弟子叫山胁东洋（1706—1762）。东洋在"兰学"影响下，提倡亲试实验，在实地观察、解剖死刑犯的尸体后，其解剖所见与中国医籍里的脏腑之论不相符合，进而对传统的阴阳五行与脏腑学说提出质疑。他在1759年出版解剖学专著《藏志》，一开日本汉医学界以实证方式进行医学研究的风气。受其影响的杉田玄白与前野良泽等人于 1774 年共同将荷兰文版的《解体新书》加以翻译刊行，引起日本社会轰动。由此，以西方解剖学研究以及外科医术为先导的日本兰医教育与兰医医师得以诞生，西洋医学知识也逐步得到普及和推广。到 19 世纪中期，西医势力在日本剧增，与汉方医之间的冲突也屡见不鲜。

众所周知，17 世纪末期（1688—1704），欧洲兴起文艺复兴运动；18 世纪 60 年代至 19 世纪中期，以英国为中心的西方兴起以蒸汽机为标志的第一次工业革命；到 19 世纪下半叶，又兴起第二次工业革命，人类开始进入电气时代，信息革命也取得长足进展。日本在闭关锁国期间，并不能完全阻挡迅猛发展的西方科技、经济与文化等领域的信息涌入。西学东渐，带动了日本社会包括医学界在内的观念与意识形态的改变。

进入 19 世纪，处于末期的江户幕府逐步获知海外西洋的科技、经济、文化、社会等的繁荣发展状况，对比封闭而保守的日本，越发感到心惊。

1853 年，美国东印度舰队司令马休·佩里率舰队驶入江户湾，以蒸汽炮舰威逼日本打开国门（史称"黑船事件"）。于是，日本开国以全盘吸纳西方的最新科技，促使日本文明开化与富国强兵的转型维新势在必行。

与此相应，抽象而难解的传统中医学与汉方医学中的阴阳五行、脏腑经络以及五运六气等理论，在那时的日本社会显得并不合时宜。于是，在从 1868 年开始的明治维新西化风潮之中，原本雄踞于日本医学正统地位已逾千年的汉方医学遭到废黜，被西洋医学取代。

第二节　大正至昭和年间汉方医学的复兴与主要流派

1868 年，明治政府公布了日本今后的医学将以西医学为依据，实行全盘西化并废止汉方医学的措施。1874 年（明治七年）开始实行医师西洋七科考试制度，用自然淘汰法逐步消除特许执业的汉方医师。汉方医界以山田业广、浅田宗伯、森立之、浅井国干等为核心结成的温知社，从 1879 年起多次组织全国的请愿斗争，要求政府修改医师法，另定汉方医师考试条例，并允许汉方医界办学育才，但是难挽颓势。1895 年（明治二十八年），他们的议案在帝国议会上遭到否决，汉方医学的救亡运动至此彻底失败。

一、和田启十郎与《医界之铁椎》

时光流转到 15 年后的 1910 年（明治四十三年），在日本汉方医学日趋惨淡式微的境况中，通过考试成为西医师的和田启十郎（1872—1916），出版了《医界之铁椎》一书，指出了汉方医学的卓越价值，提出"西医并非万能，汉医也非陈腐"的口号，如同敲击铁锤一般振聋发聩，于日本社会引起巨大反响。

身为西医医师的和田，立场上并非褒扬汉方医学而贬斥西医。他在当时西医治疗学依然捉襟见肘的现实中，强调作为民族传统医术的汉方医学之临床效用与其不可忽视的可贵性。

和田氏的汉方医学体系，主要源自吉益东洞流的古方派学说，其特点是极力排除中医学的思辨性。和田主张将近代科学引入汉方医学这一传统的东方智慧之中，以推动其发展，并让世人对其重新加以认识。随之，医师汤本求真成了和田启十郎的弟子与坚定的追随者。1927 年，他出版了《皇汉医学》一书，其内容表达了与和田相似的，希望能将汉方医学体系与西医学内容加以融合并进行重新构筑的理想，其观点也与吉益东洞的"排除唯心而求实体"之理念相合。

寺泽捷年在 2012 年谈到，和田启十郎与汤本求真的上述见解，应该都与他们先学西医后学汉方医学的经历有关。与江户时代的汉方医不同，从和田与汤本的时代开始，在日本从事汉方临床的，都是学过西医之后再来学习和应用汉方医学的西医师。这一点，有些类似于中国的"西学中"者。

以《医界之铁椎》的出版为号角，加上其后《皇汉医学》一书的呼应与明治维新以来汉方医学界尚未全熄的薪火，以及在日本社会中支持汉方医学的力量重新集结，大正时期至昭和初年的汉方医学复兴运动拉开了序幕。

在此，顺便提及，在现代日本汉方医学体系中，为什么吉益东洞流的古方派观点占据着核心地位。有关这一点，正如秋叶哲生先生在 2021 年 6 月为笔者与王凤英译著的《日本汉方医学与中医学——江户医案纵横谈》一书所写的中文版序言所说的那样："在《医界之铁椎》一书中，作者和田所依据的是江户时代中期吉益东洞所倡导的狭义古方派的医学理论和诊疗方法论。当然，如果我们考虑到明治这一时代背景，就不难想象，当时如若提倡阴阳五行学说，也是近乎不可能的事情。汤本求真，私淑和田，也是一位突出的吉益东洞崇拜者。他们的影响持续存在，他们的观点成为 20 世纪日本汉方医学的主流。"

也就是说，在 20 世纪初叶由和田启十郎与汤本求真率先倡导并复活的汉方医学，是以大刀阔斧、狂飙突进的鲜明风格为特点的吉益流古方派。该流派避开让日本人觉得抽象难懂的传统阴阳五行学说，只讲"方证相对"，这种诊疗思路简单明了，且与传统的中国医学在特点上易于区分，在语言文化上也易于被当时的日本西医界以及一般民众接受。

笔者认为，和田启十郎当年之所以会举起古方派的旗帜复兴汉方医学，除上述背景之外，还与他的汉方师承相关，与明治维新之后日本社会及其个人高涨的民族主义情绪等因素相关。关于后者，从和田启十郎慷慨激昂的文字以及他曾经积极从军的经历中可以看出端倪；他的弟子汤本求真所著《皇汉医学》的书名也可佐证，有不少日本学者认同这一点。以至于在考察江户时期以来古方派的发展变化时，以和田启十郎和汤本求真为代表的流派，被特别称为"皇汉医学派"。

汤本求真所著《皇汉医学》的第一卷之跋文，是请奥田谦藏执笔的。奥田比汤本年少 17 岁，在《皇汉医学》出版时年仅 43 岁。汤本之所以会请奥田写跋，据与寺泽捷年一样有着千叶古方派背景，2000 年写过《奥田谦藏研究》专论的秋叶哲生先生分析，一是汤本了解奥田的学术才能与影响，希望借以扩大自己著作的宣传；二是奥田与江户时期的汉方医家一样，从幼年就跟随祖辈广涉中国古籍，对《黄帝内经》《伤寒论》等古典医籍均有系统研读，其临床训练也经历过师传与面授，是富有实力的古方派医家。也因于此，主要在千叶县活动的奥田谦藏及其门下，被称为"传统古方派"或"千叶古方派"。

在昭和时代的汉方复兴运动中，古方派的学说得到最多展示和传播，以至于被视为现代日本汉方医学的主要特色。其中的主要原因，一是和田与汤本当年影响的延续；二是从20世纪50年代后期开始，中国的现代中医学也对日本产生了影响。与汉方医学的其他传统流派及现代中医学派相比，古方派的学说最具有特殊性，因而也就被视作日本汉方医学的主要特色。

二、昭和年间汉方医界的团结复兴运动

千百年来的日本，是一个以农耕为主的岛国。人口稠密，土地等资源较少，自立门户的"小农意识"以及"小生产意识"，一直影响着江户时代以来逐步发展和繁荣起来的士农工商社会。

依笔者自1989年以来在日本连续20多年的生活体验所见，日本传统文化基因之中遗传下来的有关门户、门派以及派阀的意识，至今仍具有强大的影响力。以日本的企业或商家为例，所谓"百年老店"的"长寿"企业或商家随处可见。不过，这些企业或商家以中小企业或家庭作坊式的经营形式居多。各家企业或商家为了强调自身及其商品的独特性、价值感以及存在感，喜欢体现与具有竞争关系的同业者之间的差异并努力加以标榜。即使差异不大，他们也爱自立门派以处身立世，在自家（门内）与他人（门外）之间划上明确的界线。日本的团体以及个人在处理人际关系上，也具有类似的内外分明特点。

说到日本的汉方医学界，于此也不例外。自从江户时期汉方学派开始分立，不同的流派怀着不同的门户之见，甚至彼此攻讦，互不往来。

笔者在本书的前言部分曾经提及，矢数道明老先生在晚年依然忧之念之的，就是日本汉方医学界各流派不够团结的问题。他回顾，在明治末年，汉方医学急剧走向衰落，也与各流派难以齐心协力、患难与共的弊病相关。而这也是他从早年开始就奋力试图打破的一道壁垒。

曾经在关西活跃，源自后世派一贯堂流的山本岩先生，1993 年与其弟子鹤田敏光医师对谈（翌年被整理成《山本岩的汉方疗法》一书出版）时提到，在和田启十郎与汤本求真的影响下，昭和初年日本汉方复兴运动时各流派开始协作。当时的古方派代表人物汤本求真与后世派一贯堂流的重镇森道伯，都如同是一国或一城之主，彼此均受到学术上唯我独尊意识的局限，难以相容共处。对此派阀间的壁垒，只能由他们的弟子共同努力，携手打开突破口。其中最先发挥了穿针引线作用的核心人物，首推浅田流折衷派的木村长久先生，他是幕末至明治年间的折衷派大家浅田宗伯之弟子木村伯昭的义子与传人。

有资料表明，身为古方派汤本求真的弟子大塚敬节与师从后世派森道伯学统的矢数道明，这两位现代汉方医学界大家的交流，始于 1933 年。那一年，道明先生与其弟有道，一起在东京开设了温知堂医院。不久，有道罹患伤寒而住院，道明先生就延请在该病院附近开设诊所的大塚先生探视诊察。大塚先生处以茯苓甘草汤之后，矢数有道病愈出院。矢数道明先生与大塚先生也由此建立起密切的交往。1934 年，大塚敬节与矢数道明、清水藤太郎等人发起日本汉方医学会，推动汉方复兴运动。

真柳诚在《中华医史杂志》2003 年第 2 期上发表的缅怀《日本汉医学权威矢数道明》一文中提到："1935 年(昭和十年)，由古方派的大塚敬节，折衷派的木村长久，后世派的矢数道明、矢数有道，药学界的清水藤太郎，针灸学界的柳谷素灵，医史学界的石原保秀等 7 人，联手发起设立了'偕行学苑'。以前各派曾经自立门户，各陈其说。其后各学派则力求大同团结。此次偕行学苑的成立，就为各学派的融合共进打下了基础。"

偕行学苑于 1936 年在东京的拓殖大学举行了第一届汉方医学讲习会，1937 年后此讲习会隶属于拓殖大学，被列为正式课程，一直持续至 1949 年的第 9 届为止。听讲者总共有 900 人左右，此讲习会为日本汉方医学界、针灸界培养了大量优秀的人才。

至 1938 年，4 届听讲生已达到 350 名。乘此良机，偕行学苑与中国的中医名家叶橘泉、张继有、杨医亚先生呼应协作，以振兴东亚传统医学为目的，结成了东亚医学协会。该协会在日本一直持续活动至今，会刊《东亚医学》于 1939 年创刊，1941 年与《医道之日本》合并为《汉方与汉药》杂志，1954 年以《汉方之临床》为名复刊，发行至今，2023 年已刊行第 70 卷。

1939 年，藤平健与长滨善夫等人，在千叶医科大学（千叶大学医学部前身）创设了东洋医学研究会。其后，该会所在地成为日本东洋医学会的筹备处与事务局。

1941 年，以拓殖大学汉方医学讲座核心讲师群的综合授课资料与各自临床经验为基础，由古方派的大塚敬节、折衷派的木村长久、后世派的矢数道明等人联合编著出版了《汉方诊疗的实际》一书。本书打破了以往的流派隔阂，成为日本最初的汉方流派交流的结晶，是奠定现代日本汉方医学特点的源头之作。

1943 年，东京同爱纪念病院设置东亚治疗研究所，由板仓武担任所长，大塚敬节等人参与。该研究所就汉方、针灸以及药理学内容加以探索。

1947 年，千叶医科大学设立东洋医学自由讲座，由眼科学伊东弥惠教授负责管理，支持着其下设的东洋医学研究室及东洋医学研究会。

1949 年，在参与千叶医科大学东洋医学自由讲座的龙野一雄等相关人士的奔走下，创立了日本东洋医学会筹备委员会，大塚敬节、矢数道明等人担任委员。

1950 年，日本东洋医学会成立，并发行会刊《日本东洋医学杂志》。会员由当时不满 100 名，发展到 2003 年会员最多时的 9000余名。

1954 年 8 月，在矢数道明先生的提案下，东亚医学协会"复活"，道明先生任理事长。该协会发行月刊《汉方之临床》，与《日本东洋医学杂志》共同支撑日本汉方医学尔后的学术发展。

寺泽捷年先生曾经就日本东洋医学会与东亚医学协会的发起人加以分析（请参见表6-1），提示其中的和田正系、藤平健、长滨善夫等属于奥田谦藏门下的古方派，矢数道明乃后世派，细野史郎、森田幸门等属于浅田流折衷派，大塚敬节则是皇汉医学派，而龙野一雄、山崎顺属于汉方科学派，丸山昌朗、间中喜雄则属于针灸近代理论派（长滨善夫也可划归于此）。

表6-1　日本东洋医学会与东亚医学协会的发起人一览表

①日本东洋医学会的发起人
和田正系、藤平健、长滨善夫、矢数道明、细野史郎、森田幸门、大塚敬节、龙野一雄、丸山昌朗、间中喜雄、山崎顺
②东亚医学协会的"复活"发起人
矢数道明、大塚敬节、细野史郎、马场辰二、间中喜雄、森田幸门
③千叶古方派、奥田谦藏的奥门会
和田正系、藤平健、长滨善夫、小仓重成、伊藤清夫、石野信安、锅谷欣市

出处：寺泽捷年. 从《医界之铁椎》的发表至今已过了一个世纪［J］. 日本东洋医学杂志，2012, 63（2）：89-97.

至于为什么在1950年的日本东洋医学会成立4年后，又有必要"复活"东亚医学协会呢？寺泽捷年分析认为，这可能是在日本汉方医学界中，"学"与"术"存在着不同观点的缘故。

虽然学术观点不同，但日本东洋医学会与东亚医学协会的成员是彼此合作的，这从两个团体成立后,《日本东洋医学杂志》与《汉方之临床》的作者近乎一致就可以清楚地判明。

不过，如果把表中②和③的成员暂且从①中去掉，会有龙野一雄、丸山昌朗、山崎顺三人浮现，他们是更加重视"学"的人物，而矢数道明、大塚敬节、细野史郎等人在"学"与"术"之间更重

视"术",所以才促成了东亚医学协会的"复活"。

以上两个学术团体的成立和"复活",是超越流派或学派的日本汉方医学的切实发展。这一阶段的相关史实,在日本成为汉方医学界"大同团结"的佳话。

寺泽捷年《从〈医界之铁椎〉的发表至今已过了一个世纪》一文,对百年来日本汉方医学的变迁与所取得的成绩进行了系统考察。他认为昭和前期的大同团结不仅促进了各流派或学派的发展,也从"学"与"术"两方面构筑起现代日本汉方医学的基础。有关于此,第二次世界大战之后不久发表的一些成果,例如矢数道明所著的《汉方处方解说》(1966 年)、长滨善夫所著的《东洋医学概论》(1961 年),都可以证明。

后世派的矢数先生,将古方派的腹诊引入自己的诊断学,并且接受了古方派"方证相对"诊疗方法论;师从古方派奥田谦藏的长滨先生,则在自著中突破了古方派的框架,对包含阴阳五行以及针灸学、经络学等的传统医学内容进行了合理的论述。就不同流派而言,这些都是前所未有的突破。从中还可以看出,以"方证相对"论为主轴,适当地将阴阳论、五行论或者西医学的病理论作为辅助手段而加以运用的"现代日本汉方"的雏形,已经在这一时期孕育而成。

三、大正至昭和时代汉方医学主要流派谱系

多年来致力于汉方医学各家学说研究的现代医家安井广迪先生,在其所著的《日本汉方各家学说》一书中,提出了江户时期后世派、古方派、江户官学派、折衷派、汉兰折衷派、考证派的分

类。在此基础上，他又于 2006 年日本东洋医学会年会上所做的
《汉方诸学派的走向》演讲中，提出在大正至昭和年间，主要有承
续江户时期各流派的昭和古方派、浅田流折衷派、一贯堂流后世派
等流派存在。

2012 年，时任东亚医学协会理事长的寺泽捷年，在刊于《日
本东洋医学杂志》的"日本汉方的特征"一文中指出，诞生于江
户时代的后世派、古方派、折衷派等流派，至今依然存在。他回
顾大正至昭和初年日本汉方医学界的学派，认为主要可归纳为以
下 4 种。

（1）和田启十郎、汤本求真、大塚敬节的重新发掘古方之一流，
属于古方派中的皇汉医学派。

（2）奥田谦藏、和田正系、藤平健、小仓重成等的传统古方派
一流。

（3）森道伯、矢数格（1893—1966）、矢数道明的一贯堂流后
世派。

（4）新妻庄五郎、细野史郎、坂口弘（1921—2003）的浅田流
折衷派。

寺泽捷年认为，大正至昭和初年的日本汉方医学体系，与江户
时期的不同之处在于：昭和初年，各流派实现了彼此携手交流和相
互协作的大同团结局面。为此，可以将 1931—1941 年视为现代日本
汉方医学的摇篮期。

整理并补充安井与寺泽两人所述内容，笔者做成下列"大正至
昭和年间日本汉方医学主要流派谱系"一览表。

表 6-2　大正至昭和年间日本汉方医学主要流派谱系

流派	代表医家	主要学说及特点
昭和古方派	和田启十郎、汤本求真、大塚敬节、荒木性次、佐藤省吾等人（吉益古方派、皇汉医学派），其后有山田光胤、大塚恭男、松田邦夫等；奥田谦藏、和田正系、小仓重成、藤平健、伊藤清夫、长滨善夫、石野信安、锅谷欣市等人（传统古方派、千叶古方派）	和田与汤本都是吉益东洞的崇拜者，汤本重视腹诊以及水毒和瘀血等病因；奥田是传统古方的继承人，深受尾台榕堂的影响
浅田流折衷派	以浅田宗伯的弟子木村伯昭、新妻庄五郎、中野鸿章以及木村长久为主，其后有细野史郎、森田幸门、安西安周、坂口弘、山崎正寿等人	以《伤寒论》的经方为主，也选用特定的后世方
一贯堂流后世派	森道伯与东京的矢数格、矢数道明、矢数有道、矢数圭堂，以及以关西大阪为中心的中岛随象、山本岩、田川和光、松本克彦、中岛泰三等人	将体质分为瘀血证、脏毒证、解毒证三大类，分别对应五首方剂（荆芥连翘汤、柴胡清肝汤、龙胆泻肝汤、通导散、防风通圣散）

　　以上各流派，都形成于昭和前期（1926—1945），并在整个昭和时代不断发展和演变。

　　在昭和时代中期（1946—1965）至后期（1966—1989），伴随着西医学日新月异的发展，以及 20 世纪 70 年代以来中日两国实现了战后邦交正常化，中医学对日本影响的日益增多，尽管古方派在日本汉方医学界里一直居于核心和主导地位，但由于内部各流派之间的学术交流与折衷、汇通的深化，许多汉方医家渐渐变得不再拘泥和固守以往的门派之见；与此同时，学习、借鉴和吸取现代西医学以及现代中国中医学的学术成果，以完善和发展汉方医学的机会逐步增多，业界内的气氛不断出现相应变化。

特别是 1976 年以来，日本汉方医学主要的临床形式演变为以运用 148 种汉方颗粒成方制剂作为主要治疗方式的"医保制汉方""病名汉方""冲剂成药汉方"，随之出现了按照"方证（症）相对""方病相对"或"辨证论治"等多元的诊疗思维及方法论，以现代西医学为本位而不拘泥于传统流派的现代日本汉方的新生代、现代中医流派等，也在日本汉方医学界里派生出来。

第三节　昭和时代汉方医学主要流派的学术特点

因吉益古方派的汤本求真、大塚敬节的著作与学说在中国传播较多，在此想就千叶古方派与一贯堂流后世派的临证特点加以简介。

一、千叶古方派的特点管窥

藤平健、小仓重成、伊藤清夫（1910—1998）3 人，是奥田谦藏的重要门生，因为他们都能言善辩而曾经被谑称为"千叶的三羽乌鸦"。奥田谦藏一生秉承家传，专注于对经方的研究与应用。以他为首的千叶古方派的学术观点，可以用其著作《汉方古方要方解说》自序中的这段话来加以概括。

学者一旦通晓此经（《伤寒论》《金匮要略》），得其微言大义，则可扩充无限，变通无穷。即可以一方而应众病，未必用异术奇品，亦能起难疴痼疾。

可以看出，奥田谦藏对仲景经方推崇备极。所以，他在应用方剂时，重视把握原方整体的方意、方格。奥田所谓的"方格"，是指方剂具有类似于人格的特性。而一旦应用时进行加减，奥田认为原方的方意、方格也就要随之改变。所以，他在古方的应用上固守原方，对于加减或合方都是极为谨慎的。

不过，从表6-3可以看出，奥田谦藏的上述3位重要的门生，在重视古方的同时，对方药的选择与加减等则呈现了不同的学术特点。

表6-3　千叶古方派主要成员的学术特点

医家	学术观点	选方用药特点	学术主张
奥田谦藏	重视古方	重视原方整体的方意、方格	追求学术并重的体系化汉方
小仓重成	古方单方主义	不用后世方，用方不加味	潜证论
藤平健	以古方为中心	用后世方，时常加味	并病论
伊藤清夫	主方用古方	常常加味多种药	逐次实验法

出处：中村谦介. 千叶古方的加味方［J］. 日本东洋医学杂志, 2000, 51（3）：70-77.

在上表中，为什么对于原方的变化，仅强调"加"而不谈"减"呢？原因在于1976年以来，日本汉方临床上所使用的方药，正逐步以颗粒冲剂形式的成药制剂为主体，而使用饮片、汤药形式的汉方治疗则日趋式微。颗粒成药，可以合方或加味，但是没有减味的可能性。临床上如果仅依赖这种成方制剂进行汉方诊疗，则不能不说实属汉方医学在现代的一种畸变。

（一）奥田谦藏对于"证"以及"八纲"的研究

中村谦介提示，在以往重视临床之"术"的古方派中，奥田谦藏是少有的于把握症状之现象基础上，孜孜追求其本质的学者。与吉益东洞"医之学，唯方耳"的观念有所不同，他是主张"学""术"并重的。

就"虚实"的概念，1954 年奥田谦藏 70 岁时曾经定义为："虚是内容空虚之义，指正气异常衰惫的状态；实是内容充满之义，指邪气充满体内的状态。"（《伤寒论梗概》）而在他 77 岁时将定义改为："虚证呈现为内容空虚的状态，以气力、脉力、腹力的减退为特征；实证表现为内容充实的状态，以气力、脉力、腹力的亢进为特征。"（《伤寒论讲义》）

奥田就"证"的定义也进行了长期探索，本书在谈及吉益东洞的"方证相对论"时，曾经介绍过他对于"证"的如下定义："所谓证，是指体内病变表现于外部的征候。据此而可以证明病的实态存在，也可以质之于药方而为证据。"

奥田的观点至今在日本汉方医学界仍具有重要的影响力，其意是"证"既具有临床表现的意义，也具有处方之适应证，也就是"方证"的意义。在昭和时代，以奥田及藤平健等为代表的千叶古方派，曾经将"方证相对"中"方"与"证"的关系，形象地比喻为"钥匙与锁"的关系。亦即，他们认为一把钥匙对应着一把锁，"方"与"证"之间也存在着"对号入座"式的——对应与契合的关系。

对于阳证与阴证，奥田谦藏则持有如下认识。

属于阳证的疾病，一般生理功能异常亢进。大致表现为体温升高，伴有恶寒或恶寒战栗，或无恶寒而唯以热为主，或头痛、眩晕、身体疼痛，或项背强急、面色潮红、呼吸频数、食欲减退或亢进，或发呕吐、心悸、烦渴，或口舌干燥、舌见厚苔，或见便秘倾向，或无论有无发汗而尿量减少、浓缩，或心动急速而亢盛，脉通常也显现为浮、数、疾、滑之象。

属于阴证的疾病，一般生理功能异常减退。大致表现为体温不升或低于正常体温之下，或偶有升腾而表现为虚热。皮肤苍白，身体畏寒，甚则手足厥冷。或气力衰惫而好蹉卧，或陷于嗜睡状态，呼吸浅薄，心动微弱，不见烦渴，口舌湿润而无舌苔，粪便软甚或泻痢自下。或尿频而其色清澄。心力减退的结果而见脉象沉、涩、迟、细。

奥田门学派的中村谦介认为，奥田谦藏除了以上认识，还试图努力对汉方的疾病观加以概括和整理。例如，在阴阳与寒热、虚实、表里的关系上，奥田谦藏认为阴阳之中包含寒热、虚实、表里这三类要素。笔者认为，这实际上就是中医学历来强调的"八纲"以及"八纲辨证"。

（二）中日医家对"八纲"与六经的关注

说到阴阳与寒热、虚实、表里这"八纲"，在中医学里早有渊源。但从东汉至明清，虽有"八纲辨证"之实，却无"八纲"之名，在中医文献里只见"八要""八字""八者"之称。

前面介绍后世派代表人物曲直濑道三的手稿《切纸》之"五十七条"篇章内容时，提到在"辨证"方面，有"诸病先明虚、实、冷、热、邪、正、内、外八要"的论述。这实际上就是"八纲"辨证内容的前身"八要说"，其最初是由寇宗奭于北宋政和六年（1116年）在《本草衍义》中提出的。

活跃于江户末年至明治时期的著名折衷派汉方大家浅田宗伯，

在明治十九年（1886 年）出版著作《橘窗书影》。其开篇 "栗园医训五十七则" 中，也对此 "八纲" 的重要性加以特别强调。他指出："阴阳、表里、虚实、寒热，是医家之心法。临万病之际，此八者均需精细辨别。"

笔者认为，以上有关 "八纲" 的内容，"栗园医训五十七则" 也是对曲直濑道三 "五十七条" 内容的摘编，二者的来源是相同的。

不过，在王致谱与农汉才主编的 "民国伤寒新论丛书" 中，祝味菊所著《伤寒质难》的前言中记载：直到中国的民国时期，祝味菊才首次以 "八纲" 来归纳和称呼这一对于 "证" 的归类方法以及辨证体系，也是第一次令 "八纲" 中的四对辨证范畴明确了其内涵和相互关系。祝氏的归纳，完成了 "八纲" 辨证从内容到形式上的统一，促进了此后中医学整个辨证论治理论体系的总结。

有资料显示，祝味菊的《伤寒质难》成书于 1944 年，第一版于 1950 年在上海刊印。书中对于 "八纲"，有如下论述："杂病种类繁多，古人以为不出八纲范畴。明八纲，则万病无遁形矣。所谓八纲者，阴阳、表里、寒热、虚实是也。古昔医工，观察各种疾病之征候，就其性能之不同，归纳于八种纲要，执简驭繁，以应无穷之变。夫征候者，疾病发展时所显之各种症状也；八纲者，古人管理疾病之一种定律也。在繁复之征候中，欲求一简明之系统，虽未免迹近于抽象，然巧匠不废规矩。八纲之概念，实有助于后学之探讨。"

祝味菊在学术上主张 "学说无国界，求是而已"（见《伤寒质难》）。其早年曾有学习西医的经历，并于 1910—1911 年赴日本进行医学考察。

同样受到日本汉方医学影响的，还有经方派医家恽铁樵（1878—1935），他比祝味菊更早活跃在民国时期医坛上。众所周知，余云岫1917年发表《灵素商兑》，挑起了中医存废之争。恽氏则于1922年发表《群经见智录》，首先回应挑战。其后，他又于1923年、1933年先后发表了《伤寒论研究》与《伤寒论讲义》，提出以伤寒学的复兴来重振中医的学术主张。他对于伤寒学术的研究与挖掘，吸收和采纳了许多近代西医学以及日本古方派的学术观点。例如，恽氏在1923年出版的《伤寒论研究》一书中就指出："《伤寒论》第一重要之处为六经，而第一难解之处亦为六经……吾近得东国喜多村氏所辑《伤寒论疏义》，其序文中有一节，言六经极明白了当，为我国注家所未能言者。兹录制如下，亦他山之助也。喜多村之言曰：本经无六经字面，所谓三阴三阳，不过假以标表里寒热虚实之义，故非脏腑经络相配之义也。"

《伤寒论疏义》由喜多村直宽编撰，刊行于日本嘉永四年（1851）。喜多村直宽（1804—1876），字士栗，通称安斋，号栲窗，为江户末期日本考证派的重镇之一。与多纪元坚、小岛宝素三人，被视为日本文政天保年间博通医学、不负天下众望的医家。他于文政4年（1821）入江户医学馆，第二年经考试被选为首席，成为医学教读。天保十二年（1841），37岁的喜多村任医学馆教谕，之后任侍医，并被授予日本医学界最高的法印位阶。

在前面提到的《伤寒质难》里，祝味菊就六经与"八纲"的关系，也引用了喜多村直宽的论述："日人喜多村《伤寒疏义》曰：伤寒三阴三阳，所以标病位也。凡病之属阳属热属实者，谓之三阳；属阴属寒属虚者，谓之三阴。若细析之，则邪在表而热实者太阳也，邪在半表半里而热实者少阳也，邪入胃而热实者阳明也，邪在表而虚寒者少阴也，邪在半表半里而虚寒者厥阴也，邪入胃而虚寒者太阴也。太阳与少阴为表里，少阳与厥阴为表里，阳明与太阴为表里。是以太阳虚则是少阴，少阴实则是阳明。是乃疗病变化之定理，三阴三阳之大略也。"

祝味菊认为："其六经定义，不外以病变八纲为枢纽，较之以病位深浅、病势轻重分六经，又更胜一筹矣。"

以上，笔者引用了民国时期的恽铁樵，以及与奥田谦藏活跃于同时期的祝味菊，还有江户末期的喜多村直宽、浅田宗伯对于"证""八纲"以及"六经"的见解。首先想说明，近现代的中日两国医界在学术研究上存在着彼此影响、相互参照的关系；其次想提示，深受日本以及民国时期《伤寒论》研究影响的中国现代经方派大家胡希恕（1898—1984）的"六经八纲经方医学体系"的理论核心，应该也是源自这里。

胡希恕以"八纲"释六经，认为六经来自"八纲"，"八纲"是六经的理论指导；张仲景在《伤寒论》中将"八纲"辨证上升为六经辨证，并在辨六经之后辨方证。所以，方证的判断就是六经八纲辨证的继续。胡氏的学术观点，与喜多村直宽、恽铁樵、祝味菊以及奥田谦藏可以说是关联并相通的。

顺便提及，在中国中医界，对于《伤寒论》里"三阴三阳"的"六病"分类，至今一般多称为"六经"或"六经辨证"；而日本汉方医界则历来不谈"六经",只称"六病"或"三阴三阳"。其原因,也正如恽铁樵所提示的"喜多村之言曰:本经无六经字面,所谓三阴三阳,不过假以标表里寒热虚实之义,故非脏腑经络相配之义也"。也就是说,日本汉方医学界认为,三阴三阳的六病分类,并非与脏腑、经络相关。这是中医学与汉方医学对《伤寒论》理论在认识上有所不同的一个具体实例。

二、一贯堂流后世派的学术特色

前面在考察曲直濑玄溯的"寒毒"与"药毒"之论时,曾经提到近现代的日本出现了以"五方三大证"为核心的后世派"一贯堂流医学"。

"一贯堂流医学"体系,由历经明治、大正至昭和初年的后世派医家森道伯创立,其门派的继承者以日本关东地区的矢数一门和关西地区的中岛一门为代表。一贯堂流医学富于特色的诊疗,是以解毒证、瘀血证和脏毒证为体质及病证分类大纲,治疗上分别选用荆芥连翘汤、柴胡清肝汤、龙胆泻肝汤、防风通圣散和通导散为基本方,即所谓"五方三大证"的体系。其五方的药物组成,与北宋医家庞安时"温毒五大证"所提示的方剂相当近似。

（一）"五方三大证"的特点及其历史意义

矢数道明先生在《森道伯传》中提到:1918—1919年,日本爆发了流感。森道伯根据当时临床表现的特点将患者分为3个类型,对胃肠型流感施用香苏散加茯苓白术半夏,对肺炎型流感投以小青龙汤加杏仁石膏,对伴有高热的脑病型流感则治以升麻葛根汤加白术、川芎、细辛，救治了许多病患。这一百年前运用汉方抗疫的史实，在 2020 年 COVID-19 全球流行以后，又重新成为日本汉方医界的话题。

而前述的"五方三大证"，是森道伯针对大正时代末期至昭和时代初期日本人群常见的病理体质和多发病特点，选用后世方而构筑起的一个注重体质辨证和预防性治疗的诊疗体系。"三大证"指的是当时 3 种常见偏颇的病理性体质，即解毒证体质、瘀血证体质、脏毒证体质。这 3 种体质的人具有特定的易感倾向，易于表现为相应的病证；而一贯堂流所常用的"五方"（荆芥连翘汤、柴胡清肝汤、龙胆泻肝汤、防风通圣散和通导散），都属于清热泻火或通腑泻下之剂。由此可以看出，一贯堂流的核心特色与道三流后世派最为推崇的"李朱医学"中朱丹溪之滋阴、李东垣之益气的注重补益之学术特点有所不同，反倒是贴近"金元四大家"里主张"火热论"之刘完素与善用"攻下法"之张子和的学说。在这一点上，日本学者认为他们是与日本后世派之中的一个分支，即主要师心刘完素和张子和学说的"后世别派"意气相通的。本书前面探讨后世派的章节里，笔者曾对"后世别派"的特点有所触及。

表 6-4　后世派一贯堂流的"五方三大证"诊疗概观

病理体质	易感倾向及适应证	五种方剂
解毒证体质	也称"腺病体质"。是易患肺结核以及扁桃腺炎、中耳炎、鼻窦炎等炎症的体质	以下 3 方均以四物汤合黄连解毒汤（温清饮）加味组成： 幼年期，柴胡清肝汤（扁桃腺炎、中耳炎等） 青年期，荆芥连翘汤（鼻窦炎、肋膜炎等） 中年期，龙胆泻肝汤（带下病、膀胱炎等）

（续表）

病理体质	易感倾向及适应证	五种方剂
瘀血证体质	表现有瘀血存在的征象，易患肿瘤等慢性病的体质。或具有挤压综合征、挥鞭伤、跌打损伤的患者	通导散：用于挤压综合征、挥鞭伤、跌打损伤等有瘀血者，逐瘀功效显著 备选类方：芎归调血饮第一加减（产后圣药），或治打扑一方、桂枝茯苓丸，或逐瘀药加大黄、桃仁、牡丹皮
脏毒证体质	偏于肥胖、便秘倾向而易患中风、糖尿病以及代谢综合征等生活习惯病的体质	防风通圣散：针对风毒、食毒、火毒蓄积体内，通过表里双解、清泻三焦而驱邪解毒

对于上述解毒证体质，森道伯还区分不同年龄层的人群，分别选用柴胡清肝汤、荆芥连翘汤、龙胆泻肝汤 3 首处方。解毒证体质以幼年期最为多见，随年龄增长而减少，被称为腺病体质。小儿阳气旺盛，易于肝亢化火，发为感冒、支气管炎、喉炎、咽炎、鼻炎、湿疹等炎症性疾病，服用一贯堂流的柴胡清肝汤每可获效。对于肝火扰心、引起心火上炎而见到心神不安或烦躁的小儿，该方也颇有效。

柴胡清肝汤的组成是：柴胡、黄芩、黄柏、黄连、山栀子、地黄、芍药、川芎、当归、栝楼根、甘草、桔梗、牛蒡子、薄荷、连翘，共计 15 味。特点是药物多而药量小。笔者在日本时也常对患儿使用该方，但是对成人患者应用时却难获疗效，可能是剂量偏小的缘故。

此外，青年期解毒证体质适用的荆芥连翘汤，女性妇科病使用的龙胆泻肝汤，都与中医学和汉方医学概念中肝的功能异常相关。

不过，要注意的是，这 3 首方剂虽然底方均来自中国，但却是经过一贯堂流"改良"的方剂，如合用四物汤、黄连解毒汤（方名"温清饮"）等，所以它们在日本都被称为"一贯堂方"或"一贯堂经验方"。

据 1930 年的门诊数据统计，森道伯对 60% 左右的初诊患者使用了上述 5 方的加减方。

其中，防风通圣散加减方的应用更是独占鳌头，在全部处方之中出现频率超过 30%。

不过，我们从以上"五方三大证"中，几乎看不到补益剂的影子。原因是森道伯生活的年代，日本历经了明治维新，社会经济与生活水平大有提高，日本多年处于相对安定的环境，故而患者中偏于实证者居多。森道伯的"五方三大证"体系，可以说是源自一种与时俱进、随俗为变的顺应时代和环境的医学思想。

在森道伯先生过世后，日本疯狂发动对外侵略战争，日本国内出现食品等民用物资匮乏的情况，矢数道明先生的兄长矢数格作为森道伯的直传弟子，在东京诊疗时就再也难以找到能够使用上述 5 方的机会了。

到了物质极大丰富的当代，食品过剩导致人体营养失衡，肥胖及与其关联的多种"生活习惯病"（慢性非传染性疾病）成为严重危害人类健康的疾病。有日本学者认为，一贯堂流后世派的体质分证法和药物调治法，对于疾病的诊断、治疗、预防，至今仍具有重要的科学价值和临床意义。

事实也的确如此，森道伯晚年最爱用的防风通圣散，目前在日本有多种成药制剂行销于市。因研究表明其可以促进能量与水分代谢，具有分解脂肪的减肥功效，所以多年来在日本一直被热卖，甚至成为许多中国旅游者抢手的商品。不过，由该方的组成可知其具有明确的适用范围，绝非可以随意使用。

森道伯开创的一贯堂流后世派诊疗体系与学说，经其大弟子矢数格的整理，1933 年出版了《一贯堂医学大纲》一书，1964 年增订为《汉方一贯堂医学》。其中对"五方三大证"有系统解说，并附有大量验案。从 1933 年的初版开始，书中验案均以西医学病名作为诊断，这在汉方医学界是首开先例的。矢数格也因此而被视为现代"病名汉方"的肇始者。

1941 年，大塚敬节、矢数道明、木村长久合著的《汉方诊疗的实际》出版发行。其体例也是按照西医学的病名而分类。由古方派、折衷派、后世派的专家联合编著出版的该书，打破了以往的流派隔阂，是日本最初的汉方流派交流合作的结晶。该书历经多次增补改订，书名现变为《汉方诊疗医典》，其使得参照或依据西医学的病名而应用汉方药的诊疗方式得以确立，成为确定现代日本汉方医学特点的源头之作，在现代汉方医学界产生了空前的影响。不过，日本医学界对于"病名汉方"至今存在着赞否两论。

（二）从医案浅析矢数道明先生的学术特点

矢数道明先生受其兄长矢数格的影响，1925 年投身医学。入学医校的同时，他就拜森道伯为师，开始接触并学习汉方医学。1930 年他毕业并获得医师资格，行医诊疗至 2001 年 95 岁高龄。在 70 多年的汉方临床生涯中，道明先生学验俱丰，其学术特点难以三言两语而做归结。谨在此提示医案两则，以见其一斑。

医案 1　左胁肋下疼痛用柴胡疏肝汤

〔患者〕山＊＊＊，71 岁，女。初诊于 1986 年 1 月 8 日。

〔主诉〕自去年 12 月起，左季肋下部突然疼痛，2—3 天后，后背肋骨下部亦感疼痛，逐渐波及尾骶骨部。至就诊时，只有前屈才感背及尾骶部疼痛。

〔症状〕体形消瘦，面色正常。脉弦有力，舌稍有白苔。初诊时血压为 180/110mmHg。

发现血压升高 20 年，高压最高时达 180mmHg。腹部稍虚，有胃内停水音，中脘处可触及动悸。左侧期门穴以下呈拘挛状，有压痛。肺部听、叩诊均未见异常。无生育史，尿蛋白（＋）、红细胞（＋）。

〔处方〕乃投以明代叶文龄《医学统旨》中的柴胡疏肝汤。柴胡 6 克，芍药、香附、川芎各 3 克，枳壳、甘草、陈皮各 2 克。

〔转归〕服药 20 日后，左肋弓下部疼痛基本消失。复诊时血压降至 150/100mmHg，三诊时又降至 150/90mmHg。尿蛋白与红细胞均为（＋－），自觉症状好转，可以从事日常活动。

〔心得〕本方可"治怒火伤肝胁病"，具有疏肝、解郁、理气、止痛、活血之功效。其适应证为肝气郁结所致胸胁痛、腹痛、腹胀、痛经等气滞类型者，脉多实。

本方为四逆散（柴胡 5 克、枳实 2 克、芍药 4 克、甘草 1.5 克）加理气之香附、活血之川芎，并以枳壳代枳实而构成，有理气、活血之功效。

柴胡疏肝散则为《张氏医通》中的处方，在上述《医学统旨》之柴胡疏肝汤的基础上，再加栀子及干姜两味而构成。

大塚敬节先生在《基于症候的汉方治疗实际》一书中的胸痛部分，报告过用柴胡疏肝散治疗肺癌时的左胸部剧痛、呼吸困难、不能入睡的患者而获得显效的病例。

（出自矢数道明著、侯召棠编译《汉方临床治验精粹》，中国中医药出版社，1992）

〔评按〕矢数道明先生，是活跃在大正与昭和初年的森道伯所开创的一贯堂流后世派学统的医家，临床治疗以应用唐宋之后的后世方为主。本案例中登场的柴胡疏肝汤以及柴胡疏肝散也属于后世方，道明先生应用该方时参照古今文献，可以看出他的诊疗既贴近现代中医学辨证论治思路，也积极地吸收了古方派腹诊的方法。医案的结尾还提到大塚敬节先生也有应用柴胡疏肝散的验案，既表明矢数先生在学术上对大塚先生的敬重，也向我们提示了昭和时代后期，以矢数先生为代表的后世派和以大塚先生为代表的古方派，在临床上已经不再拘泥于古方或后世方，两派都打破了学派的藩篱，表现出勤求古训、博采众方、相互交流、与时俱进的学术态度。

本医案转引自侯召棠先生编译的矢数道明所著《汉方临床治验精粹》，译自矢数先生的原著《汉方治疗医话》第六、第七卷，这两卷收录了先生1980—1990晚年阶段的诊疗医案。

由于侯召棠先生与笔者的岳父王本显（《中国针灸》杂志创刊主编）是邻居，所以笔者也有缘与侯先生在他编译和出版矢数先生上述著作的前后（20世纪90年代初期）有过一些交流。当时，笔者在日本留学。侯先生曾经数次向我谈起他所景仰的矢数道明先生以及日本汉方医学界的流派问题，从其编译的《汉方临床治验精粹》一书中，我们可读到侯先生由医案而对矢数先生诊疗特点以及学术思想颇为深入的研究。

《汉方临床治验精粹》一书，共收录矢数道明先生的 252 则医案、医话，其中所用的方剂，据侯召棠先生统计，后世方占 60%，仲景方占 40%。在后世方里，又以出自明代龚廷贤《万病回春》的方剂占比居多，达到 16%。可见，身为后世派的矢数先生也频繁地使用经方。其实，这可以说是与曲直濑道三以来后世派的治学宗旨一脉相承的。

曲直濑道三的传人曲直濑玄朔曾在《十五指南篇》中强调："广阅内经，普窥本草。诊切主王氏脉经，处方宗张仲景，用药专东垣，尚从洁古；辨治诸证师丹溪，尚从天民。外感法仲景，内伤法东垣，热病法河间，杂病法丹溪。"矢数道明先生博采众家、不拘一格的治学志趣，可谓一如此说。

医案 2　柴胡桂枝汤的应用

〔患者〕鹤田医师（即"笔者"），35 岁。

〔初诊〕1987 年。

〔主诉〕反复冷热混合浴后，颜面潮热、下肢发凉、时时恶寒、晨起口苦、上腹闷重、时感心悸。

〔病史〕笔者当时在公立医院工作，由于繁忙而无暇运动。身体渐渐发胖，特别是腹部凸鼓。正巧医院旁边有洗浴中心建成，而且桑拿设施完备。笔者之前就听闻西式保健法中的冷热混合浴，即先进入桑拿间热浴发汗，再泡入冷水中，如此反复循环可让人产生类似于运动的负荷，有助于减肥，就决定一试。果然，每次入浴后感觉神清气爽，所以每周要去那里4~5次。

不过，从某天开始，自己感觉到身体异样了。症状有颜面潮热、下肢发凉、时时恶寒、晨起口苦、上腹闷重、时感心悸。这种冷热混合浴，居然导致了植物神经功能紊乱（自主神经失调症）。从汉方医学的角度来看，这可归属由发汗解表法的误用而诱发的少阳病，同时还伴随恶寒与颜面潮热的表证，恰属于柴胡桂枝汤的适应证。

笔者毫不犹豫地开始服用柴胡桂枝汤颗粒冲剂。但是，服药后并未见改善。这很出乎意料，笔者就转而去附近的汉方药局，委托那里调剂柴胡桂枝汤的汤药，然而服用后依然没有好转。其后，又经过2~3次换方，不过已经忘记都用了什么方药，总之是未见寸功。

笔者明白自己的病症唯有汉方治疗才可能改善，于是去当时最权威的汉方医家矢数道明先生那里求诊。

年龄已逾八旬的矢数先生，是位既有泰然自若的大家风骨，又非常和蔼可亲的慈祥医师。他耐心地听了笔者的病史，并细致地为笔者诊察。因为介绍笔者就诊的人说过笔者也学过一点儿汉方，所以先生说："既然你也明白汉方，那么我的说明就是，看你的症状以及腹证，确定是属于柴胡桂枝汤证无疑。"

笔者向先生诉说了至今自己已先后服用过柴胡桂枝汤的颗粒冲剂与汤药，然而丝毫未见好转，矢数先生莞尔一笑说："这回我来处方，请你服用两星期左右。如果症状改善了，你还可以继续服用桂苓丸，以作为进一步的预防性治疗。"

笔者带着两星期的汤药踏上了归途。煎服矢数先生所开的方药令笔者有些吃惊，其色、香、味与之前服用过的同名方药居然显著不同。打开药包与之前服用过的汤药方相比较，首先是药量不一样，从汉方药局购买的一剂药总量仅为 18 克，而矢数先生的处方药量接近 40 克；再将方中的各种单味药拿出来加以比较，无论是柴胡还是人参，都存在若干差异。实在是难以言喻，其药即使是外观相同，但似乎品质上并非一样。

〔转归〕服用矢数先生的柴胡桂枝汤后，笔者的病就全好了。这是 1987 年的事情。

〔心得〕在此之前，笔者对制药厂家所提示的汉方药用量是深信不疑的，以为应用时绝不应该超过其所标明的剂量。不过，从 1988 年 10 月 1 日起有公告提示，汉方颗粒冲剂（浸膏剂）的用药剂量较以往陡然增多了 2~3 倍。这令笔者不由得惊疑：汉方药的用量是否太过随意了？

又过了一年，笔者听到山本岩先生的演讲。山本先生提到："汉方药的剂量，以有效量为适宜量。由于个体差异的存在，用量会因人而异，并非一律的。但是无论怎样说，目前日本由制药厂家所提示的用药剂量，还是过小。"此言令笔者豁然开朗，深感赞同。

（出自鹤田敏光著《山本岩的汉方疗法》，雄浑传媒，京都，2012）

〔评按〕矢数道明先生也常用经方，并且善用经方。他在中国甚至被认为是经方家。本医案提示了矢数先生晚年依据患者的症状以及腹诊内容，得心应手地运用柴胡桂枝汤的一个实例。

本例的患者（即"笔者"）也是医师，在向矢数先生求诊时，把自己已经服用过柴胡桂枝汤的颗粒制剂与汤药但丝毫未见好转的经过告诉了矢数先生。然而矢数先生依然充满自信地给其开了同名汤方，有所不同者一是药量，二是饮片品质。可见处方的疗效，与药量和饮片品质确实是息息相关的。

为了求存和发展，日本汉方医学的各流派在昭和时代初期与中期，逐步打破了门户之见，携手致力于"大同团结"。随着汉方医学各学派之间交流合作的深化，到了昭和时代后期（1966—1989 年），从上述矢数先生的 2 则医案也可以看出，许多日本的汉方专家已经对各学派的内容采取兼收并蓄、博采众方的观点。而更多的日本临床医师，为了克服临床"西医学一边倒"所造成的局限性，注重从临床需要出发，以更为实用和积极的"拿来主义"态度，开始采用折衷、跨流派的方法学习传统医学的诊疗方法以及相关知识。

第四节　医疗保险制度与汉方颗粒制剂

世界上各个国家或地区的医疗卫生政策和法规，都对其医疗行业以及相关领域发挥着重要的规范、引导、推进、扶植、限制等作用。

日本的全民医疗保险制度体系是在 1961 年建立起来的。至于医疗保险与生药饮片以及汉方浸膏颗粒制剂相关的历史，首先是在 1960 年有数种药材饮片被国家所定的保险药价收载，引入到医保体系。1960—1963 年收载的药材品种被渐次追加，至今大约共有 200

品目的药材饮片被收在医保适用范围之内。汉方复方颗粒制剂的开发，最初由大阪的小太郎制药公司于 1957 年模仿速溶咖啡的模式起步，1967 年有 4 品目开始被收入医保，1976 年之后则得以被大幅度追加收载。从 1987 年至今，在日本共有 148 品目（其中一种为外用软膏）汉方制剂可以适用于医保。这类需要医师处方才可适用于医保的复方汉方制剂，也被称为"医疗用汉方制剂"。

20 世纪 60 年代以来，日本政府逐步将一部分汉方药饮片及其制剂纳入医保范围，体现了一些日本政治家与现代医疗界以及现代社会中有识之士对于汉方医学价值、作用、功效的重新反思和肯定。

汉方药品与汉方诊疗纳入医保，自然会大大减轻选用汉方医疗患者的经济负担，刺激患者与汉方医师数量的增长，推进汉方医疗、教育、研究、产业的发展。

有资料表明，1976 年以来，伴随着汉方颗粒制剂与生药饮片进入国家医保范围的品目日益增多，极大地推动了日本的汉方药产业的发展。在 1976 年以前，日本汉方制剂的年产值不足 100 亿日元，1978 年就增长到 200 亿日元，1988 年达到 1000 亿日元，1992 年突破 1800 亿日元。

1987 年，日本汉方生药制剂协会制订了《汉方复方颗粒剂处方药 GMP 标准》，这一生产和质量管理规范使得日本数十家汉方药生产企业对于汉方药品的质量管理有了明确的目标和依据。

此外，在医保范围之外，日本还存在一批不需要医师处方，可以由消费者自行从药店等市面上自费购买的"一般用汉方制剂"，也就是"OTC 汉方制剂"。1972—1974 年，日本药政当局正式公布了

《OTC 汉方制剂承认标准》，明确规定了 OTC 汉方制剂的成分规格与功能效用，收录了 210 个处方。到 2010 年，《OTC 汉方制剂承认标准》中收录的汉方制剂处方增加到 236 种。而在 2012 年版的《一般用汉方制剂承认基准》（新基准）里，处方数量大幅度地增加到 294 种。

OTC 汉方制剂的处方，有一些在药物组成上与适用于医保的"医疗用汉方制剂"相同。不过，需要注意的是，同名称的汉方复方制剂，OTC 制剂与医疗用制剂的药量规格是不同的。前者的一日量大多仅仅是后者的 1/2 左右，这主要是从药品使用安全性方面考虑的。

一、日本国家医保收载的汉方处方种类

考察医保收载的汉方颗粒制剂的种类与方源，表 6-5 可供参考。从中可以看出，出自《伤寒论》与《金匮要略》的经方大致占据半壁江山。而在宋以后的时方里，几乎见不到明清时期温病学派所创的新方。这与近现代的日本，古方派一直居于主导地位相关，也与江户时代的日本闭关锁国导致温病学说传日不多以及未受重视的历史因素相关。

二、日本医疗保险制度对现代汉方医药的影响

就日本医疗保险制度对汉方医药的影响，笔者长期以来一直在留意和考察。在与赵中振共同主编的《日本传统医药学现状与趋势》与《2000 日本传统医药学现状与趋势》中，笔者均认为日本医保制度对汉方医药所带来的影响，具有如下正反两方面的作用。

表6-5　日本国家医保收载的汉方颗粒制剂方源一览

方剂出处	方剂名称	方剂数量	日本汉方流派常用
《伤寒论》《金匮要略》	茵陈蒿汤　茵陈五苓散　越婢加术汤　黄芩汤　黄连汤　葛根汤　甘草汤　甘麦大枣汤　桔梗汤　芎归胶艾汤　桂枝加葛根汤　桂枝加厚朴杏子汤　桂枝汤　桂枝加芍药大黄汤　桂枝加芍药汤　桂枝加龙骨牡蛎汤　桂枝加苓术附汤　桂枝人参汤　桂枝加黄芪汤　桂枝茯苓丸　桂麻各半汤　吴茱萸汤　五苓散　柴胡加龙骨牡蛎汤　柴胡桂枝汤　柴胡桂枝干姜汤　三黄泻心汤　酸枣仁汤　三物黄芩汤　栀子柏皮汤　芍药甘草汤　小建中汤　小柴胡汤　小青龙汤　小半夏加茯苓汤　四逆散　炙甘草汤　大黄牡丹皮汤　大柴胡汤　大承气汤　调味承气汤　真武汤　猪苓汤　当归建中汤　当归四逆汤　大建中汤　大黄甘草汤　加味生姜　当归芍药散　人参汤　桃核承气汤　麦门冬汤　八味地黄丸　半夏泻心汤　白虎加人参汤　茯苓饮　防己黄芪汤　麻黄汤　麻黄附子细辛汤　半夏厚朴汤　麻杏甘石汤　麻杏薏甘汤　麻子仁丸　木防己汤　苓姜术甘汤　苓桂术甘汤　苓甘姜味辛夏仁汤	69	古方派
《外台秘要》《千金方》等晋唐之方	黄连解毒汤　神秘方　当归汤　肠痈汤	4	各派
《和剂局方》《济生方》《女科撮要》等宋末以后方书	安中散　胃苓汤　温清饮　加味归脾汤　归脾汤　芎归调血饮　香苏散　五虎汤　五积散　温经汤　牛车肾气丸　加味逍遥散　加味归脾汤　滋阴降火汤　十全大补汤　润肠汤　消风散　升麻葛根汤　五淋散　辛夷清肺汤　四君子汤　四物汤　大防风汤　心连子饮　清肺汤　川芎茶调散　参苏饮　清上防风汤　清暑益气汤　清心莲子饮　二术汤　二陈汤　女神散　人参养荣汤　竹茹温胆汤　钓藤散　通导散　归脾汤　半夏白术天麻汤　附子理中汤　平胃散　防风通圣散　补中益气汤　薏苡仁汤　抑肝散　六君子汤　龙胆泻肝汤　六味地黄丸	48	后世派以及折衷派
日本独创或在中国原方基础上的加减方	乙字汤　葛根加术附汤　桂枝加术附汤　桂枝茯苓丸加薏苡仁　葛根汤加川芎辛夷　九味槟榔汤　荆芥连翘汤　桂枝加术附汤　柴陷汤　柴胡清肝汤　柴朴汤　柴苓汤　七物降下汤　十味败毒汤　小柴胡汤加桔梗石膏　治头疮一方　猪苓汤合四物汤　茯苓饮合半夏厚朴汤　抑肝散加陈皮半夏　立效散	21	各派

出处：寺泽捷年. 日本汉方的特征 [J]. 日本东洋医学杂志，2012，63（3）：176-180.

首先，如前所述，汉方医药享受医保制度，会促进患者与社会民众对它的追求和接受，刺激医师学习和应用的动力增加，也会带动汉方的学术研究、医疗、产业的发展。有资料表明，20 世纪 90 年代初，日本医师在临床上使用汉方颗粒制剂者达到 70%以上；21 世纪初，这一数字超过 80%；到了 2010 年左右，日本有约 90%的医师或多或少地在应用汉方诊疗。

其次，吸收现代科技发展的免煎颗粒制剂，虽然携带、保存与服用十分便利，但其为了适用医保的条件和环境而异变为"畸形的汉方"。

所谓"畸形"，是指在目前日本医保范围内的汉方药处方，几乎全部应用颗粒复方制剂。绝大多数日本医师，因为在校学习时没有接受过系统、深入的汉方医学教育，不会开汤药，所以日本现代汉方的主体也就变成了"复方颗粒剂汉方"。这"畸形的汉方"也被看作适用于医保的"病名汉方"，亦即为了能够得到医保的审批，削足适履地按照医保所要求的西医病名，选择汉方的复方颗粒剂。由此，方证相对或辨证论治等传统诊疗方法论就要改为"方病相对"或"方症相对"的诊疗形式。于是，类似于"中药西用"的"汉药西用"现象就大量出现。

以至于有些日本医师不断在追问：按照西医学病名诊断思路与方法应用的汉方药，是否还能称为汉方药？

总之，以西医学为参考的现代医保制度，限制了传统汉方以及中医学理论和诊疗方法的应用，使得临床医师应用传统药物的思路和手脚受到束缚，从而阻碍了汉方疗效的确定性。从这一意义来说，日本的现代医保制度也对汉方医学的正常发展和普及起到了负面作用。

有关于此，秋叶哲生先生为《日本汉方医学与中医学——江户医案纵横谈》一书所写的中文版序言也提到：

我想列举一下日本现代汉方医学的几个特点，以作为考察其今后发展方向的理据……

其一，现代汉方医学，主体是在全体国民共享的医疗保险制度下，依据西医病名而运用汉方制剂（浸膏、颗粒冲剂）加以治疗的体系。

其二，传统四诊在现今的诊疗中所用不多，四诊之中仅仅偏重于对吉益东洞流腹诊的应用。

其三，在医疗保险涵盖的 148 种医疗用汉方制剂中，出自《伤寒论》与《金匮要略》的经方占据了半数。不过，能够适用于医保的适应证范围狭窄而有限，这无疑限制了汉方方药作用的发挥。

其四，对已作为成药的汉方制剂处方，不像汤药能临证加减，所以对汉方医家而言，就几乎丧失了基于本草学、方剂学理论知识进行随证加减的临床磨练机会。

第五节　小　结

如前所述，明治维新以来，以至于大正至昭和初年，日本政府对汉方与汉方医疗所采取的令其自生自灭的限制政策，使得汉方在日本衰退甚至面临绝境。此阶段经历了曲折的道路，包括以山田业广、浅田宗伯、森立之、浅井国干等为核心所结成的温知社等汉方医学团体为中心的抗争运动，昭和初年以来和田启十郎与汤本求真等人对于日本医学界以及日本社会的汉方医学再启蒙，大塚敬节、矢数道明、木村长久、奥田谦藏、细野史郎、中岛随象等汉方医家在各地持久不懈的临床研究、传道授业与联手疾呼，日本汉方医学各流派之间打破门户之见而逐步实现大同团结，成立日本东洋医学会以及东亚医学协会。随着西医学在日本逐步呈现出的一些局限性，特别是"反应停"等西药副作用事件的数次出现，使得日本政府对于汉方医学的舆论和认知渐渐有所转变。

山重水复，柳暗花明。20世纪70年代初，伴随着美国尼克松总统的访华，中国的针刺麻醉报道引起了世界的关注，也在日本社会引发了对中国中医学的广泛关注，刺激并推动了日本针灸学以及汉方医学的研究发展。中日关系正常化的实现，也推动了中日两国传统医学交流的活跃，使得现代中医学被越来越多地引入日本，对现代日本汉方医学的学术产生了越来越多的影响。随着上百种汉方颗粒制剂以及汉方诊疗被纳入日本国家医保范围之中，越来越多的患者和医师使用汉方医药，推进了日本汉方医学界的学术研究与产业发展。

昭和时代再次复兴起来的日本汉方医学走到今天，其现代的学术与临床观点，与江户时代的汉方医学之间已经并非一脉相承的关系了。可以说既有发展的部分，也有萎缩的部分；既有改良的部分，也有畸变的部分。

　　物换星移，昭和时代的古方派、一贯堂流的后世派以及浅田流的折衷派等这一时期日本汉方医学中的主要流派，也伴随着时代的发展和代际更替，在学术主张与研究态度上不断有所改变。例如，以细野史郎为代表的浅田流折衷派，热衷于引入现代药理学方法而对汉方医药加以研究，并且将现代药理学的研究成果应用于汉方的临床诊疗。昭和时代后期的汉方医学界，从整体上呈现出学派之间门户日渐模糊、彼此不拘一格、相互兼收并蓄以及在汉方医学的各流派之间、汉方医学与西洋医学之间、汉方医学与中医学之间相互借鉴与参考的局面。

第七章

继往开来的汉方医学现状与展望
——新的学术动向与发展趋势蠡测

　　1989 年初，日本明仁天皇登基，跨越 64 个年头而波澜万状的昭
和岁月结束，改元进入平成时代。从 2019 年开始，日本更新为与德
仁天皇相随的令和年号，历史又揭开新的一页。

　　回顾 30 多年来的日本社会，其政治、经济、文化、科技与政府
心态等各方面，发生了诸多明显的变化。1989 年的日本，还处于泡
沫经济时代，是当时世界的第二大经济强国。其后伴随着泡沫经济
的破灭、经济上持续"失落的 20 年"，以及"高龄少子化"、人口
负增长局面的出现，日本社会许多结构性的问题面临着调整。一直
既重视传统而又坚持与时俱进的汉方医学领域，同样受到社会变革
的冲击。本章谨就这 30 年来日本汉方医学界的概况，从几个侧面加
以简要考察。

第一节　平成时代的汉方医学概貌

2010 年，是和田启十郎《医界之铁椎》刊行 100 周年，此书为汉方医学自明治维新以来处于谷底的黑暗岁月点亮了一盏灯。日本汉方医学界回顾当年该书出版的历史意义，并对近百年来汉方医学走过的复兴与发展历程进行了梳理和总结，其中也对 1989 年日本进入平成时代以来的近况和未来的发展做了分析和探讨。

时任日本东洋医学会会长的寺泽捷年于 2010—2012 年发表在《日本东洋医学杂志》上的数篇总结性文章概括了近年汉方医学发展现状，大致有如下几个方面。

一、汉方医学与西医学协作共生的局面

（一）汉方医学研究机构的发展

寺泽氏认为，现代日本汉方医学，是以东西方医学的调和为基调而形成起来的。不过，以往从事汉方研究的医师以及药剂师们，大多是个体开业者，缺少从事基础研究所需的技术条件。然而，要对汉方医学所认识的"病态"（证）加以科学揭示与阐明，就要对方剂的作用机理进行客观有效的评价。寺泽提示，为此就需要设立研究所，或者在大学的医学系里开设讲座。可喜的是，日本的一批研究机构（表 7-1），已经得以建立和运营，有些还是作为政府支持的项目，这是汉方医学界在《医界之铁椎》刊行以来的百年历史上所取得的一个重大成果。

表7-1　日本汉方医学研究设施一览

年份	成立的研究机构名称	负责人	机构性质
昭和四十七年 （1972 年）	北里大学东洋医学综合研究所开设	大塚敬节	
昭和四十九年 （1974 年）	富山大学和汉药研究所开设（前身为 1963 年设置的和汉药研究设施）	木村康一	公立
昭和五十年 （1975 年）	近畿大学东洋医学研究所	有地滋、 远田裕正	
昭和五十四年 （1979 年）	富山医科药科大学附属病院和汉诊疗部开设 1993 年设置医学部和汉诊疗学讲座	寺泽捷年	公立
平成四年 （1992 年）	东京女子医科大学附属东洋医学研究所	小幡裕、 代田文彦	
平成十七年 （2005 年）	千叶大学医学研究院和汉诊疗学设置	寺泽捷年	公立
平成二十年 （2008 年）	庆应大学医学部汉方医学中心开设	渡边贤治	
平成二十三年 （2011 年）	福岛县立医科大学会津医疗中心汉方内科开设	三潴忠道	公立

此外，支援汉方临床与研究的（株）津村赞助讲座在东北大学、顺天堂大学、东京大学、日本大学、东海大学、大阪大学、久留米大学、国际医疗福祉大学开设（2011 年信息）。在一些区域的基层病院、公立病院，也设置了和汉诊疗科或者东洋医学中心，如兵库县立尼崎病院、富山县立中央病院、麻生饭塚病院、鹿岛劳灾病院、龟田综合病院。

由参与上述研究机构或和汉医药学会（1967 年从和汉药研讨会起步，1984 年设立为学会）的医药学者的推进，对于汉方证的阐释、药效药理、临床疗效的客观评价都取得进展，诸如对瘀血证的揭示，对奔豚与儿茶酚胺、水毒与水通道蛋白关联性的阐释，就是其中的实例。

（二）汉方医疗循证医学依据的构筑

受西医学的影响，日本东洋医学会非常重视循证医学（EBM）方法对临床的指导作用。2001 年 6 月成立了以秋叶哲生为委员长的学会循证医学特别委员会，并制订了总体工作计划，开始了两方面的研究工作：证据报告、最佳证据工作组（Best Case Taskforce）。他们在其后的 8 年间推出了 3 个阶段性的总结报告。广州中医药大学 DME 中心的郭新峰、赖世隆曾对此加以介绍，认为日本在该领域的研究要早于中国的中医界。

2002 年 5 月，该学会循证医学特别委员会发表了第一份汉方治疗的循证医学中期报告（2005 年有更新版）。2005 年继任的该学会循证医学特别委员会委员长津谷喜一郎，在上述两个项目的基础上又增加了临床诊疗指南（CPG），并于 2007 年 6 月在网上发布了日本国内包含汉方制剂的诊疗指南中期报告，2009 年发表了报告。

2002 年 5 月发表的第一份关于汉方医疗循证医学的中期报告，分为临床证据集和构建东洋医学相关循证医学研究方法讨论两部分。证据集检索与评价了 1986—2001 年 11 月日本新汉方制剂标准实施后的汉方浓缩提取物制剂（复方颗粒剂），不包括散剂、生药汤剂及 OTC 药物，检索的数据库为日本汉方制剂协会的数据库（包括期刊发表与会议报告），纳入标准为包含 10 例以上的临床治疗性报告，疾病分类按 ICD-10 进行。最后纳入、评价了 833 篇单方/固定方剂

的临床治疗性报告，包含了临床 20 个分科。其中双盲对照 12 篇，
对照试验 621 篇。

按 ICD-10 疾病分类的推荐结果，以消化系统疾病中属于食道、
胃及十二指肠疾病引起的消化不良为例，该委员会就推荐的六君子
汤进行了如下评价。

证据：六君子汤的研究显示其对 X 线检查所示的内脏下垂、精
力减退、体力低下的患者有效。这与传统的六君子汤的适应证（六
君子汤证）相符。且也有试验设计较合理的研究。

双盲 RCT 例：

文献 1：原泽茂等 1998 年发表论文。

对象：动力障碍型功能性消化不良 296 例。

试验设计、治法、疗程及其他：双盲 RCT，六君子汤颗粒剂 7.5
克，连用 2 周。

结果：证的判断，腹壁紧张度降低、自觉或可闻及振水音，或
X 线检查有胃下垂的患者；精力、体力下降患者。经双盲随机对照
试验确认，TJ-43 六君子汤为动力障碍型功能性消化不良的有效、
安全的汉方制剂。

评价：一类（强烈推荐）。

根据 WHO 西太平洋地区传统医学诊疗指南项目的要求，日本东
洋医学会循证医学特别委员会在 2005 年成立了诊疗指南工作组。第
一阶段的目标是调查、整理和评估日本国内包含汉方药的诊疗指南
现状。该报告于 2007 年 6 月 15 日发布，全面收集、评价了日本国内

截止到 2007 年 3 月 31 日发表的 49 个包含汉方制剂的疾病诊疗指南。根据指南包含的证据（引用论文）是否经过严格评价进行推荐，将 49 个疾病诊疗指南分为 ABC 3 类（A 类为包含的证据经过严格评价并据此进行推荐；B 类为指南有引用文献但未经过严格评价；C 类为其他）。

结果发现，2007 年发布的诊疗指南中 A 类指南有 7 个，疾病包括过敏性鼻炎（花粉症）、白内障、哮喘、慢性肝炎/肝硬化、异位性皮炎、各种慢性头痛、心身病（包括功能性消化不良、更年期综合征、畏寒症）；B 类指南 13 个，疾病包括各种过敏性疾病（过敏性哮喘、过敏性鼻炎、各种过敏性皮肤炎症）、前列腺肥大、老年性痴呆、上呼吸道感染、高血压病、多种老年性疾病和妇科病等；C 类指南包含疾病的范围也大致相同，主要为一些常见的过敏性和自身免疫性疾病、心身疾病、老年病、妇科病等。2009 版的指南数据更新到 2008 年 12 月 31 日，包括的 A、B、C 类疾病诊疗指南数分别为 7、16、21 个。

2002 和 2005 年的两个循证医学证据报告在方法学上不够严格，如没有清晰的纳入和排除标准，评价方法也不够严格，日本国内亦多有批评之声。因此，2005 年开展的第二阶段的汉方循证医学报告从多方面进行了改进，如检索范围、纳入和排除标准、评价方法及透明性、结构化摘要的完善、评价者的结论、读者反馈、利益冲突等，评价更趋严格，并于 2007 年 6 月和 2008 年 4 月发表了"汉方医疗循证医学中期报告 2007 及 1.1 更新版"；2009 年 6 月 1 日发表了 2009 版：汉方治疗循证依据报告 2009——320 个随机对照试验。

"汉方治疗循证依据报告 2009" 的数据来源增加了 Cochrane 图书馆（CENTRAL）和日本最大的医学数据库"医中志"（医学中央杂志网络版，Ichushi web），时间为 1986 年至 2008 年 6 月。因为生药汤剂的质量控制无法得到保障，只收录了质控有保障的上市成药，包括浓缩颗粒剂、片剂、丸剂、胶囊等。日文版的报告共收录、评价了 320 篇 RCT 研究报告（含半随机对照试验），每篇按 Altman DG 等推荐的结构化摘要格式（目的、研究设计、地点、干预措施、主要结局指标、主要结果、结论）进行摘录，仍按照 ICD-10 的疾病顺序排列。主要包括两方面的内容：第一部分为按 ICD-10 疾病分类的纳入文献的研究问题、处方、论文出处、研究设计及结构化摘要进行页码索引；第二部分则为具体每一篇纳入文献的结构化的摘录及评价。

基于以上研究，寺泽捷年指出：证与病名并非一对一的关系。即使按照西医学的某个疾患概念而认识病症，汉方在治疗时只要"证"不同，对应的方剂也会不同。汉方随证治之的模式也正因如此而具有存在意义。由于循证依据要通过疾病概念而对某一病症的多例样本实施随机试验，就其本质而言并非适用于汉方方剂。不过，一个妥协对策是将患者按照西医学疾病单位归为一组，重新依据汉方医学"证"的认识归入更高的层组。日本东洋医学会的 EBM 委员会就是依此进行了六君子汤的随机双盲对照试验，取得了循证依据。

在西医学的病名概念下构筑循证依据，与汉方医学据"证"先行的范式之间存在着本质的矛盾。不过，站在推进基础研究的立场上，动员研究者的智慧可以发挥极为重要的作用。对于以元素还原论作为主流研究手段的药理学或分子生物学领域的研究者而言，挑战作为并非单一化合物的、多成分药物的汉方方剂，需要有相当大的勇气。不过，通过多成分药剂临床有效的研究结果，为基础研究者揭示其机理而注入了动力。例如，凭借钩藤散治疗血管性痴呆有效的证据，该方剂的脑内作用机理也被药理学者在分子水平上加以阐明。于是，此类科学证据作为隐性知识可以丰富汉方医学有关"术"的信息库。

此外，关于汉方的循证医学研究，寺泽捷年与喜多敏明主编的《EBM 汉方》一书，于 2003 年刊行，在日本医界也具有广泛的影响。该书对之前在日本临床各个领域上运用各种汉方制剂的循证研究事例加以精选，从汉方医学的立场上就治疗策略加以论述。

说到富于日本特色的腹诊，本书第四章述及古方派对于腹诊的循证与腹证研究，并提到寺泽捷年 2016 年出版的《汉方腹诊考——症候出现的机理》一书。2019 年，铃木达彦的专著《腹诊的循证依据》（江户版）也受到汉方医界好评，并获得该年度日本东洋医学会奖励奖。

(三)　汉方医学与现代医疗的协同应用

寺泽捷年认为，从正面而言，以汉方医疗的医保制度为后盾，近些年来汉方医学在临床上有许多新的应用。他举出了以下 3 个方面的实例。

1. 外科手术与汉方治疗的配合

华冈青洲（1760—1835）曾经于 1805 年以口服汤药施行全身麻醉，并成功施行乳癌切除术。不过，从那以后，很少有人将外科手术与汉方药合用。然而，近年来，针对腹腔手术后发生的麻痹性肠梗阻，大建中汤因其功效卓著而渐渐广为人知，也出现了值得信赖的循证研究报告。

2. 放疗、化疗与汉方应用

针对放疗、化疗所伴发的种种副作用，如果配合汉方治疗，往往能够得到改善且有较多临床报告。例如治疗慢性髓性白血病显示出很好疗效的抗癌药格列卫，口服之后会引起腹泻，而加用半夏泻心汤可止泻。

3. 在姑息治疗上的应用

姑息治疗是从 20 世纪 70 年代开始倡导的。针对威胁生命的疾病所带来的问题，姑息疗法需要考虑到如何对待疼痛或者其他各种躯体问题、心理社会问题。而如何保持患者良好的生活质量，是其中最为重要的。在此领域，持有心身合一理念的汉方医学所介入的案例越来越多。其实，考虑到往昔需要以汉方进行临终关怀的时代，尽管那时还没有姑息治疗的概念，但是也可以说其理念早已渗透到日常汉方临床的实践之中了。

二、丰富汉方医学实质内容的努力

寺泽氏认为，近 100 年来，如果说汉方之"术"的内容已经足以令我们感到富足，那还是非常不够的。不过，至今在此方面的努力是有成效的。例如，大塚敬节发现当归四逆汤证与腹股沟区的压痛相关，就是丰富方证相对论的一个例子。而寺泽本人所提倡的"立位诊，屈膝诊"，扩大了腹诊收集信息的手法，有助于日本汉方医学在腹诊诊断精度上的提高。

此外，现代检查方法如 CT、MRI 影像，或者血液生化学的检查值、病理学指标等，都有可能成为支持方证相对式诊疗的参考依据。如通过 MRI 影像发现的脑部无症状性微小梗死灶，就提示为祛瘀剂的适应证。另外，对于类风湿性关节炎关节滑膜的病理组织上多发的微小血栓，将其视为瘀血，使用祛瘀剂治疗并提高了疗效的案例，也属于此。

寺泽还指出，现代汉方医学理论研究的创新，有藤平健倡导的并病论以及小仓重成的潜证论。此外，江部洋一郎（1954—2017）近年来所提出的"经方理论"，尽管包含一些唯心色彩的成分，但不失为一种新论，值得参考。

说到方证相对论的缺陷，其中重要一点是对现有的方剂缺少创新意识。尽管对种种加减方或合方的研究与应用仍在进行，但是缺少怀着明确动机与目标的创方。在此方面，以往大塚敬节的七物降下汤（四物汤加钩藤、黄芪、黄柏）、山田光胤的葛根汤加川芎辛夷之创方，是值得推广的案例。此外，小仓重成扩大了茯苓四逆汤的应用范围，而不使其局限于厥阴病的框架之内。还有，乌头汤、赤丸等乌头剂的应用范围也得以拓展。某些方剂治疗西医病症有效的许多新发现、新经验也有大量积累，诸如钓藤散或抑肝散应用于认知障碍（痴呆）就是一个具有代表性的例子。

三、医药学领域的汉方医学公共教育

平成十三年（2001 年），日本医学院系示范核心课程起步。作为其中一项，有关于"能够就和汉药大致加以说明"的明文记述。这标志着汉方医学自明治八年（1875 年）被逐出日本公共教育领域以来的 126 年之后，又重新复归医学公共教育的讲坛。在药学教育方面，两年后的 2003 年，汉方医药的相关内容也被纳入药学院系的核心课程之中。

再将时间倒推至 1991 年，通过日本东洋医学会时任会长松田邦夫等人的努力，学会终于得以作为一个分会加入到日本医师会之中。这显示了在"学术"之"学"方面，东洋医学得到了医学界的公认，是《医界之铁椎》问世以来的百年之中，汉方医学所取得的巨大成果。

四、医史文献学研究与本草学的发展

日本医史学研究曾偏重于西洋医学。不过，随着对汉方医学的再认识，日本以及中国相关的研究也越来越多。寺泽认为，这才是对日本医学史更全面的认识。

在汉方复兴的涌浪之中，冈西为人（1899—1973）推进了中医药文献学研究；大塚敬节与矢数道明致力于日本古典医籍的收集，他们的成果汇集为《汉方医学书集成》而公开刊行。在现代的医学史研究中，小曽户洋的《日本汉方典籍辞典》，网罗了对日本医学先贤业绩的研究；真柳诚则专注于对中国古代医籍的复刻与解说；安井广迪汇集江户时代医家的医案，编纂为《汉方治验选集》。

在医籍训注方面，松本一男的业绩较为突出，曾出版了《松本书屋贵书丛刊》；横田观风则出版了《吉益东洞大全集》与《尾台榕堂全集》。

在本草学领域，难波恒雄（1931—2004）的《原色和汉药图鉴》，汇集了20世纪末东亚地区使用的传统生药，并将以往本草书的记述与现代化学和药理研究成果荟为一册，被视为传世之作。

第二节 平成时代以来的汉方医学流派概观

2006年，安井广迪先生于日本东洋医学会年会上所做的《汉方诸学派的走向》演讲中，将汉方医学流派的划分延及目前。他提出，在大正至昭和年间，主要有承续着江户时期各流派的昭和古方派、浅田流折衷派、一贯堂流后世派等流派存在。而在近年，则形成了日本汉方派、和汉诊疗派、中医学派、古典古方派、经方医学派、流行病学汉方派、平成汉洋折衷派、现代汉方派、考证派9个流派。

笔者将安井广迪先生对于当代汉方医学流派的论述与划分，整理为表7-2。

表7-2 日本汉方医学的新生流派一览表

流派	代表人物	主要学说及特点	相关论著或业绩
日本汉方派	近年来运用汉方颗粒制剂而从事汉方医学研究的日本医师群体	系统且深入地从源流上掌握汉方医学理论者不多，大多仅参考现代日本读物，以诊疗中的实用为出发点	日本东洋医学会《入门汉方医学》、日本医师会《汉方医学的ABC》，参考了大塚敬节与矢数道明等合编的《汉方诊疗医典》
和汉诊疗派	寺泽捷年为首的富山医科药科大学群体	以日本汉方为基础，引入后世派与中医学理论	寺泽捷年《和汉诊疗学》《EBM汉方》等

（续表）

流派	代表人物	主要学说及特点	相关论著或业绩
中医学派	伊藤良、森雄才、平马直树、安井广迪、斋藤辉夫、小高修司、冈田研吉、三浦於菟、猪越恭也、酒谷薰等人	是 20 世纪 70 年代以来现代中医学引入日本之后逐步形成、发展的流派。也被视为"平成后世派"	以南京中医学院编《中医学概论》为最初的范本，目前中国中医院校的系列教材几乎都有日译本，在日本已充分具备学习中医学的环境
古典古方派	奥田谦藏、小仓重成、藤平健的门下生，秋叶哲生、中村谦介、新井基夫、三潴忠道等人	承袭江户时代古方派医术而在现代临床加以运用，主要使用仲景方的流派	秋叶哲生著《奥田谦藏研究》、三潴忠道著《最初的汉方诊疗十五话》
经方医学派	江部洋一郎	以结合《黄帝内经》与《神农本草经》观点而探索《伤寒论》于成立之初理论思维为出发点的一个新体系，在研究气血津液的具体巡行路径基础上，开发相应的治疗方法	江部洋一郎著《经方医学》系列
流行病学汉方派	以灰本元为首的名古屋百合会群体	运用流行病学方法分析汉方的流派，可以说是循证医派的一种	主要在会刊《Φυτο》上发表论著。代表作是利用多变量解析考察五苓散治疗低气压时头痛的研究
平成汉洋折衷派	与江户后期的汉兰折衷派的学术特点相似，也被称为"现代日本汉洋结合派"、统合（整合）医疗派	例如，针对腹部术后患者应用大建中汤促进肠道蠕动	对术后患者应用大建中汤可促进肠蠕动的研究，日本学者至今发表过多篇临床报告。大建中汤汉方制剂的此功效也被日本向美国 FDA 申请新药而进入临床验证研究

（续表）

流派	代表人物	主要学说及特点	相关论著或业绩
现代汉方派	以浅田流折衷派的传人、京都的细野史郎先生为开端	将药理学研究与临床相结合而应用汉方药的学派	例如，考察六君子汤改善功能性消化不良功效之类的研究，追求 EBM 的研究者大多可以归于这一学派
考证派	小曾户洋、真柳诚、远藤次郎、中村辉子、冈田研吉、牧角和宏、町泉寿郎、铃木达彦等	该学派在江户时代后期取得过骄人业绩，近年来东山再起；他们开展对古医籍的校订、版本的比较考证、重要医籍的选择出版、对现今考证研究的核查工作，并进行文献学研究，屡创佳绩	1. 对《伤寒论》《金匮要略》以及《黄帝内经》的研究，代表作如《宋以前伤寒论考》 2. 本草领域的研究 3.《小品方》的发现 4. 对江户考证派业绩的弘扬 5. 对宋代校正医书局的考察

出处：安井广迪. 汉方医学诸流派的演变［J］. 日本东洋医学杂志，2007，58（2）：177-202.（基于此参考文献，表中内容有所增补）

　　寺泽捷年在 2012 年登载于《日本东洋医学杂志》上的《日本汉方的特征》一文中指出，第二次世界大战结束后，由于之前有各流派携手合作的大同团结基础，日本东洋医学会于 1950 年创立，东亚医学协会于 1954 年复活。在此基础上，各流派通过继续交流而培育起"现代日本汉方医学"。寺泽捷年就现代日本汉方医学整体的主要特征，归结为如下几点。

　　（1）以方证相对论（随证治疗）作为诊疗的基本。

　　（2）各个学派都在临床上重视腹诊的应用。

　　（3）脉诊方法因流派不同而有差异，古方派不用三部九候，而折衷派与后世派则采用。

（4）诊疗时不采用中医学里基于元素还原论思路而归结"证"的辨证论治方法论，而优先对基于结构主义的实体之隐性知识（"只可意会，难以言传"的个人主观知识）的直接把握，在此过程中将阴阳论、气血水论、五脏论作为辅助或者说明的手段。

（5）在日本汉方之中，不采用血痹证或肝阳虚证等病证名，而以葛根汤证、柴胡桂枝汤证等作为疾病分类的用语。

（6）吉益东洞的医论排除唯心论内容，以客观证候作为诊疗线索，今天的日本汉方也在借用西医的影像学诊断或病理学诊断方法，并在努力将这些认识与证相互联系起来。

（7）在临床上，有时会根据需要而安全合理地将汉方方剂与西药加以合用。

（8）在应用汉方治疗的过程中，会进行血液生化学检查，以便对临床疗效进行评价，并对副作用加以日常监控。

以上，是寺泽氏对"现代日本汉方医学"总体共性的概括。不过，具体考察其中各个不同的流派，也会发现彼此不同的个性特点。

秋叶哲生就目前日本医师在临床上运用汉方成药制剂进行诊疗的思路和方法进行了归纳。他认为下列9个领域的内容构成了包括日本汉方医学与中医学在内的传统医学临床实践所必需的要素。某位患者的处方是否合适，可以凭借以下9方面之中的某一项或者某几项线索的综合判断来分析，他将其命名为"汉方诊断系"。

构成"汉方诊断系"的9个项目是：①经典医著中的条文＝症

状群；②腹诊之所见；③气血水理论；④六病位（中医称"六经辨证"）；⑤脉诊、舌诊；⑥经验法则＝口诀；⑦西医学的病名；⑧传统的生药药理学（本草学）；⑨阴阳五行学说。

根据上述内容，我们可以了解，活跃于江户时代的吉益东洞，重视诊断系中的①②而进行诊断治疗；现在日本运用汉方医药的众多医师，重视①②③④⑦；而中医学派的各位，则重视①⑤⑧⑨。

笔者认为，秋叶哲生对于现代学派划分的这一"公式"，与前述20世纪60年代安西安周用于划分江户时代汉方医学各个学派的公式具有相似性。

第三节　现代日本汉方医学界主要流派

上一章的末尾，笔者谈到昭和时代的古方派、一贯堂流后世派以及浅田流折衷派等流派，伴随着时代的发展和代际更替，各流派在学术主张与研究观点上不断有所改变。昭和时代后期的汉方医学界，从整体上呈现出学派之间门户日渐模糊、彼此不拘一格、相互兼收并蓄以及在汉方医学的各流派之间、汉方医学与西洋医学之间、汉方医学与中医学之间相互借鉴的局面。

对于前面安井广迪提示的日本汉方医学诸多新生流派，笔者认为其中的日本汉方派、流行病学汉方派、平成汉洋折衷派以及现代汉方派之间，在学术观点上彼此接近、大同小异，都是以西医学为本位来应用或研究汉方医学的。他们的共同点，可以说就是前面寺泽捷年所介绍过的"现代日本汉方医学"的整体特征。而诸如"流行病学汉方派"，因其至今关涉的人数还极为有限，学说观点也未成体系，笔者认为言之以"派"似嫌为时尚早。为此，笔者在此仅就和汉诊疗派与目前日本汉方医学体系里越来越无法被忽视的日本中医学派，加以提示和考察。

一、以寺泽捷年为代表的和汉诊疗派

寺泽捷年 1970 年毕业于千叶大学医学部。在校期间他以藤平健和小仓重成为师开始学习汉方。其后，在富山医科药科大学开设了日本首家整合汉方与西医学的和汉诊疗部，历任富山医科药科大学的教授、医学部长、病院长以及日本东洋医学会会长、千叶大学和汉诊疗学讲座教授等。1990 年以来，寺泽氏在日本医界十分活跃，论著颇多。其最初刊行于 1990 年的《从病例学习和汉诊疗学》至今多次增印并再版，反映了以他与富山医科药科大学群体为核心的和汉诊疗派的主要学术特点。具体而言，该学派是在古方派学术的基础上，大量引用后世派与中医学的理论及成果，并将西医学的观点和方法也结合到其中。

《从病例学习和汉诊疗学》一书，主要源自作者 1980 年之后 10年间在富山医科药科大学为学生授课的教学内容。寺泽捷年虽然学自古方派，并且至今以古方派作为自身的根基与出发点，但是由《从病例学习和汉诊疗学》可以看出，他比起至今其他的日本古方派医家，更深化了对气血水理论（中医称为"气血津液理论"）与八纲辨证的认识，也更多引用了中医学的脏腑理论及脏腑辨证。在证的判定上，例如对于气虚、瘀血以及虚实之证等，开发出一系列基于患者临床表现的量表。

此外，他主持制定的日本对于瘀血证（中国称"血瘀证"）的诊断判定标准，曾经引起中国中医学界的关注；对于六病位及腹诊，他也有自己的见解。例如他所提出的"立位诊，屈膝诊"，扩大了腹诊搜集信息的手法。

（一）气虚的诊断标准

以"气虚的诊断标准"为例，在《从病例学习和汉诊疗学》一书里，和汉诊疗学一派制订的判定量表如下：

表7-3   气虚量表

身体倦怠	10	眼神与声音无力	6
无气力	10	舌淡白或红而肿胀	8
易疲劳	10	脉弱	8
昼日思眠	6	腹力软弱	8
食欲不振	4	内脏下垂	10
容易感冒	8	小腹不仁	6
胆怯易惊	4	腹泻倾向	4

判定基准：总得分在 30 分以上为气虚。根据患者症状，表现显著的项目可予以满分，症状程度较轻者则予折半。

可以看出，上述判定标准参考了后世派曲直濑道三对于气虚证的判定指标（如眼神无力）。

《从病例学习和汉诊疗学》在举出各种证的基础上，还归纳出各证的治疗方剂与常用药，并提示相关案例加以印证和说明。

（二）气虚证相关的治疗方剂

表 7-4 气虚证与相关治疗方剂一览

分类	特异的证候（适应证）	适用方剂
人参汤类	上腹部痛，胸痛，腹泻倾向，心下痞硬	人参汤
	头痛，呕吐，腹痛，腹泻倾向，胃部振水音，心下痞硬，畏寒肢冷	吴茱萸汤
	食欲不振，胃部胀满，无明显畏寒	四君子汤
	食欲不振，恶心，呕吐，胃部振水音	六君子汤
	心下痞，胃液反流，心悸，浮肿倾向，胃部振水音	茯苓饮
	头重，头痛，眩晕，肢冷畏寒，餐后倦怠感增强	半夏白术天麻汤
	面色不好，精神不安，失眠，出血倾向	归脾汤
	食欲不振，疲劳倦怠，低热，轻度胸胁苦满	补中益气汤
	苦夏，夏季消瘦，食欲不振，腹泻倾向，时现低热	清暑益气汤
桂枝汤类	盗汗，皮疹，颈项强，两侧腹直肌轻度拘急	桂枝加黄芪汤
	脐周痛，两侧腹直肌挛急，皮肤浅黑，时感手足烦热	小建中汤
	盗汗，脐周痛，全身倦怠，渗出性炎症，皮疹	黄芪建中汤
	腹痛（侧腹部或下腹部痛），肢冷畏寒，痔疮出血，崩漏	当归建中汤

此表是基于气虚的辨证而选用相关方剂，显见是中医学"辨证论治"诊疗思路与方法的应用；不过，在"特异的证候"，也就是与适用方剂相对应的一系列临床症状，或者叫"适应证"部分，作者加入了腹诊等来自汉方医学的研究经验和见解。而且，如果仅仅

按"特异的证候"应用"适用方剂"的话，则成为"方证相对"或者"口诀汉方"式的用法。

此外，适应证中直接引入了诸如"胃液反流""渗出性炎症"等西医学用语，所用方剂既有"古方"（经方），也有"后世方"，体现了作者不拘一格的学术特点。

还需要说明的是，出自《伤寒论》的理中丸，在《金匮要略·胸痹心痛短气病脉证治》里为汤剂，名曰人参汤。可见该方既可作丸服，也可煎汤服。该方在中国多被称为理中汤，在日本则被惯称为人参汤。

（三）改善气虚的单味药

作者随后在《从病例学习和汉诊疗学》"改善气虚的生药"部分，提示了常用的单味补气药。

表 7-5　改善气虚的单味补气药

药物	功效	相关代表方
人参	补脾，益气，生津液	人参汤，吴茱黄汤
黄芪	益气，强化五脏的功能，提高体表御外能力，止汗，消肿	补中益气汤，黄芪建中汤
白术	补脾，益气，燥湿。	人参汤，四君子汤
茯苓	纠正津液过剩，健脾，安神	四君子汤，茯苓饮
甘草	补脾益气，解热，解毒，润肺，镇咳	人参汤，小建中汤
大枣	补脾，安神	六君子汤，小建中汤
粳米	补脾，生津液	附子粳米汤
饴糖	补脾胃，缓解腹痛，润肺，镇咳	小建中汤

以上，作者对于各补气药的功效提示，可以说都是基于现代中医学的观点。与此同时，药物的功效是与其各自的适应证直接相关的，所以这里也牵涉"药证"的问题。

寺泽捷年是古方派代表人物之一吉益东洞的热心拥护者与弘扬者。他于 2012 年出版了《吉益东洞的研究——日本汉方创造的思想》一书，认为汉方医学作为日本的传统医学虽然起源于中国，却在江户时代中期历经划时代的变革而自成体系，故汉方医学与中医学之间存有诸多差异。令日本的传统医学发生变革而实现新的"知识之创造"的人物是吉益东洞。现在于日本的临床上广为应用着的汉方，就是以东洞的医论作为基础的。

寺泽对东洞进行医学改革的言行大加赞赏。不过，吉益东洞主张"万病一毒""药无补法"说，寺泽氏并没有承袭也没有秉持东洞在《药征》中通过对诸多方剂里人参的药效推测和比较所得出的"人参主治心下结实之病也，故能治心下痞坚、痞硬、支结，而旁治不食、呕"的药证结论。而且，寺泽还在自我标榜的"和汉医学诊疗"体系里引入了以往被吉益东洞所否定了的气血水学说、阴阳寒热虚实的区分（八纲辨证）以及脏腑辨证等中医理论，也参考了现代中药学与方剂学的内容。

由于受到古方派"方证相对"式诊疗思路的影响，日本汉方医学界大多以成方为单位，以原方、原量应用方剂，不事加减或很少加减。加上 1976 年以来，随着越来越多种类的汉方浓缩提取的复方颗粒剂纳入日本的医保范围，近些年来日本汉方医疗的主体也演变为"复方颗粒汉方"。给患者使用这样的成方制剂，只能对附子、桔梗、石膏、红参等为数不多的几种单味颗粒进行加味，或通过两方的合方而扩大适用范围，但是却无法减去方剂中不必要的药物。因此，应用原方不做加减也就成为现代日本汉方临床的惯常形式。

尽管近年来有统计显示，日本约90%的医师在临床上或多或少地使用汉方药，然而"方证相对"的诊疗思路及与其相应的"复方颗粒汉方"，使得许多日本医师每每将某一复方像某种西药一样看待。而且许多日本医师并未系统学习过传统医学"理、法、方、药"知识，只识"方证"而不知"药证"，只会用方而不会用药。基于此，《从病例学习和汉诊疗学》一书，既介绍了常用方剂，也介绍了与该方剂组成相关的常用单味药知识，具有重要的意义。

（四）对五脏功能的认识

2003年，寺泽捷年与喜多敏明主编并出版了《EBM汉方》，书名的意思是基于临床证据的汉方医学。该书精选之前在日本临床各个领域运用各种汉方制剂的循证研究，从汉方医学的立场上就诊疗的方法论加以探讨。

在"重视证的汉方治疗之启示"一章的各论体例上，该书依然按照"和汉诊疗学"的思路，分别使用以下4种概念而列举各种证，进而加以解说。

（1）阴阳、虚实、寒热的概念。统辖阳证和阴证，实证和虚证，热证与寒证。

（2）气血水的概念。统辖气虚、血虚与气血两虚，气郁与气逆，瘀血与水滞，燥（阴液不足）与湿（水滞）。

（3）五脏的概念。统辖肝与心、肺的异常，脾虚与肾虚。

（4）六病位的概念。统辖急性热性疾病与六病位，慢性疾病与六病位。

其中，表7-6可以反映"和汉诊疗学"流派近年对于脏腑理论以及脏腑辨证的最新认识。

表7-6 五脏的功能与提示其异常的证候

五脏	功能	五脏异常出现的证候
肝	①安定精神；②司营养素的代谢与解毒；③藏血以向全身供给营养；④维持骨骼肌的紧张度，控制运动或平衡	①神经过敏，易怒，焦虑；②荨麻疹，黄疸；③月经异常，贫血；④头痛，肩凝，眩晕，肌肉痉挛，腹直肌挛急；⑤季肋部肿痛
心	①保持意识水平，统领意识活动；②调整觉醒与睡眠节律；③统领血液循环；④促进产热和发汗，调节体温	①焦躁感，兴奋，集中力减退；②失眠，嗜睡，浅眠，多梦；③心悸，气短，迟脉或结代脉；④发作性的面红耳赤，热感
脾	①消化、吸收食物，生成水谷之气；②畅通血流，防止血管渗漏；③肌肉的生成与功能维持	①食欲减退，消化不良，恶心，呕吐，纳呆，腹胀，腹痛，腹泻；②皮下出血；③虚弱无力，四肢沉重，肌肉萎缩；④焦虑，抑郁
肺	①通过呼吸摄取宗气，统筹全身的气流；②促进一部分水谷之气生成血与水；③调控皮肤的功能，保持其防卫力	①咳嗽，咳痰，哮喘，流涕，呼吸困难，气短，胸闷；②气道黏膜的干燥；③发汗异常，瘙痒，易于感冒；④忧郁，悲伤
肾	①主生长、发育与生殖机能；②形成和维持骨与牙齿；③主管泌尿功能，调整水分代谢；④维持呼吸功能；⑤维持思考力、集中力与判断力	①性欲减退，不孕不育；②骨质的退行性改变，腰痛，牙齿脱落；③浮肿，遗尿，干眼或皮肤干燥；④气短；⑤健忘，缺乏耐心，惊恐；⑥白内障，耳鸣

由上表的内容可以看出，作者试图用西医学的概念和术语阐释并归纳传统的五脏理论。在描述五脏的生理病理时，他们既吸收现代中医学的研究成果，又欲将西医学的见地与中医学、汉方医学的传统理论进行整合，以显示其独特观点。

（五）和汉诊疗学流派的临床

兹介绍一则以气虚的诊断标准与常用方药为基础的验案，出自寺泽捷年《从病例学习和汉诊疗学》一书。

医案　尿频、尿失禁、夜间遗尿用小建中汤

〔患者〕女童，8岁。

〔主诉〕尿频、尿失禁、夜间遗尿。

〔病史〕出生1个月时因患化脓性骨关节炎（左侧）而施手术。4岁时接受骨成形术与内翻截骨术。6岁时接受转子下矫正截骨术。7岁时又接受拔除钢钉等多次手术。

〔症状〕尿频、白天尿失禁与夜间遗尿，从幼儿时期持续至今。夜晚熟睡则在不觉中遗尿，每夜遗尿2~3次，身体受凉则会加重。自觉在游玩时易于疲劳，喜饮。

〔诊察〕身高124cm，体重27kg。手掌可见发汗。脉细弱，舌色正常，有中等度的白苔。腹力稍弱，可见双侧腹直肌的紧张与脐旁、脐下的压痛。

〔治疗〕小建中汤颗粒冲剂。

〔经过〕服药2周后，白天尿失禁减少，然而夜间遗尿未见改变。服药4周时，白天的尿失禁几乎消失，每小时都要小便的症状好转，日间的排尿次数减为6~7次。8周后，加用桂枝加龙骨牡蛎

汤颗粒。10周后，白天的尿频改善，尿失禁消失，夜间遗尿减为1次，容易疲劳的症状也有减轻。

〔结果〕服药3个月后，日间或夜间无遗尿。患儿变得活泼，游玩也变多。

〔考察〕将白天的尿失禁看作膀胱括约肌松弛，由气虚的诊断量表得分36分，判定患者属于气虚。在气虚而双侧腹直肌出现紧张时，可用小建中汤、黄芪建中汤或当归建中汤。

〔评按〕由桂枝汤倍芍药加饴糖而成的小建中汤，出自《金匮要略·血痹虚劳病脉证并治》："虚劳里急，悸，衄，腹中痛，梦失精，四肢酸疼，手足烦热，咽干口燥，小建中汤主之。"中医学认为，该方具有温中补虚、和里缓急的功效，主治中焦虚寒，肝脾不和证。

在日本，长期以来使用小建中汤治疗小儿尿频或遗尿，积累了很多经验。从大塚敬节、矢数道明等人的临床案例，都可以看到类似的治验，主要针对面色不佳、身体消瘦、易于疲劳、口渴以及腹力弱的尿频或遗尿患儿使用。

上述小建中汤案例最后，寺泽捷年提示"在气虚而双侧腹直肌出现紧张时，可用小建中汤、黄芪建中汤或当归建中汤"。表明他对该方的运用，首先是依照气虚的辨证结果；而双侧腹直肌紧张，则是汉方临床上应用小建中汤、黄芪建中汤或当归建中汤的腹诊依据。

由大塚敬节、矢数道明以及寺泽捷年以小建中汤治疗尿频、遗尿之患儿的案例来看，临床表现都是以脾胃气虚、清阳不升为主。从小建中汤的药物组成来看，其功效也主要在于温补中阳，而非温补肾气或肾阳。然而，为什么运用小建中汤或黄芪建中汤、当归建中汤能够治疗小儿尿频、遗尿或尿失禁呢？笔者认为，这应与水液代谢中肾与脾胃的关系有关。

《素问·水热穴论》中有"肾者，胃之关也"之论。原文是："肾者，胃之关也。关门不利，故聚水而从其类也。上下溢于皮肤，故为胕肿。胕肿者，聚水而生病也。"这段话，主要论述了水肿病的发病机理。不过，清代绍兴名医陈士铎在《辨证录·卷十·种嗣门》里指出："胃为肾之关，非肾为胃之关。《黄帝内经》年久讹写误传，世人错认肾为胃之关门。"该言貌似奇谈，然而笔者从脾胃病的临床上看，感觉也是具有合理性的。

结合李东垣的脾胃学说，脾胃虚弱可致清气不升，进而中气下降，并可能会累及小肠泌别清浊的功能，导致小便异常。为此，无论"肾为胃之关"还是"胃为肾之关"，从中医学"肾为先天之本"与"脾为后天之本"的关系而言，二者之间具有相互影响的密切关联。小建中汤治疗小儿尿频、遗尿、尿失禁有效，笔者认为印证了"胃为肾之关"之言不谬。

以上，是对以寺泽捷年为首的和汉医学诊疗流派特点的简要介绍。

二、日本汉方医学界里的中医学派

就汉方医学与中医学的关系，本书开篇以来一直在进行讨论。中医学是日本汉方医学的源头，汉方医学则是在中医学的启发和哺育下成长并分化出来的一个海外分支；对走过山重水复的历程而发展到今天的汉方医学来说，中医学既是其母体，也是其目前体系中一个重要的学派。由此而言，被喻为"同源异流、同根异枝"的中日两国传统医学，而今是你中有我、我中有你、相互交融、彼此包容的关系。

在日本战后的汉方医学复兴运动以及 20 世纪 90 年代以来的代际交替与现代发展之中，对现代汉方医学的学术与流派演变最具影响力的两大外来因素，莫过于西医学与中医学。江户时代以来，西医学对汉方医学所带来的冲击和影响已经不必多说。而现代中医学又是如何影响日本的呢？

（一）20 世纪中叶以来日本对现代中医学的引入

笔者曾经的上司，日本东洋学术出版社原社长、总编兼发行人，日文版《中医临床》杂志的发行人山本胜司，从 1980 年以来一直致力于中医学在日专业出版、编辑和报道。2007 年 6 月，他在广岛参加第 58 届日本东洋医学会学术总会之际，接受《中国中医药报》记者采访，谈到了中医学与汉方医学风云际会的历史梗概。

迄今为止，在学术观点和方法论上，日本汉方医学界存在着相互对立的两个学术流派，即日本的古方派和中医学派。学术的对立，导致了双方长期处于互相非难、互相排斥的不正常状态。探讨其历史渊源，可追溯到以金元医学为源流的"后世派"和 18 世纪出现的"古方派"的学术对立。古方派是以《伤寒论》为中心的"方证相对"学派，反对以中医学的病因病机学说为理论的后世派，极端地排斥中医学的理论及思辨性，强调《伤寒论》的证候与方剂的对应性，代表了日本汉方医学界的主流力量。

自江户时代中期至今的 250 余年中，古方派形成并保持了他们在日本汉方医学界中的鲜明特色和优势地位。而中医学派，特别是由于受到 20 世纪 70 年代中国针刺麻醉研究成果的影响，日本各地掀起了自发地学习中国现代中医学的运动，多年来已广泛普及和渗透到了日本的汉方医学界。期间，对于如何接受和对应现代中医学，汉方医学界经历了长时间的激烈争论，进行了认真的摸索和研究。目前，中医学的理论已经广泛地渗透到了日本汉方医学的理论与临床之中。

要了解 20 世纪中叶以来中医学在日本的发展情况，下面的一览表值得参考。

表 7-7   二十世纪中叶以来中国与日本现代中医学简史

年份	中国	年份	日本
1951	卫生部针灸疗法实验所（现在的中国中医科学院针灸研究所）成立	1955	东亚医学协会主编的《汉方之临床》战后复刊号上，刊载了汇聚日本各学派关于"证"的大型座谈会笔录
1955	中国中医研究院成立，中国药材公司起步，中医新书出版与古籍复刻；全国首届"西学中"开班		
1956	北京、上海、广州、成都 4 所中医学院成立，开始编写中医学通用教材	1956	《汉方之临床》第 3 卷第 1 期上介绍中国《人民日报》上有关中医学的报道。之后，该杂志一直全力介绍中国中医的最新信息，特别是长泽元夫连载了 24 次"中国汉方医学界的动向"，对中国的中医研究进行了持续报道《中国汉方医学概论》的翻译出版（1959 年版《中医学概论》的日文版）
1958	《中医学概论》（南京中医进修学校编，人民卫生出版社，1959 年出版修订版）		
1959	中医学院用第一版试用教材发行		
1962	中医学院用第二版教材发行		

（续表）

年份	中国	年份	日本
1964	针刺麻醉下的肺切除术获得成功	1965	中国中医学院用第二版教材等众多中医新书的复刻版通过香港医药卫生出版社在日上市
1968	"冠心 2 号方"等冠心病、支气管炎之类老年常见病的中药新药研发		
1972	尼克松访华，针刺麻醉术的报道	1969	《汉方医学入门》（秦伯未《中医入门》的日文版）在日发行
1972	《临床常用中药手册》（湖南中医学院，人民卫生出版社）发行	1976	在日本各地开始出现中医学研究团体；南京中医学院主编的《方剂学讲义》、广州中医学院所编的《中医学诊断学》在日翻译出版
1974	《新编中医学概要》（广州军区部队后勤部编，人民卫生出版社）发行		
1978	改革开放，中医教育开始恢复；中国中医研究院与北京中医学院开始研究生教育，第四版统编教材发行	1977	上海中医学院所编的《中医学基础》在日翻译出版
1980	全国中医与中西医结合工作会议召开，提出"中医、西医与中西医结合三种力量平等合作"的方针；WHO 对 43 种疾病倡议各国使用针灸治疗	1979	津村株式会社召开第一届"临床汉方研究会"，中医学成为热议的话题；根据中山医学院所编的中药学教材，而由神户中医学研究会翻译的《汉药的临床应用》日文版发行
1982	中国中医学院数量增至 22 个；卫生部召开衡阳工作会议，提出重视中医特色的方针	1980	日本的中医学专业出版社——东洋学术出版社成立，日文版《中医临床》杂志创刊号发行；神奈川县推动与上海市友好城市共同事业，邀请多位上海中医专家来日，开设长期的中医学讲座
1983	第五版中医统编教材发行		

（续表）

年份	中国	年份	日本
1986	中医学院数量增至 28 个；国家中医管理局成立（2 年后改名为"国家中医药管理局"）	1981	医师东洋医学研究会主办、中国派遣的讲师团在日本举行的首次"中医学讲座"开幕，任应秋、刘渡舟、颜正华、王绵之等北京中医学院教授赴日讲学；"中日伤寒论研讨会"在北京隆重举行，众多的中日两国专家莅会交流
1988	强化中医教育的郑州会议召开，讨论《1988～2000 年中医教育事业发展战略规划》	1984	由中华中医药学会主办的"第二届中日伤寒论研讨会"在河南南阳举行
1990	改革开放后，中国中医药学专业期刊迅速复刊或创刊，增至 88 种；中医艾滋病治疗研究中心（黑龙江）成立，强调中医治疗疑难病的重要性；全国 500 位名老中医经验的继承工作开始实施	1985	由日本东洋医学会中四国支部主办的"中日传统医学学术交流会"，每年在中日之间交互举办学术交流活动
		1986	"日本中医学研究会"（通称"地龙之会"），设立在京都高雄病院）成立，每年邀请中国专家进行经验交流
1991	"中西医并重"成为国家卫生工作的基本方针	1987	由当时的财团法人日本船舶振兴会设立的"笹川医学奖学金"制度起步，每年接受 100 名中国医药学者赴日进修。其中有许多中医药专业学者，推进了中日间的学术交流
1992	广州会议强调中医在危急重症的急救医疗中的重要性	1988	作为东京都与北京市友好城市合作事业的一环，东京都立丰岛病院设立了东洋医学科，由北京市卫生局派遣中医专家赴日与该科的小高修司医师等进行协同诊疗研究

（续表）

年份	中国	年份	日本
1993	北京、上海、南京、成都等中医学院接连更名为中医药大学	1991	东京临床中医学研究会成立，翌年发行会刊《东京中医学报》。当时，日本全国有 50 多个中医学团体在活动
1997	中医学第六版统编教材发行	1995	中日合作编著的教材《中医学的基础》（日文版）发行
1998	中国共有 7 所中医药大学、21 所中医药学院，此外还有藏医学院与蒙医学院各 1 所；公开发行的中医药学专业期刊达到 120 种	1996	"在日中国科学技术者联盟医学与药学协会"成立，汇集旅日中国中医药学者约 150 名，在日本各地交流
		1998	该协会发动上百名中日学者与专家联合编著的《日本传统医药学现状与趋势》一书出版。其后，该书的中文繁体修订版《2000 日本传统医药学现状与趋势》，于 2000 年在香港出版

出处：安井广迪. 为了医学生的汉方医学·基础篇［M］. 东京：东洋学术出版社，2008.

（二）日本重新引入中医学的必然性

2010 年，秋叶哲生在《汉方之临床》第 57 卷第 11—12 期上发表《证的历史与现代的课题》。翌年，他以该论文而获得东亚医学协会奖。作者回顾了自 15 世纪的后世派鼻祖田代三喜以来，日本汉方医学界对于"证"的研究历程。尤其着力对给汉方医学的诊疗思路与方法带来巨大且深刻影响的吉益东洞有关"证"的认识进行了考察。

学自于千叶古方派的秋叶，从东洞较为早期的著作《医断》与《方极》入手，解析东洞"证"的概念。他得出《医断》中所谓的"证"，其概念有时包括处方用药在内的广义之"证"，有时则仅指与腹候和脉候有所不同的"外证"（外部症状）。

在《医断》病因篇里，东洞所说的"是以吾党不言因也"一节，给其后的汉方诊疗方式和特征都带来巨大影响。《医断》是东洞倡导自家学说的宣言书，可以说其与《方极》中所论的"方证相对"一起，是将表示为方剂适用状态之"证"的概念全面加以展开的源头。

在《方极》的序里，被古方派视为金科玉律的"方证相对"一词首次登场。其"证"之概念与作为方名的"某某汤证"直接相连，使得读者能无误地将某证视为某方的适用条件。由此，"证"被视为连用药方的线索，汉方医学界走上了处方内容固定化之路。稍稍留意一下还可发现，按照"某某证是某某汤"的提示，即便不知道某一方剂的构成药物及药物功效，也可以使用固定的某方。

由此，可以想象，即使无视经典理论或本草学知识，只要记住《方极》中东洞对桂枝汤"方证"那样的论述，诸如"桂枝汤，治上冲头痛，发热，汗出，恶风者""桂枝加桂汤，治本方证而上冲剧者""桂枝加芍药汤，治桂枝汤证而腹拘挛甚者"，似乎就可以成为医者。推测东洞时代，或许有众多以该程度的知识而运用药方的治疗者，曾在日本打着东洞流的旗号而辈出。与东洞同时代的永富独啸庵（1732—1766）在《漫游杂记》里就曾经痛切指陈："近世称古医道者，概为无学之徒""论症不论因，或以为药无寒热，此岂古之意耶？"

吉益东洞的上述主张，历经幕府末期、明治、大正、昭和时代，直到今日似乎还有广泛的支持者。诊察结果对应某某汤证，进而对应某某汤方的日本汉方诊疗模式，原点也就在此。不过，这一方法论已经在当今的现实中碰壁。

秋叶先生认为，我们要破壁前行，从逻辑上而言，需要去认识东洞所回避的"病因"，并能向患者解释病因，而且还要做到病因指导下的处方用药。由此而言，东洞关于证的独特言说，从历史发展来看是属于异质性的，难以成为具有体系性学问的发源。

考察明治四十三年（1910 年），和田启十郎为了让自己的声音振聋发聩，而在《医界之铁椎》里选择了东洞式简洁、尖锐且带有武断论调的言辞。汤本求真紧随其后写出《皇汉医学》，也以东洞的学说作为旗帜。这一倾向从昭和之初开始，并伴随日本对外发动侵略战争，进一步引发了民族主义情绪的激亢。但到 1945 年战败之后，这种言论也就熄火销声了。

1938 年，矢数道明等医贤努力创立了东亚传统医学协会。创立该协会的目的，是通过传统医学交流促进国际文化交流。即使中日两国断交时，他也保持了同叶橘泉（南京）、张继有（长春）、杨医亚（北京）的文书往来。

岁月流转，第二次世界大战结束后，随着 1950 年日本东洋医学会的设立，与战前不同的年轻一代渐次登上舞台。1954 年，东亚医学协会主办的月刊《汉方之临床》杂志创刊，创刊号以"证"为主

题，长滨善夫《证问题的实地考察》、藤平健《有关证》等散发着
新锐汉方学者气息的论文被置于卷首，同期还刊载了马场辰二、细
野史郎、大塚敬节、和田正系、矢数道明、坂口弘等人关于证的座
谈会讨论内容。

秋叶哲生认为，当时的发言各色各样，内容上却属大同小异。
这是由于以上各位所论之"证"，都是以东洞的《方极》为中心，
他们所用的方剂也都不事加减。所以，当时的话题，也都是以"方
证相对"为前提的，无人站在其他立场上提出新论。

而真正让围绕着"证"的讨论出现多样化见解的，是现代中医
学理论进入日本之后。秋叶先生认为，若考虑 2010 年以后汉方医学
之中"证"的内涵，则日本战后建立起来的保险医疗制度、1976 年
开始大量医疗用汉方制剂的登场以及中医学的引入，就共同成为主
要参考依据。

(三)《汉方之临床》对中国现代中医学的报道

1956 年，《汉方之临床》杂志在第 3 卷第 1 期上介绍了中国《人
民日报》上有关中医学的报道。此后，该杂志一直不断向日本介绍
中国的中医学最新消息。

从 1957 年开始，该杂志连载长泽元夫执笔的《中国汉方医学界
的动向》系列报告。报告的内容是中国发表的论文提要，主要是应
用单味中药的治疗以及按照传统的适用证与主治而应用方剂的治疗
介绍，未见探讨中医学理论方面的文章。该系列报告连载了 24 次，
持续到 1961 年的第 8 卷第 3 期。

在 1957 年第 4 卷第 7 期上，石原明执笔的《中医常用方剂解

说》系列开始连载，内容是对上海卫生出版社出版的上海中医院叶显纯所编《常用方剂手册》中部分内容的摘要选介。该内容连载了6期，直到1959年的第6卷第12期。

山本岩在《汉方之临床》1973年9月的第20卷第9期上发表了以《有关五淋散》为题的论文，秋叶哲生对其给予了高度评价，认为能理解该文重要性的读者想必在当时都会感受到巨大的冲击。因为该作者不仅具有丰富的现代西医学知识，而且精通中日两国的传统医学经典，还能在实践中应用现代中医学，从而难能可贵地明确向日本展示了大有不同的中国中医学关于"证"的最新概念。

秋叶注意到，山本岩先生在《汉方之临床》1967年第14卷第5期，发表过与西山英雄合著的论文《腹膜里面的抵抗物治验例（一）与（二）》。该文的特点是：明确地解释了医案中使用芎归胶艾汤颗粒与桂枝茯苓丸颗粒的理由。如选用芎归胶艾汤针对主诉中"子宫出血"，以该方的补虚作用以及腹候特征为依据。明确选方用药的理由，可以作为其后加减或换方时的重要依据。与之形成对照的是古方派方证相对式诊疗，选方用药的理由时常是不明确的，换方之际往往就要从初诊时信息的重新审视开始。推测山本氏刻意对中医学加以研究的动机，或许就与对"方证相对"诊疗模式的不满相关。

秋叶哲生的结论是：山本岩的观点，提示了他重视应用既有方剂，但是依证而以本草学（中药学）的功效为据对原方进行加减，展示了有关于"证"的内涵的新思维以及新方法论。这对日本汉方医学界而言，是具有历史性意义的。

　　笔者补注：山本岩，1924 年生，1952 年毕业于德岛大学医学部。1955 年起自学中医学，1964 年拜西山英雄为师学习汉方。1968 年经西山英雄介绍又拜矢数格的弟子中岛随一为师，学习后世派一贯堂流医学。他被认为是精通汉方医学各个流派以及中西医学的医家，晚年倡导融合东西方医学的"第三医学"。

（四）日本现代中医学术团体与相关人物简介

　　尽管从 1500 年前起中医学就开始传日，但是历经日本江户时期的闭关锁国、明治维新的废黜汉方政策，加上日本不断对外发动一系列侵略战争，使得中日两国间的传统医学交流一度减少，甚至中断。

　　1971 年 7 月美国《纽约时报》记者莱斯顿有关中国针刺麻醉的报道，在国际上引起轰动效应，使得中国的中医学重新在日本引起关注。直到 1972 年中日邦交恢复正常化，1978 年中日缔结和平友好条约，才促使中医药学的中日交流逐渐升温。

　　笔者曾听东京针灸专门学校的老师讲述日本针灸学的现代发展轨迹：在中国针麻报道之前，日本的针灸学教育机构数量很少，学生不多，经营惨淡。但是，针麻报道与中日两国交流的增多，极大地激发了日本的医学界以及民众对于针灸学和传统医学的兴趣，也促使日本的针灸学教育从学校数量、学生数量到教学规模等都出现蓬勃发展的局面。2021 年的资料显示，日本现有 12 所设有针灸学专业的 4 年本科学制的大学，还有 160 多所 3 年学制的针灸专科学校；具有国家针灸师资格的针灸从业人员可能多于中国的针灸专业医师，更多于 4 万人左右的美国针灸师。

20 世纪 70 年代，曾在经营中国图书的东京东方书店工作过的山本胜司介绍：中国的针麻研究报道，令书店连日出现门庭若市的情况，人们纷纷寻求中国针灸学与中医学读物。他们在书店内或坐或站，捧着难以读懂的中文书。山本也是由此感觉到日本需要中医学的专业出版机构，这成为他创立日本至今唯一的中医学专业出版社——东洋学术出版社的重要契机。

1980 年，山本创立了日本至今唯一一家中医学专业出版社，发行日文版中医书刊以及《中医临床》杂志，为中医学在日本的现代普及和学术发展，为推进中日两国中医学界的信息和人员交流，付出了多年的心血。

许多日本人对于事业的精诚、执着源于他们自身的人生哲学与信念。山本胜司对于中医学事业也是如此。他不仅为日本的中医学术发展殚精竭虑，也时时为中国中医学前途而操心劳思。2022 年 9 月，山本胜司先生因脑血管病辞世，享年 85 岁。

再说日本各地自发成立的中医学术交流团体。20 世纪 90 年代初期，东洋学术出版社《中医临床》杂志编辑部的调查表明，当时在日本共有 50 多个中医学专业的学术研究与交流团体。2021 年 3 月的最新统计则显示，日本共有 88 个中医学研究交流团体在活动。其中有一些是以各地的汉方制药厂家为后盾的中医学学习会，或小团体的小规模学习会，主要参会者有医师、药剂师或针灸师。近些年来，还出现了面向民众的主妇群体或一般人群以普及药膳等知识的中医养生学团体。

在这些团体中，神户中医学研究会最富有传统和盛名。长期以来，该团体以伊藤良与森雄才为核心人物，在日本翻译出版了现代中医学系列书著，成为在日学习中医学的重要教材或参考书，对于现代中医学的在日普及发挥了重要作用。

20 世纪 80 年代，以江部洋一郎为核心的京都中医学研究会的学术交流活动也十分活跃。他们时常联手日本的其他中医团体，以"日本中医学研究会"名义，先后邀请董建华、焦树德、杨甲三、金起凤、张镜人、邓铁涛、陆干甫、柯雪帆等中国各地的名老中医赴日讲学，并且进行实地的诊疗示范指导。

1991 年成立的东京临床中医学研究会，先后以张珑英、小高修司、平马直树为会长，每月在东京举行学习报告会，并发行会刊《东京中医学报》。该团体的主要骨干与中国的中医界多有深入交流，因此也常邀请中国专家做学术报告。

1998 年，东京临床中医学研究会用半年时间，每月举办一次以中医学的"痰""痰病"理论以及"痰饮水湿"之间关系为主题的交流会（详细内容，可参见笔者在第五章里对于"痰"的研究部分所做的介绍）。2000 年 10 月，东京临床中医学研究会与广岛中医学研究会等团体联手，在广岛召开第 19 届中日传统医学交流会，"痰病"内容仍然作为中日两国学者之间的交流议题。

京都高雄病院院长江部洋一郎先生，也曾应邀至东京临床中医学研究会，就他的"经方医学"体系加以解说和交流。此外，东京临床中医学研究会的重要成员小高修司、冈田研吉、牧角和宏等人组成的"宋以前伤寒论研究"团队，也先后在该研究会里发表自己的阶段性研究报告。其后，江部的《经方医学》1—6 卷与《经方药论》《经方脉学》系列，冈田、小高、牧角共同编著的《宋以前伤寒论研究》，经由东洋学术出版社发行，引起中日两国学术界的关注。

以上学术交流内容，在东京临床中医学研究会的会刊《东京中医学报》上也有介绍。

2003 年开始，以平马直树为代表的东京临床中医学研究会、濑尾港二为代表的日本"中医学留学生联谊会"，以笔者为会长的在日中国科学技术者联盟医学与药学协会，在东京连续 8 年携手举办一年一度的日本中医学大交流会。在第 8 届日本中医学大交流会结束之际，与会者共商今后的交流与发展方向，认为创立日本全国性的中医学会时机已经成熟。于是，2010 年以东京临床中医学研究会为主体，汇集日本全国多家中医团体的成员，在东京发起日本中医学会（理事长：酒谷薰；会长：平马直树。2020 年改名为"日本中医药学会"，为日本"一般社团法人"），并举行了成立大会。

该学会的成立，标志着日本以中医学为主的全国性学术组织的诞生，使得日本全国中医药学领域的人员和力量得以凝聚。2011 年1 月，《日本中医学杂志》网络版创刊，从那时开始举行每年一度的学会年会。学会秉承继承、发展及普及中医学的宗旨，促进同世界各国各地区的中医学术交流，定期举办中医药临床应用讲座、中医临床诊疗研讨会。应日本各地中医学研究会的要求，学会派遣讲师，对年轻西医医师进行中医药传承与普及教育。

日本中医药学会的成员，有医师、药剂师、针灸师以及在校学生，也有旅日的中国中医药学者。值得一提的是，日本中医药学会的多位骨干成员，都曾经是中医药学专业的留学生，其中既有从日本赴中国的留学生，也有从中国去日本的留学生。他们在日本现代中医学派的形成过程中，以及在推动现代中日两国的中医学、汉方医学的交流中发挥了重要作用。

例如，身为日本中医药学会创会理事之一的兵头明先生，20 世纪 70 年代后期至 80 年代初期曾经留学于北京中医药大学。他回到日本后，长期活跃在日本的中医学校教育与中医学翻译领域，对现代中医学术的在日普及以及中医针灸学教育的开展功不可没。

而日本中医药学会的创会理事长酒谷薫先生（东京大学研究生院新领域创成科学研究科特聘教授），是一位跨越脑科学与医学物理学等多学科的研究者。20 世纪 90 年代，他曾经作为神经外科专家被日本派驻到北京中日友好医院工作 6 年多。其间，他与当时该院的中医专家全小林等交流甚密，从而对中医学产生浓厚兴趣。2002 年，他在日出版了《为什么中国医学治疗难病有效——脑神经外科医师看到的"不可思议的效果"》一书，旋即售空。

日本中医药学会的创会会长平马直树博士（平马医院院长），1978 年开始在东京的北里大学东洋医学综合研究所师从大塚敬节、藤平健、矢数道明先生学习汉方。1987—1989 年他赴中国中医科学院留学，在广安门医院跟随路志正、朱仁康、张作舟、朴炳奎等专家学习中医学的各科诊疗。多年以来，平马先生热心同中国中医学界交流，勤于临床，认真治学，在日本中医学界受到广泛拥戴。

本书同系列的姊妹篇《日本汉方医学与中医学——江户医案纵横谈》一书，原日文版的著者就是日本中医学派代表的平马先生和千叶古方派的代表秋叶哲生先生。两人遴选日本以江户时代为主的各流派名医医案、医话，就其中医家的诊疗思路、方法、特色以及学术渊源，进行纵向的学术源流考察与横向的中日两国传统医学比较，其中平马先生主要站在中医学立场上向读者深入浅出的解说。该书与本书谈的都是汉方流派及其诊疗思路和方法，都进行了许多汉方医家的临床实例解析，并对汉方医学与中医学加以比较，在内容上可谓互为羽翼。所不同者，本书是比较日本汉方医学与中医学诊疗思路与方法的系统总论篇，而《日本汉方医学与中医学——江户医案纵横谈》则是以具体案例为主体，对汉方医学与中医学加以比较研究的各论篇。

　　在现代日本中医学派的发展与中日两国中医药学术的交流领域，旅日中国中医药学者发挥了积极的推动作用。以 1996 年成立于东京的在日中国科学技术者联盟医学与药学协会为例，该协会汇聚了当时分布于日本各地的中国医药学者，最盛时期成员人数接近 200 人，其中中医药学专业出身的学者人数过半。协会积极推动会员之间以及中日两国之间的学术交流活动，1996—2000 年，为向中国中医药学界介绍日本汉方医学的源流与现状，曾发动上百名中日两国传统医学界的专家联合执笔，由笔者和赵中振担任主编，先后完成了《日本传统医药学现状与趋势》与《2000 日本传统医药学现状与趋势》两部著作，分别于 1998 年和 2000 年由华夏出版社、香港亚洲医药出版社出版发行。历任该协会会长的，先后有赵中振、笔者、陈乃宏、张亨诸位博士，都是中医药学专业出身的学者。

　　说到旅日中国中医药学者，不能不提长春中医药大学的医史文献学专家郭秀梅博士。她 1992 年留学日本，先后任日本富山医科药科大学和汉诊疗部、日本医科大学东洋医学科、北里大学东洋医学综合研究所医史学研究部、顺天堂大学医史学研究室的客座研究员。近30年来郭秀梅博士与多家日本医学研究机构或团体及多位日本学者长期开展合作研究，主编《日本医家伤寒论注解辑要》《日本医家金匮要略注解辑要》，点校《伤寒论考注》《医籍考》《宋以前医籍考》等20余部日本医家的著作。因《宋以前医籍考》的研究点校出版，2011年郭秀梅获得了由日本医史学会颁发的"矢数医史学奖"以及由中共中央统战部颁发的"优秀图书奖"。

（五）日本中医学派的相关研究

这一部分有许多内容值得并应该提及。限于篇幅，在此仅选江部洋一郎的《经方医学》研究与在日本具有广泛社会关注度的特应性皮炎的中医诊疗研究为例，冀可以点带面。

1. 江部洋一郎的《经方医学》

20世纪70年代之初，作为西医师的江部，开始对汉方和中医学感兴趣。1980年前后，江部曾多次到北京追随名老中医进修学习。在当时留学北京的日本留学生兵头明、菅沼伸的介绍下，他曾聆听80多岁的胡希恕老先生讲伤寒，并观摩胡老的经方临床。他认为胡老对《伤寒论》的学术见解独特，从中很受教益。

江部经方医学体系的创立，既受晚清医家唐宗海《伤寒论浅注补正》《金匮要略浅注补正》观点的启发，也受到胡希恕先生的影响。这是其本人对笔者的亲述。

20世纪90年代中期以后，有关江部"经方医学"的系列文稿在笔者当时参与编辑的《中医临床》杂志上连载。1997年开始，由东洋学术出版社刊行了《经方医学》专著系列的第 1 卷，在日本的汉方与中医学界引起反响。

为深入理解江部经方医学理论的特点及其与中医学的关系，笔者作为《中医临床》记者，曾随同山本胜司总编参加江部先生主持的京都中医学研究会的研讨会。1999 年，笔者又专程采访过他。采访当天，江部先生诊疗了 60 位患者，直到下午 3 点诊疗才结束。

问及江部经方医学的出发点，他重申了在学习古今中医学理论时的许多困惑。他以《伤寒论》《金匮要略》作为中医临床的原点，但寻索多年却感觉于古今都未能找到一本可以令人满意的能够阐明仲景学说体系的著作。他将《伤寒论》简洁条文及处方中的关于人体结构与机能的生理、病理和方药体系，称为"经方理论"。

江部的经方医学体系，虽以《伤寒论》中经方的方剂解说为主线而展开，但是核心基础却在于其提出的关于人体结构与机能的生理新说，以及与之相应的病理和方药体系。

例如，他参考《黄帝内经》气的理论，提出对于卫气升降出入的循行路线以及对体内的胸、膈、心下和皮、膜、腠理、肌之结构和相互关系的新架构。江部提出卫气巡行的通路有前、后、脉外三条通路，而膈的结构也有上膈、中膈、下膈这样三层生理构造的新理论。在此理论指导下针对病理状态选方用药。

尽管经方医学的上述学说突破了中医学的传统理论，但却是基于临床基础的新假说，并非全属个人的臆想。作者在论述经方医学系列内容时，常配以简洁、直观的图示，使其理论显得具体而易明。

笔者问江部：有读者认为，经方医学的理论框架和内容与传统中医学和汉方古方派都有所不同。您是如何认识自己的理论与中医学及汉方医学的关系呢？

江部回答：经方医学的理论基础全都是中医学，对中医学的阴阳、虚实、脏腑辨证等我也全都认同。如果不承认阴阳理论，那就既不是中医也不是汉方。当然，我对传统中医的脏腑学说在某些方面有不同见解。可以说，经方医学属于广义的中医学，我本人则属于中医经方派的日本分派。

他接着说：我正在进行的研究，与日本古方派也有交融之处。在某种意义上，经方医学是连接中医派与古方派的通道。可以说我既是中医派也是古方派。经方理论也将有助于日本古方派的医师们更好地理解和运用《伤寒论》。

笔者注意到，江部在诊疗时并非总用经方。于是问："您按照自己的理论选方用药，经方使用占比大致是多少？"他的回答令人感到一丝意外——"30%左右而已"。

江部解释：经方理论是为了更好地应用《伤寒论》《金匮要略》的方剂，或更有效地治疗与经方应用范围相关的疾病而构建的。如果超越这一范畴，此理论的应用就会力不从心，如以经方治疗重症系统性红斑狼疮（SLE），则疗效有限。包括经方在内，我们应该意识到它也有适用范围，并不能治愈所有疾病。

自1997年江部的《经方医学》专著系列第1卷由东洋学术出版社付梓以来，至2003年该系列已出版发行到第4卷，另有《经方药论》一卷于2001年出版。在笔者的提议和推荐下，毕业于北京中医药大学的徐文波翻译了该系列上述5卷书稿，已由学苑出版社于

2010 年在中国出版发行。笔者也担当了其中部分内容的监译。

上面笔者对江部的采访全文，曾在日文版《中医临床》杂志上发表，也被收录于中文版《经方医学》第 1 卷的书末。题目是《关于中医学与经方医学——江部洋一郎医生访谈录》。

2014 年，《经方医学》系列中的《经方脉学》（日文）出版。2021 年，《经方医学》第 6 卷日文电子版上线发行。可惜，作者江部洋一郎先生已经于 2017 年病逝，享年 63 岁。

2. 日本对特应性皮炎的中医诊疗

特应性皮炎（Atopic Dermatitis，AD），又称异位性湿疹、遗传过敏性皮炎等，是一种慢性、复发性、炎症性皮肤病。"特应性"来自希腊语 Atopos（异位），现指常伴发哮喘等 IgE 介导的超敏反应。AD 患者常合并过敏性鼻炎、哮喘等其他特应性疾病，故被认为是一种系统性疾病。AD 的临床表现具有皮疹的对称性、渗出性、瘙痒、多形性和复发性等特点，患者往往有剧烈瘙痒，严重影响生活质量。

西医以外用药对症疗法为主的治疗，并不能充分应对 AD 患者的临床需求。不少日本 AD 患者自幼连续使用激素软膏多年，病情依然难以得到控制，而且会带来局部诸如玫瑰痤疮、皮肤萎缩变薄等副作用。

据皮肤科专业出身的平马直树医师考证，日本对 AD 的汉方治疗的现代文献记载始见于 1969 年出版的《汉方诊疗医典》。其中记载了治头疮一方、马明方、消风散这样 3 首治疗"过敏性皮炎"的方剂。随后，后世派、特别是一贯堂流后世派多用的温清饮

（四物汤合黄连解毒汤）及其类方荆芥连翘汤、柴胡清肝散，以及桂枝加黄芪汤、补中益气汤等也成为日本 AD 常用方剂。尽管应用这些方剂也能取得一定疗效，但是针对前述的 20 世纪 90 年代以来的难治性 AD，治疗湿疹的消风散、当归饮子等传统方剂则药效有限，而古方派惯常所用的药性大多偏温的经方也常力有不逮。这就需要突破传统的湿疹诊疗框架，寻求基于新的病证认识的治疗方案。

在日本 AD 的汉方诊疗领域，20 世纪 90 年代以来中医学派的探索十分活跃。各地的研究会中经常有 AD 的中医学内容讨论，日文《中医临床》等媒体中 AD 也成为引人关注的主题。

1996 年 5 月，笔者当时所在的《中医临床》编辑部发行了汇编 24 篇关于 AD 专论、附有 55 则案例的《特应性皮炎的汉方治疗》单行本。其中主要汇聚了"中医系汉方"，亦即日本中医学派临床家们治疗 AD 所积累的学术见解与诊疗研究成果。内有平马直树、伊藤良执笔的理论与临床相结合的俯瞰式总论，也有江部洋一郎及其"经方医学"理论拥趸数人的临床研究；有冈田研吉与冈部俊一等侧重于从精神医学或心身医学角度上的考察，也有田川和光、木田正博对 AD 病因病机的深入探讨；有灰本元与山内浩等关于麻黄连翘赤小豆汤以及当归饮子合黄连解毒汤加减治疗 AD 的应用以及疗效评价，还有吉永和惠、金子守宏以及吴泽森等人对于自制中药软膏和针灸治疗 AD 的经验。此外，在日中国中医学者胡荣与杨敏也撰文论述她们对 AD 的中医学诊疗见解和经验，还邀请北京中医药大学皮肤科的专家赵丽平、中日友好医院的尤立平与黄敬彦介绍中国中医的 AD 诊疗研究成果。

　　AD 是一种现代难治病，往往湿热、血瘀、风燥、心火、肝郁、阴虚、脾虚等多种病因并存，按日本汉方传统的药物、药量治疗，未必可见到预期之效，而且汉方在治疗方法、方药选择以及药量调整等多方面受到掣肘，自然也影响疗效。尽管如此，日本汉方医学界的中医学派医师们多年来为提高疗效而千方百计地运用和发挥中医学的特长，在 AD 诊疗研究中创出了许多可观的业绩。《中医临床》编辑部出版的特辑《特应性皮炎的汉方治疗》单行本，首发于当年在横滨举行的日本东洋医学会年会期间，成为整个汉方医学界关注的话题，促进了日本汉方医学界对中医学术的认知，推进了中医学派对于该病更加深入的探讨与研究。

　　顺便提及，不仅仅是 AD，其他皮肤病，汉方或中医学的诊疗也是富于特色的。一位东京的皮肤专科医院院长，从 20 世纪 90 年代中期开始邀请笔者在她的皮肤专科医院进行合作研究，开设定期的中医专科门诊。她每天的门诊量有上百人次，总有些单用西医疗法多时而疗效不满意的难治性皮肤病患者。我们共同的研究课题是日本汉方制剂的中医学应用、中药外用软膏的开发与应用，也引入了汤药治疗。一年过后，这位院长欣喜地告诉我，她对使用中医疗法的难治性病例进行了回顾性总结，结果是有效率达到 80% 以上，比单纯的西医疗法有效率显著提高。我们愉快地合作了将近 18 年，直到笔者离开日本。

第四节　当代汉方医学临床医案选析

笔者认为，近30年来现代日本汉方医学界的最大特点是多流派并存，彼此交融并折衷。日本东洋医学会学术教育委员会编辑并于2009年发行的汇集各个流派医师临床案例的《专业医师用汉方医学教材——汉方专业医师研修课程准绳》中，对此可以窥见一斑。

该教材选录了52则日本汉方医学界的现代医案。其中有35则医案的治疗运用了经方，17则医案运用的是后世方，经方的应用占比约为2/3，显示出近年来日本汉方临床的一些特点。兹选析数则如下：

医案1　扩张型心肌病

〔患者〕男性，73岁。

〔主诉〕心悸、气短、浮肿。

〔既往史〕40岁时发现高血压病，66岁时诊断为前列腺肥大，68岁时诊断为糖耐量异常。

〔家族史〕父亲死于心脏病（具体不详）。

〔现病史〕患者在30~40岁期间曾被诊断心律不齐，因无症状，当时未接受治疗。定期体检时，经MRI、24小时动态心电图、心脏导管等检查，发现其心功能为正常值的30%以下，被诊断为"扩张型心肌病"。西医予氯沙坦钾、螺内酯、呋塞米、阿司匹林、卡维地洛等药。次年2月上旬，希望接受汉方治疗而来本科。每天排尿12次（包括夜尿3次），排便1次。有运动时心悸、气短、咳嗽等症状。

〔体格检查〕身高 160cm，体重 55kg，血压 138/78mmHg，体温 36.3℃。体型匀称，面色灰黑。皮肤略干燥，睑结膜与球结膜正常。听诊心音呈奔马律，且可在收缩期和舒张期闻及轻度杂音。呼吸音正常。肝肋下两横指处可触及，软而有弹性。脾无肿大，下肢可见轻度浮肿。

〔汉方医学检查〕多汗，多矢气，手足痛，下肢麻木，傍晚可见足部浮肿。脉象沉涩、结代；舌湿润，色淡红，舌下静脉怒张（+），苔薄白；腹诊见腹力稍虚，心下痞硬（++），胸胁苦满（-），腹满（+），脐旁腹部动悸（+），小腹不仁（+），腹直肌挛急（-），脐旁有瘀血而致的压痛。

〔治疗〕初诊时，考虑该患者病属"胸痹"。以其腹力稍虚而心下痞硬明显，处方以茯苓杏仁甘草汤（汤药）。1 月后二诊，患者反映"汉方药很好喝，已感觉身体有些轻松了"。

11 月份心脏超声检查提示，心功能有所改善。故减少氯沙坦钾、螺内酯、阿司匹林的用量。

4 个月后患者血压平稳、未见心律不齐，运动时的心悸、气短也几近消失，浮肿全无。患者服用茯苓杏仁甘草汤效果良好。

〔考察〕茯苓杏仁甘草汤，出自《金匮要略·胸痹心痛短气病脉证治第九》。原文称："胸痹，胸中气塞，短气，茯苓杏仁甘草汤主之，橘枳姜汤亦主之。"

大塚敬节在《金匮要略讲话》中指出，呼吸困难、气短难续或心悸而胸闷窒塞以及胸痛之际，可用本方。

浅田宗伯的《勿误药室方函口诀》提示，呼吸急迫、支饮喘息，或者跌打之后身体疼痛、行路则呼吸困难，可用本方。

大塚敬节《基于症候的汉方治疗实际》中，心源性哮喘、肺气肿、支气管哮喘、食道癌等病，在腹部未见痞坚，而患者又难以接受其他药物之时，可用本方。

大塚敬节与矢数道明等人合著的《汉方诊疗医典》还提示，冠心病、喘息咳唾、胸背痛是本方的客症（兼症），而气塞、气短则为主症。此外，瘀血、健忘、恶闻人声、胸中堵闷、呼吸急迫以及跌打之后，也可用本方治之。

在应用茯苓杏仁甘草汤时，需要与木防己汤比较和鉴别。木防己汤用于心下痞坚，而茯苓杏仁甘草汤则用于表现为木防己汤之虚证的患者。本方味道淡薄易于服用，即使对于心肌病这样预后不良的病症，长期服用有时竟也可以获得意外的良效。

〔评按〕茯苓杏仁甘草汤，出自《金匮要略》，是治疗胸痹的一首方剂。在现代中国中医界的胸痹治疗中，本方的应用不多。

本则医案，主诊医师考虑患者病属胸痹，依据其腹力稍虚而心下痞硬明显的腹诊之腹候，选用了茯苓杏仁甘草汤。诊疗思路与方法主要是重视腹诊，遵循了汉方古方派方证相对的思路。其中的"证"是"腹证"，而该腹证也成为茯苓杏仁甘草汤的"方证"。这与中医学常用的辨证论治之"证"的含义大有不同，也与辨证论治的诊疗思路与方法论差异显著。

医案 2 五十肩、腰痛症

〔患者〕女性，52 岁。

〔主诉〕左肩痛、腰痛。

〔既往史〕30 岁时数次出现"闪腰"，51 岁因右侧乳癌接受保乳手术加放射治疗。

〔家族史〕无特殊。

〔现病史〕从 2 月份开始，无明显诱因出现左肩至肩胛骨部位的疼痛。左肩胛骨内侧缘有冷感，同时麻痛不已。1 个月后又出现腰痛，遂到家附近医院的骨科就诊，接受 X 线检查，自诉未见异常。当时服用过消炎镇痛药，因引起胃部不适而中止。5 月份下旬希望汉方治疗，来本科就诊。

〔体格检查〕身高 157cm，体重 48kg，血压 110/64mmHg。左肩胛部、第 4~5 腰椎棘突附近疼痛，外观上脊椎整体未见变形。左手掌可见数个掌跖脓疱症的脓疱。大便每日一行而偏硬，小便尚调。体型匀称，面色正常。皮肤无异常，睑结膜与球结膜正常。听诊心音及呼吸音正常。肝脾未见肿大。

〔汉方医学检查〕无足冷。脉候沉虚；舌候湿润，淡红，有齿痕，苔薄白；腹候：腹力中等，心下痞硬（++），胸胁苦满（-），腹直肌挛急（-），脐上悸（±），腹满（+），小腹不仁（+）。此外，与周围相比，心窝部有冷感。

〔治疗经过〕患者因肩胛骨内侧疼痛、发凉而初诊时，处方以清湿化痰汤。不过，服用 4 周未见改善。患者反馈"疼痛加重则不安感也会增强，进而疼痛会更加明显""有精神烦恼""天气不好时症状会加重"，考虑到病变与属于"气分"的精神情绪相关，于是换方使用了桂姜枣草黄辛附汤（汤药）。

1 周后腰痛改善。又过了 1 周复诊时，患者自诉"因为担心乳癌的复发和转移而有恐惧感，疼痛也有加重"。不过，服药 3 周后肩胛部的冷感和疼痛均见改善，腹候的心下痞硬减轻，冷感也消失了。服用桂姜枣草黄辛附汤 6 个月后，患者反映"疼痛已经大为减轻，全身也感觉有了底气"。1 年后不再服药。

〔考察〕桂姜枣草黄辛附汤，即桂枝去芍药加麻黄细辛附子汤，出自《金匮要略》。在《金匮要略·水气病篇》中，有"气分，心下坚，大如盘，边如旋杯，水饮所作。桂枝去芍药加麻黄细辛附子汤主之。"的记载。

关于"气分"，《诸病源候论》认为是由水饮与气相搏而结聚产生。亦即气滞不行导致水气停聚，是为气郁所引发的"水"与"气"之病。临床上常常于心身病患者中表现为"心下坚，大如盘，边如旋杯"或心下痞硬等症状。藤平健认为该方用于以心下痞硬为明显主诉的心身病患者可以获效。

花轮寿彦认为患者所述症状缺乏条理、难以归结时，可选用本方通过治疗心身疾病而奏效。

本例患者担心乳癌复发的精神焦虑和与之相随的疼痛加重，又可见到心下痞硬症状，这些都可考虑是属于古人所说的"气分"病变。不仅仅是症状，从患者的所述方式及其语气，判断当时患者的精神状态属于古人所说的"气分"，从而做出了上述选方用药的判断并最终获效。其心窝部的冷感，则考虑为"水气"所致。

〔评按〕本例在诊疗思路上，注重了方证相对与审因论治方法的应用。

首先，通过腹诊所确认的"心下痞硬"与"心窝部的冷感"，使医者联想到《金匮要略》中"心下坚，大如盘，边如旋杯"这一也属于心下痞硬的特例条文，进而也将桂姜枣草黄辛附汤的方证与之联系起来。医者从舌候的湿润、有齿痕，腹候的脐上悸（±）、腹满（+）和心窝部有冷感，以及"天气不好时症状会加重"等症状，判断患者的表现与水饮和气郁的搏结相关，这样就同治疗水饮病的桂姜枣草黄辛附汤的方证建立起对应性。

其次，并不拘囿于《金匮要略》原著中所提示的有关桂姜枣草黄辛附汤的方证，医者依据《诸病源候论》中对于"气分"的见解，并借鉴了现代医家藤平健与花轮寿彦运用该方时常常针对表现为"心下坚，大如盘，边如旋杯"的心下痞硬等心身症状的患者而取效的临床经验，加上担心乳癌复发的精神焦虑和与之相随的疼痛加重，又可见到心下痞硬，这些都可考虑是属于古人所说的"气分"病变。

"气分"，既是中医学的专用名词，也是日语中的日常用语。日语中惯常使用的"气分"一词，意指心情。其用法和含义与中医学里的"气分"有所不同。由于中医有"百病生于气也"的说法，中医学所说的气，往往也是与包括心情在内的精神情绪相关联的。

以上，基于相关的日本临床研究和本例的提示，可以看到日本汉方医学界扩展了桂姜枣草黄辛附汤（桂枝去芍药加麻黄细辛附子汤）的方证和应用范围，这是足资我们借鉴和参考的。

此外，在本例与之前的医案1中，患者都未述及"心下痞硬"，然而主诊医师经过腹诊均做出了"心下痞硬"判断，可见日本对于腹诊之腹证的重视。"心下痞硬"以及"胸胁苦满"，在中国目前主要被视为自觉症状，而在日本则主要被视为他觉体征。本案例中涉及的《金匮要略》原文，也向我们提示了一个作为他觉体征而需要通过腹诊确认的"心下痞硬"特例。

医案 3 小儿遗尿症

〔患者〕男性，9 岁。

〔主诉〕夜间遗尿。

〔既往史〕无特殊。

〔家族史〕无特殊。

〔现病史〕从幼儿时期开始夜间遗尿，平均每周 1 次。至本次就诊时未接受过治疗。

〔体格检查〕躯体无特殊事项可记。娇纵任性，情绪不宁。

〔汉方医学检查〕腹皮薄，腹力软弱，腹直肌紧张明显。

〔治疗经过〕初诊时依据腹候而投用小建中汤颗粒剂每日 4 包（分 2 次服），指导患者记录夜尿日记。2 周后的 7 月 28 日复诊，夜尿频度未见改变，遂转方改用柴胡清肝汤颗粒剂每日 2 包（分 2 次服）。8 月、9 月夜尿频度同前，进入 10 月之后夜尿陡然未再出现。其后继续让患儿服药 1 个半月，治疗终止。

〔考察〕小建中汤与柴胡清肝汤，二者都是小儿夜间遗尿症的常用处方。对于本例患儿，虽然最初按照腹证投用了小建中汤，但服药 2 周未见好转。聚焦于患儿情绪不宁的神经质特点，进而转方使用了柴胡清肝汤。不过，疗效却是在连续服用 2 个月后才开始出现。

由此可见，汉方药治疗的取效也需要一定时间的。选方用药是应该守方还是应该转方的判断，有时比某个具体处方的选择更为重要。

〔评按〕本例的最初汉方诊察，几乎唯重腹诊。最初根据腹诊所见（腹皮薄，腹力软弱，腹直肌的紧张显著），以腹证即是方证的古方派方证相对思路和方法，并参考"小建中汤是小儿夜间遗尿症的常用处方"之前人经验（"口诀汉方"的思路）而选用了小建中汤。然而患儿服药2周未见好转。于是转而着眼于该案例中"娇纵任性""情绪不宁"的精神行为特征，以及前人的经验（柴胡清肝汤可以治疗遗尿，"口诀汉方"的思路），换用了柴胡清肝汤颗粒。守方2个月后，终于获效。

笔者站在中医学立场上，对本例主诊医师的得失加以考察。

首先，小建中汤是温中补虚之方，而柴胡清肝汤是清热泻火之方，从二者完全相反的温清、补泻功效上看，如果医者最初也运用腹诊以外的四诊方法，能对患儿的寒热虚实状态有所判断，那么选方用药或许就会变得简单明了且更加有的放矢。

其次，如果医者能有辨证的意识及能力，则有可能在更大范围内、从更多的方剂中选出更为适宜的方药。

再次，医者先后选用小建中汤与柴胡清肝汤，基本思路是参考"口诀汉方"的经验，运用"方证相对"的方法，但其实质上是"方症相对"或"方病相对"。同时，其中似乎也蕴含"试探疗法"的思路（A方不行，就试试B方）。然而，小建中汤为什么用之无效？柴胡清肝汤为什么最终能够取效？这在以吉益东洞为代表的忽视传统医学理论的古方派"方证相对"式诊疗体系中是难以找到答案的，原因是缺少可以总结和思辨的理论工具。

此外，从本案例我们还可以看出，仅仅依赖腹诊的腹证来选方用药的诊疗思路与方法，并不可靠。有关腹诊与腹证的局限性，笔者在本书第四章述及古方派的腹诊与腹证研究时，也曾举有具体的案例说明，可供读者参考。

本章前面在介绍和汉诊疗学流派的诊疗特点时，曾提示过一则寺泽捷年主要运用小建中汤治疗小儿尿频、尿失禁与夜间遗尿的案例。笔者于其后的评按部分指出：在日本，长期以来使用小建中汤治疗小儿尿频或遗尿，积累了很多经验。从大塚敬节、矢数道明等人的临床案例，都可以看到类似的治验，主要针对面色不佳、身体消瘦、易于疲劳、口渴以及腹力弱的尿频或遗尿患儿使用。

寺泽捷年运用小建中汤治疗患儿，首先也是依照气虚的辨证结果。在腹诊之外，他详问病史，也运用了舌诊和脉诊收集诊断信息。以此为基础，他提示"在气虚而双侧腹直肌出现紧张时，可用小建中汤、黄芪建中汤或当归建中汤"。对照本案例的主诊医师，除腹诊的"腹皮薄，腹力软弱，腹直肌紧张显著"所见与"娇纵任性，情绪不宁"的问诊信息外，没有记述其他诊察的结果。

学自千叶古方派的秋叶先生认为，腹证是汉方临床上传统诊断学体系中的一部分。其与该体系中的其他诊断方法所具有的共性是：它们都是源于归纳经验事实而得出的"理论"。所以在细节方面，腹证有时缺少逻辑上的一致性。运用不同的复合视点去观察患者的状态，灵活地选用包括腹诊在内的这些方法，才不失为贤明之举。

此外，包括大建中汤在内的诸建中汤中，均使用了大量的饴糖。

在中国有研究认为，饴糖也可用蜂蜜、红糖、炒麦芽等来代替，而且疗效是一样的。

小山诚次在《基于古典的颗粒制剂汉方方剂学》一书中，对小建中汤里的饴糖有如下考察。

饴糖的主要成分由麦芽糖和少量蛋白质组成，具有滋养强壮作用。为此多适用于以体力虚弱、特别是消化道功能减退为基础，平素见有肌肉紧张倾向的小儿或虚弱者。与此同时，饴糖不仅能滋补强壮，而且能够发挥解除平滑肌痉挛的作用。但实际上，方剂中配伍饴糖的目的，主要还在于其滋补强壮作用吧。

张仲景时代的虚劳，与现在作为经济大国的日本所能见到的虚劳，即使都用"虚劳"一词来表述，能说它们的实质内容是一样的吗？在张仲景的时代，营养不足＝虚劳＝虚弱，为此就必须要给患儿以甘甜可口的饴糖来补充营养。与之相比，在现代日本总能见到营养过剩的患者，但虚劳的病例却已经是极为少见了。所以，窃认为以饴糖补充营养，其必要性在现代日本已经是少之又少。当然，以幼童为治疗对象时，甘味药有易于服用的优点。

张仲景时代使用饴糖的目的在于补充营养，而今天在日本的使用目的则主要是以甘味药调味，配用饴糖的意义已经大有转变。在应用小建中汤时，对于不加饴糖也可服用的患儿，就可不用饴糖。小建中汤去饴糖而变身为桂枝加芍药汤，也不会失其功效。

小山诚次对小建中汤里饴糖的认识作为一家之言，是耶非耶，录于此谨供各位同道参考。

医案 4　舌痛症

〔患者〕女性，68 岁。

〔主诉〕舌痛、鼻咽不适。

〔既往史〕65 岁时因腰椎（L4）压迫性骨折接受手术。

〔家族史〕无特殊。

〔现病史〕舌面出现裂纹 4 年，并伴舌咽疼痛。1 年前开始到某大学附属病院耳鼻喉科系统诊查，未发现器质性病变，考虑为神经功能异常所致。遂接受了曲安奈德软膏以及麦门冬汤颗粒、琥乙红霉素、羧甲司坦等药物治疗，但症状反复，未见明显改善。咽部总感觉有痰黏附而不爽，舌痛。最近由骨质疏松症所致的腰痛加重，来本院就诊。

〔体格检查〕身高 138cm，体重 56kg，血压 130/80mmHg。体型肥胖，龟背。面色与皮肤无异常，睑结膜与球结膜正常，心音及呼吸音正常，肝脾未见肿大，颈部、腋下及腹股沟淋巴结也未见肿大。

〔汉方医学检查〕脉沉；舌面干燥，呈镜面舌，色红，皱裂；腹诊见腹力虚，腹满（±），心下痞硬（-），胸胁苦满（-），腹直肌挛急（-），脐旁部压痛（-），小腹不仁（+）。

〔治疗经过〕初诊时，向患者投用滋阴清热剂甘露饮。1 个月后转方为加味凉膈散，3 个月后换方为八味地黄丸，6 个月后换用了味麦益气汤。尽管方药中一直含有滋阴碍胃的地黄，不过患者并未出现胃部闷胀、食欲减退以及腹泻等症状。

从第 2 年 7 月开始，换方至被认为治疗伴有镜面舌的舌痛症有效的清热补气汤，舌痛逐渐减轻。以上方加用附子 1 克，其腰痛也得以改善，食欲增加。后仍以清热补气汤加附子 2 克，继续维持治疗。

〔考察〕清热补气汤，出自 1528 年成书的明代薛己《薛氏医案·口齿类要》，适应证是"治中气虚热口舌如无皮状，或发热作渴"。至今，一般认为该方是出自于 1602 年王肯堂的《证治准绳》。不过，比较可知《薛氏医案》在先，两书中所收载的清热补气汤的药物组成相同，所以可以认定该方应该是出自《薛氏医案》。

矢数道明就该方功效特点有如下记述："本方是由补脾胃之虚的补剂和润血之燥的润剂而构成。即以四君子汤补脾胃，当归与芍药补血虚，五味子、麦冬、玄参润津液枯燥，升麻清咽喉中热，且引诸药上行，作用于上部。有慢性胃炎的虚证之人，因胃的虚热而舌烂、舌乳头消失，好似剥了一层皮。本方用于自觉口中不适者。"

在本案例中，针对抗生素的连用导致胃热、脾虚，而其他汉方药也未见奏效，患者长期苦于舌痛和口中不适的状况，选用了清热补气汤。

需要鉴别的方剂有清热补血汤。该方的适应证所见舌象多以人字形裂纹为特征，比清热补气汤的血虚、阴虚程度更强。本例则以"口舌如无皮状"的镜面舌为主要目标，投用清热补气汤而奏效。

〔评按〕本例诊疗过程历经多次转方，参阅古今文献、勤求博采。所用方剂都属于后世方，也就是中国所称的时方。在诊疗思路上，重视基于寒热、虚实与脏腑、气血的辨证，同中医学所重视的辨证论治方法并无二致。

《薛氏医案》与《口齿类要》的关系是密不可分的。《口齿类要》

一卷，明代薛己所撰，成书于 1528 年（嘉靖七年）。内容阐述茧唇、口疮、齿痛、舌症、喉痹、喉间杂症等 12 类口齿科疾病的诊疗，每证之后即附验案与方剂，共载方 60 余首，每方均详论其适应证。本书还记载了骨鲠、诸虫、体气等疾病的证治，被认为是现存最早的中医口腔咽喉科专著。而《薛氏医案》，则是辑录薛己及其父薛铠撰著和校注的 24 种医书的合编本，《口齿类要》也成为其中的一部分。现存的《口齿类要》，有《薛氏医案》本、单册的明刻本、日本刻本及《中国医学大成》本，1949 年后也有排印本。

出自《口齿类要》的清热补气汤组成是：人参、白术、茯苓、当归、芍药各 1 钱（3 克），升麻、五味子、麦门冬、玄参、甘草（炙）各 5 分（1.5 克）。水煎服。如不应，加炮姜；更不应，加附子。

矢数道明先生对本方颇有研究。他认为清热补气汤可谓是舌病专方。对胃中虚热以致舌体溃烂、皲裂、舌乳头消失、表皮脱落、地图舌、口舌麻木、疼痛者，本方多效。

除八味地黄丸外，上述"医案 4"中所用过的处方，在日本都没有流通的颗粒成方制剂，所用的剂型都是汤药。在目前的日本，真正能够得心应手地组方加减并运用汤药的医生百无一二。这一是与多数医生没有学习和经历过汤方应用的训练有关，二是与受日本古方派传统的"方证相对"之诊疗思路和方法的影响相关，三是与在保险医疗体制内脱离了原方或药量超量的处方是难以被审查通过的医疗制度相关。

在日本的保险医疗范围内，使用汤药的一剂药量原则上不得超过 50g。日本医师如果要摆脱以上医保的束缚，就只能跳出医保诊疗体系，让患者自费治疗。

顺便谈谈本例患者的舌痛症及其相关的口腔黏膜病的汉方与中医学诊疗。舌痛症，也称灼口综合征，属于口腔黏膜病范畴。口腔黏膜病涵盖了除牙病以外的口腔所有疾病，多达 70 多种。常见的还有扁平苔藓、口腔溃疡、白塞氏病、干燥综合征、舌病、唇病、口干、口臭、牙龈炎、咽喉炎等。

2000 年，笔者作为日文版《中医临床》杂志的记者，在东京的采访活动中与日本齿科东洋医学会的冈村兴一会长相识，因他的力邀和举荐而加入该学会，并受托担任了该学会国际交流委员会委员长职务 8 年时间，负责推进该学会与中国中医学界以及中国口腔医学界的交流。日本齿科东洋医学会当时的会员数接近千人，可以说是那时继以汉方医学的研究和交流为宗旨的日本东洋医学会、以中西医结合研究和交流为宗旨的日本东方医学会之后的日本传统医学界里第三大专业学术团体，也是全球唯一独立的齿科领域传统医学团体。日本齿科医学会当时有 30 多家分会，齿科东洋医学会也位列其中。

在日本齿科东洋医学会里，笔者结识了许多热心学习和运用中药或针灸的齿科医师，也有潜心研究舌诊以及食疗的团队。

第五节　小结与展望

本章着重就日本平成时代以来汉方医学界的流派演变与学术动

向进行考察。在对近 30 年汉方医学概貌加以介绍的基础上，概观新近出现的流派与特点，并重点对其中的和汉诊疗派与日本中医学派的形成及其相关的研究加以评介。

一、小结

21 世纪的医疗进入循证医学时代，汉方医学的研究与应用也在与时俱进。医药学教育方面，日本政府分别在 2001 年、2002 年通令全国的医学和药学院部，要求把传统医药学内容引入"核心课程"之中。2008 年以来，"汉方医药概论"课程在全国 80 所医学院部都已成为必修科，随之也被纳入日本医师资格考试的命题范围。可以看出，尽管西医学在迅速发展，但日本医疗界以及民众对传统医学的需求和期待也在与日俱增。2011 年的全日本调查显示，约有 90% 的日本医师在临床中使用汉方疗法，这就是一个佐证。

在日本汉方医学复兴运动以及 20 世纪 90 年代以来的代际交替与现代发展之中，对于现代汉方医学的学术与流派演变来说，最具影响力的两大外来因素，莫过于西医学与中医学。昭和时代的古方派、一贯堂流后世派以及浅田流折衷派等流派，伴随着时代的发展，在学术主张与研究思路上不断有所改变。昭和时代后期的汉方医学界，已从整体上呈现出学派之间门户日渐模糊、彼此不拘一格、相互兼收并蓄，以及在汉方医学的各流派之间、汉方医学与西医学之间、汉方医学与中医学之间相互折衷的局面。

笔者认为，近 30 年来现代日本汉方医学界的最大特点就是多流派并存，彼此交融并折衷。平成时代形成的和汉诊疗派，即是以汉方古方派为基础，糅合后世派与中医学的学术以及西医学内容而"折衷"出的一个新流派；江部洋一郎所主张的"经方医学"虽然也被视为有别于古方派和中医学的一个流派，不过从江部以《黄帝内经》理论来探讨和发展仲景学说，以年代上最接近《伤寒论》《金匮要略》的《神农本草经》《名医别录》所论的药效作为《经方药论》的主要参考，可以看出江部的"经方医学"与吉益东洞流割离《黄帝内经》与《伤寒论》的关联、武断归结《药征》的古方派思路形成鲜明对照。用江部本人的话表述：说到底他还是日本经方派里的中医。

目前的日本中医学派，主要人员构成除了医师，还有药剂师与针灸师群体。其中的医师首先包括西医，他们学习和追求中医学的同时，对其他流派的学术，也会博采众长、不拘一格。可以说因地制宜、随俗为变的日本中医学派，并非"纯之又纯"的中医，他们具有与中国中医临床家不同的特点。以《宋以前伤寒论考》的主要作者冈田研吉、牧角和宏、小高修司为例，3人都是以往东京临床中医研究会的重要成员。身为临床医师的他们也都热衷于文献研究，他们网罗历代伤寒文献资料，探索《伤寒论》内容的形成、变迁及发展。多年不懈的努力结晶，是一部可让人联想到江户考证派研究的合著《宋以前伤寒论考》（东洋学术出版社，2007）。该书问世以来，得到日本汉方临床界、医史文献研究界以及中医界的关注。其中文版由杨文喆、张再良翻译，2018年经上海科学技术出版社出版发行。为此，是否能将这3位作者同时划归于考证派？答案或许是两可的。

总结本章对 1989 年以来现代日本汉方医学的考察，笔者认为目前汉方医学界中的流派，主要有延续昭和时代传统并演变而来的古方派、后世派余绪与新兴的和汉诊疗派、中医学派，以及东山再起的考证派。今天日本汉方医学界中流派的存在，与江户时代相比较，并非简单的、直线的一脉相承。

对于 2006 年安井广迪先生提出的平成时代以来日本汉方派、和汉诊疗派、中医学派、古典古方派、经方医学派、流行病学汉方派、平成汉洋折衷派、现代汉方派、考证派这样 9 个流派的划分，笔者认为其中的所谓日本汉方派、流行病学汉方派、平成汉洋折衷派、现代汉方派都是在现代日本汉方医学所处的大环境与大背景下，汉方医学界里出现的试图将汉方医学与西医学加以折衷及融合的新探索、新动向，而相关的探索并非某一流派专属或独具的，兼之尚未见到他们自成体系的学说，所以认为称之以流派还为时过早。

此外，目前在日本确有医师完全按照西医学的生理病理和药理学观点，用方病相对或者方症相对的思路与方法论，将汉方药以类似于中药西用的方式加以汉药西用。不过，这一实践是站在汉方医学立场之外的，笔者认为不应将他们视为汉方医学的流派。

二、展望

历经明治维新与大正时期的黑暗和浴火，在昭和时代涅槃重生、平成时代逐步振兴并正在继往开来的日本汉方医学，其今后的发展前景与方向如何呢？在此选介于日本引人关注的矢数道明、寺泽捷年、秋叶哲生、平马直树 4 人的观点，供各位读者参考。

（一）矢数道明的期望

2011 年，矢数芳英先生在《汉方医人列传——矢数道明》一文中回顾，其祖父 2002 年以 96 岁遐龄辞世，为汉方医学的复兴努力了一生。道明先生能够长寿，胸怀长远目标应该是他生命力的主要源泉。先生生前曾经提出汉方复兴的 4 个目标：①让日本东洋医学会加入到日本医学会之中。②在医疗机构里设立汉方科。③创设由政府支持的国立东洋医学研究所。④编写出统一的高水平的汉方医学教科书。

其一的日本东洋医学会加入日本医学会的目标，已于 1991 年实现；其二设立汉方科的心愿，也从 2008 年 4 月开始通过诊疗科目的组合而达成了。那么，日本汉方医学界今后应该如何前行？芳英先生认为，矢数道明与平马直树在 1993 年发表于《中医临床》的对谈里，道明先生下面的一番话可给我们启示。

就今后日本汉方医学应有的立场，我经常在思考。在西医学涌入日本、汉方医学被以德国流派的西医学取代的明治维新时期，汉方医学界也提出过多种多样的学说。其中有浅田宗伯的"和胆洋器说"、浅井国干的"实测究形论"等，这两人所追求的都是和魂洋才。亦即"取用西洋的知识，来充实日本的灵魂"。

不过，依目前的状况而言，我认为本间枣轩"立足于日本，兼收并蓄"的观点更为妥当。日本具有富于春夏秋冬的四季变化，能够吸取东西南北的各种思想，便于引入各种各样的文化，也有利于最新发展的环境以及传统和文化。

我认为，本间枣轩在其《内科秘录》的卷首所说的"吾之主张，在于活物穷理"这句话说得非常好，堪称人生至理。本间枣轩所处的时代，荷兰医学传入，日本的汉方医称之为"蛮人的医学"。不过，枣轩的观点却是"恶蛮夷，而未必悉排其术"，亦即应该尽量吸取对方长处。进而，枣轩还提出"博采于五大洲中，日试月验，一以归为活人，唯此乃神州之医道"。我认为，这一立场方为日本传统医学的立脚点。我们应该参考这一观点，以日本汉方医学的历史为依据，运用并发挥其中的精华。

按笔者理解，矢数道明先生对于汉方医学的未来发展，瞩望能在勤求古训、博采众方的传统理念基础上，进一步拓展国际视野，兼收并蓄研究成果，与时俱进地寻求发展。

（二）寺泽捷年的愿景

2009 年，在日本东洋医学会学术教育委员会主编的《专业医师用汉方医学教材——汉方专业医师研修课程准绳》的序篇"从历史看汉方"中，寺泽捷年从以下 5 点阐述今后的汉方医学。

（1）明确理论框架的不同。汉方医学的理论框架与西医学完全不同。为此，充分理解汉方医学的特质并在临床中活用非常重要。在重视前人以往经验的同时，还需要凭借自身的洞察力，迈向更高的证候学与治疗学水平。在此过程中，需要对前人主张的证候学或者自身所发现的特异方证进行有效性评价。而且，还应努力将作为隐性知识的临床见识转化为更为普遍的显性知识。

汉方医学是以积累如何从多方面处理机体信息的经验而为发展基础的个性很强的医疗体系，所以在该领域非常重视临床报告，大样本的前瞻性临床研究也不可或缺。前述的有效性评价就需要大样本的数据。而身为日本汉方特色之一的方证相对方法论，对如此检验方法而言毋宁说是有利的。

（2）两种理论框架的调和。欲把汉方医学与西医学这两种完全不同的理论加以融合或整合，是不可能的。大塚敬节在此提倡使用"和谐"，也就是"调和、和睦"，亦即承认彼此各自不同的理论框架，并使二者能够和谐共存。使用汉方方剂时，完全依据汉方医学的理论框架是极为重要的。不过，有些时候也可参考西医学的认识。例如，如果从头部 MRI 的影像看到有多发性的微小脑梗死病灶，就应该可以考虑到"瘀血"的存在。还有，前几年日本呼吸系统疾病学会在慢性阻塞性肺病（COPD）的治疗共识中，推荐了补中益气汤，这确实令人高兴。不过，站在与汉方医学相和谐的立场上，我们更期待该共识内能够加入"首选药为补中益气汤，如果无效可向汉方专门医师咨询"的内容表述。

（3）揭示汉方药起效的机理。汉方医学的理论框架并非以自然科学为基础，所以存在缺乏客观手段进行机理解释的问题。当然，要科学客观地阐明汉方医学确实并非易事，其中涉及多变量解析。如方药，必须以作为复合成分系统的药理加以研究，而这又会遭遇与元素还原论方法之间所产生的冲突和困境。

此前，我们报告过茵陈蒿汤具有可以阻止 Fas 配体所诱发的肝细胞的细胞凋亡作用，这主要是由山栀子所含有的栀子苷的糖索脱链后的京尼平苷所致。但是，茵陈蒿汤中的茵陈蒿与大黄并非没有发挥任何功效，利胆作用与泻下、抗氧化作用就是由茵陈蒿与大黄发挥的。所以，即使存在元素还原论方法的局限性，也还要尽可能地推进汉方医学的现代研究。近年来，出现了生物信息学的手段，这将是用于解析复杂系统的有力武器，期待着能在汉方医学的研究中加以运用。

（4）循证依据的构筑。无论汉方医学界如何强调汉方医学的价值，在如今以西医学的理论框架构筑起来的日本现代医疗制度下，汉方医学还是处于相当困顿的严峻局面之中。例如，在审查医疗保险相关的报销时，如果并用了西药与汉方药，一旦被认为是过度医疗，则被消去的一定是汉方药。要改变这一现状，构筑汉方医学循证依据的体系就十分重要。然而汉方医疗的特点是个体化诊疗，而循证医学强调基于多量病例解析的医学循证依据，二者存在矛盾，但是我们必须克服困难跨越这一难关。

（5）走向新的治疗学。近年来，有关国际标准的讨论也影响到日本汉方医界。不过，能明显地感受到其背后具有强烈的保护国家利益的意图。其实，日本是同时具有西医学与汉方这样两种医学范式的特殊国度，没有必要去追随所谓的国际标准。与此相应的是，我们要在东西医学的和谐之中构筑日本独自的医疗，通过提高临床疗效与医疗经济效率以满足国民的需求。我们确信，今后的汉方医学必将不可被忽视，持续承担其中的一翼。

寺泽先生明确表达了他对于汉方医学体系之主体性和独特性的强烈意识。他所期待的发展前景，是在保持汉方医学理论框架主体性的前提下，使之能与西医学体系和谐并存；与此同时，积极借用各种先进的现代方法和手段，去揭示汉方药的疗效机理，构筑其循证医学依据，以促进汉方医学与西医学之间的国际性沟通；为继续保持汉方医学的独特性，他认为没有必要去追求"国际标准"。

（三）秋叶哲生的思考

前面在介绍日本中医学派时，提到 2010 年秋叶哲生在《汉方之临床》上发表的《证的历史与现代的课题》一文。作者回顾了自 15 世纪的后世派鼻祖田代三喜以来，日本汉方医学界对于"证"的研究历程，尤其着力对给汉方医学的诊疗思路与方法带来深刻影响的吉益东洞"证"的认识进行了考察，还就战后汉方的复兴之中现代中医学对日本所产生的影响进行了回溯。

2018 年，作者对该文又进行了修订，秋叶先生认为，许多以内科诊疗为主，而又富有汉方医学临床经验的医师，近年来思及汉方医学现状时，每每会生出狭促与局限之感，认为整个汉方医学界正站在一个转折点。例如，日本的汉方临床目前几乎都是在以 148 种医疗用汉方制剂为治疗手段，现代日本汉方医学的长处与缺陷也大都集中于此。

那么，日本汉方医学今后的立足点与出发点应该在哪里呢？秋叶哲生认为，对现代汉方医学界来说，既怀有古方派的精神又能运用后世派知识的浅田宗伯，应该是最好的榜样。浅田宗伯身处江户幕府末期与明治维新转折期，被视为传统汉方医学界最后的巨匠。他对传统的医学经典造诣深厚，对单味药的本草学功效以及阴阳五行学说、五脏六腑等传统理论，也身怀敬意并能够恰到好处地加以理解和应用。而日本 2013 年修订过的《新一般用汉方处方的指导》，在内容上就体现出这一思量与倾向，秋叶认为这是非常令人欣慰的事。

《新一般用汉方处方的指导》，是对 2012 年 8 月《一般用汉方制剂承认基准》的内容与应用解说。20 世纪 70 年代以来的 30 多年间，日本政府承认的一般用汉方制剂共有 210 种处方（合加减方为 213 种处方），而在 2012 年版的《一般用汉方制剂承认基准》里，大幅度地增加到 294 种处方。

2013 年出笼的《新一般用汉方处方的指导》，最引人注目之处是充实了就各个方剂所限定的适用之"证"的解说。其概念的范围突破了以往古方派的阴阳、虚实以及气血水之界限，也囊括了涉及五脏六腑机能的日本后世派的病理概念，并涉及中医学的理论内容。从某种意义上说，在目前汉方诊疗中"证"的应用已经摆脱了日本汉方医学界以往固守的一些局限而切实地前行了。为此，可以说《新一般用汉方处方的指导》的出现意义重大。期待日本的大学教育也能对此加以参考和利用，以减少汉方医学界一些认识上的不统一。

作为结论，秋叶哲生认为，吉益东洞关于"证"的独特认识，从历史发展来看是属于异质性的，难以成为具有体系性学问的发源。综合各方面因素，新的后世派的学术展开，必将成为日本汉方医学发展的必然方向与趋势。他要为新的汉方后世派发展鼓呼。

或许读者对本章前文笔者根据安井广迪先生就平成时代的当代汉方医学流派划分而整理出的表 7-2 还留有印象，"日本中医学派"位列其中。该学派是 20 世纪 70 年代以来现代中医学引入日本之后逐步形成发展起来的，也被称为"平成后世派"。

分析秋叶哲生先生所倡导的"新的汉方后世学派"，其主体应该非"平成后世派"（亦即日本中医学派）莫属。

在汉方医学领域，千叶古方派的秋叶先生，于其至今跨越半个世纪的医疗生涯中，真挚求索，学贯东西。多年来，他作为秋叶传统医学医院的院长一直工作在临床第一线，同时还先后担任过日本东洋医学会副会长、日本东亚医学协会理事长以及庆应大学和千叶大学东洋医学部门等的客座教授。为了日本传统医学健康发展，他秉持历史责任感，多年来一直主张打破不同学派间的残垣而破壁前行。

笔者在与王凤英博士共同译著而和本书为姊妹篇的《日本汉方医学与中医学——江户医案纵横谈》一书中有所提及，秋叶哲生先生1995年曾经主动与我联系并诚恳交流，我当时在东洋学术出版社日文版期刊《中医临床》编辑部工作，他表达了想尽快消除日本医界内不同学派间隔膜并加强与中国中医学界交流的意愿。

笔者与他首次会面时，将地点选择在出版社旁紧邻车站的一家老酒馆，没想到秋叶先生分外高兴和感慨。因为那里离千叶古方派的开山者奥田谦藏先生晚年在千叶县市川市菅野的故居很近（文学家永井荷风、潜心于甲骨文研究时郭沫若先生的故居也都在那附近），那家酒馆是以往他追随藤平健老师并与同门伙伴进行交流时经常光顾的场所。

秋叶与平马两位医家长期以来具有良好私谊，他们对不同学派之间的学术交流以及日本传统医学整体的发展方向和前途，也都抱有强烈的忧患意识。在《日本汉方医学与中医学——江户医案纵横谈》中，他们通过对具体医案的解析，纵向就不同历史时期日本汉方各流派的特点，横向就日本汉方与中国中医学的异同而加以比较和讨论。如同秋叶先生发表于2007年《汉方与诊疗》的开篇中所述:"这标志着日本的汉方医学正走向一个不同学派之间能够相互交流并坦诚切磋的新阶段。"此言并非夸张。

自2007年6月至2012年10月,该系列内容在笔者也参与过创刊和编辑的日本《传统医学》(后改名为《汉方与诊疗》)杂志上连载,继而被笔者等汇编为20回内容的中文译作。

在杂志连载结束后,这两位医家的上述交流内容连同其续集的文字版和音频版,自2014年起都可从网页"汉方SQUARE"上查阅或收听,续集也已更新到2021年。作为日本"日经FM"的广播节目,多年来该系列内容也应听众要求而被反复播出,并以内容丰富多彩、深入浅出而脍炙人口,在日本医界赢得广泛关注。

(四)平马直树的见解

平马先生1978年大学毕业后直接进入北里大学东洋医学综合研究所,师从大塚敬节、藤平健、矢数道明先生等不同流派的名师学习汉方,也几乎同时开始了对中医学的钻研。那一时期,该研究所里风云际会,安井广迪先生、秋叶哲生先生都曾与他同事。

20世纪80年代后期,平马先生赴北京到中国中医科学院留学近两年,师从朱仁康、路志正等多位名老中医。其后,他长期活跃在日本中医学的临床、交流和普及领域,历任东京牧田综合病院中医诊所诊疗部长、平马医院院长、东京临床中医学研究会副会长和会长、日本医科大学东洋医学科兼职讲师。因学验俱丰、德高望重,2010年他被推举为日本中医学会(现名"日本中医药学会")的创会会长并且连任至今,是日本现代中医学派的代表人物。

2008—2010年,日文版《中医临床》杂志以"中医学的魅力——平马直树先生如是说"为题，分 8 期连载了对他的系列采访录，展示了他对日本中医学与汉方医学界现状和发展的许多深入思考，内容涉及中医学与汉方医学各流派间的古今源流和彼此特点，涉及在今日日本的传统医学界里继续倡导并推进中医学术普及和发展的必要性，涉及中医学派与以古方派余绪为代表的现代日本汉方医学各流派之间打破隔阂、加强对话和携手交流的必要性以及可能性，也提出为了日本传统医学界的健康发展，日本中医界的几个当务之急。

其一，回顾战后，特别是 20 世纪 70 年代以来，给现代日本汉方医学的学术带来最强烈刺激和影响的外界因素，首推西医学与中国的中医学。平马先生认为，日本对现代中医学的重新引入以及近年来日本中医学派的形成，主要是出于日本传统医学体系自身学术建设的需求。他列举了近年来在日本东洋医学会等学会交流中，不少学者即使于诊疗中运用的是古方派的"方证相对"思路与方法，但在解说疗效机制时，借用中医学的阴阳、脏腑、经络、八纲辨证等内容或方法者日趋增多。这就提示，古老而又年轻的中国中医学理论可以补充以古方派为代表的日本汉方医学学术体系的不足。所以，日本中医学派加强同汉方医学各流派的对话与携手，日本汉方医界密切并强化同中国中医学界的交流及合作，都是既有必要性、必然性，也具有迫切性的。

其二，日本中医学术的发展不能完全照搬中国的体系和模式，应该基于日本社会的需求和风土，根据因地制宜与因人制宜等原则，择要而从。无论是中药、针灸，还是药膳食疗、中医运动康复或养生，都需重视日本的人与环境的特点。

其三，中医学派要重视与目前在日本汉方医学各流派中依然居于主流和代表地位的古方派学者的交流。

自江户时代中期以来，香川修庵、吉益东洞等古方派中的极端者肢解并破坏了当时已被后世派逐步加以日本化的中医学体系。"方证相对，不问因也"；"医之学，唯方耳"的轻学偏术、唯重实用的论调，导致诊疗中无视寒热、虚实，一以祛邪排毒为务的现象出现。而自昭和时代中后期的 1976 年以来，大批汉方药的成方颗粒剂进入日本国家医疗保险体系，虽然可以在医保制度中享用汉方医疗，但也渐次出现难以加减应用的"颗粒成方"式诊疗，以及为迎合西医学诊断为基础的医保适用条件而削足适履的"病名汉方"式诊疗，导致现代汉方医学出现畸变与弊端。

平马先生在与秋叶先生就江户时代各流派名医医案所进行的多年研讨交流中体会到，运用中医学的理法方药等诊疗理论，是可以将包括吉益东洞等人在内的古方派医家医案，特别是对这些医家的诊疗思路和方法加以理解、考察和解说的。他认为，中医学者不会像东洞等人那样每每置寒热、虚实、标本等于不顾，一意固执"除恶务尽，斩草除根"的攻积逐邪思想。不过，古方派的诊疗也是渊源有自的，他们汲取了金元时代"攻邪派"名医张子和的学术。更何况，昭和时代以来学自古方派的医家们，在今天的诊疗中对其他流派的思路和方法大都能兼收并蓄，不再局限于方证相对及攻泻之法者已经越来越普遍。与此同时，从中医学立场上对古方派的医疗加以全方位的考察和评价，既可以让我们看到其中一些可圈可点之处，也可以让古方派了解中医学的理论与优势。

　　其四，为推进中医学以辨证论治为特点与核心的诊疗方法论在日普及发展，迫切需要在日本的汉方医学界开展中药学与方剂学的系统教育基础之上能够运用汤药组方加减的诊疗培训，并尽快在日本建立起中医临床的培训基地。

　　平马先生认为，目前以颗粒成方形式为主流的日本汉方医疗，是与以往古方派的"方证相对"式诊疗类似的。古方派历来有拘泥于成方、不喜加减应用的特点，由此也往往导致临床用方"知其然而不知其所以然"的结果，这在颗粒成方制剂成为今日汉方临床用药主要形式之际愈演愈烈。只需将特定症状、特定症候群或者特定病名与特定成方相对应便可处方以颗粒成药的"病名汉方"与"医保汉方"诊疗体系，也使得汉方医学的学术体系及其应用者的学术水平越发空耗和虚乏，传统医学的主体性也在逐步丢失。要改善这一局面，当务之急是在日本的汉方医学与中医学的教育中重新倡导中医辨证论治，强调理法方药和组方配伍，强化对于中药单味药的药性把握，以及对方剂的因人制宜、据证加减。与此相应，自然也需要尽快在日本建立起中医临床的培训基地。

　　为提高中医学术水平，推动日本的传统医学发展，平马先生还希望开展学习中日两国古今各流派"名老中医"学术经验以及中医学与汉方医学各家学说。他认为，古今各方各派学验俱丰的老中医们所留下的学术经验、各家学说是一座宝库，是我们继续前行的阶梯。通过系统学习与纵横比较，以"勤求古训，博采众方"的心态兼收并蓄，择善而从，才能成长为高水平的中医专家，才能进一步搞清今后日本传统医学的发展方向。

结　语

笔者借助大量日本的第一手文献，在本书中对汉方医学各流派的形成、发展和演变加以探讨，就各流派在诊疗中的思路、方法等学术特点进行了解析，并试与中国古今的中医学内容加以比较。日本汉方医学是中医学在海外的一个流派，二者有同有异，且进入现代以来彼此相互影响，你中有我、我中有你，互为镜鉴。

中医学与日本汉方医学的各个流派，历来都重视"证"的概念，重视对于"证"与"治"关系的研究。即使是在学术观点和立场上存在明显差异的中医学与汉方古方派，也存在都重视张仲景学说和经方学术的共同点。

而且，中医学强调辨证论治的诊疗思路与方法，汉方古方派则注重方证相对，这都是张仲景《伤寒杂病论》在临床运用之中的体现。

不仅如此，日本古今的各流派医家在诊疗思路和方法上，除辨证论治（辨证配剂、察证辨治）、方证相对（随证治之）之外，也运用方症相对、方病相对、以方测证、除外诊断、审因论治、审机论治、口诀汉方、标本论治、体质辨证、体质用药、时令用药，以及局限于传统语境中的辨证与辨病相结合式诊疗、参考东西方医学理论的汉兰折衷式诊疗、在现代医疗环境中的东西方医学整合诊疗（类似于中国"中西医结合治疗"）和专病专方（即病名汉方，依据西医诊断而选方用药）等多种诊疗思路及方法。

日本上述诊疗思路与方法，许多是深受中国金元以及明清时代医学影响的，也不乏出自日本医学界的研究探索。

在近些年来的日本，中医学与古方派所代表的汉方医学，常常因诊疗方法论的差异而被分别称为"辨证论治的医学""方证相对的医学"。不过，笔者认为如此说法不免过于简单化、公式化和标签化，是具有偏颇性和局限性的。

如前所述，包括古方派的汉方医家，古往今来于临床上所采用的诊疗思路和方法并非是单一的。"辨证论治"的内涵也在不断丰富。如中医界王琦教授提出"辨证—辨病—辨体质"的"三辨结合"诊疗模式，潜心于经方研究的黄煌教授提出诊疗要针对"方—药—人"的学说等众多探索。这些都表明中医学也一直在发展中，在临床上应灵活机动、不拘一格。

目前，在日本能够自主处方和用药者唯有医师。由于日本现今医疗制度和教育制度与中国不同，日本的医科大学仅有西医师的本科专业教育，没有中医药大学以及汉方医师或中医师的专业人才培养机制。所以，有志于汉方或中医学的临床医师，是医科大学毕业后为数不多的对传统医学抱有强烈兴趣的西医师。在日本现代临床上，致力于汉方或者中医学研究的医师，几乎没有仅仅应用汉方药（中药）的所谓"纯中医"或"纯汉方医"。虽然在日本东洋医学会和日本齿科东洋医学会中设立了学会认定的"汉方专门医"以及"齿科东洋医学专门医"制度，但是这些医师是类似于中国"西学中"或者"中西医结合"出身的医师。

而且，分析表7-2（日本汉方医学的新生流派一览表），从近年来日本汉方医学在新的学派酝酿和形成所展现出的学术思潮与动向或可看出，西医学业已成为影响甚至左右日本汉方医学发展特点及方向最为强烈和重要的因素。

由2019年开始进入令和时代的日本传统医学界，目前又面临着新一轮的代际交替，几个重要学派相关的学会团体之代表人物纷纷年逾古稀，正逐步淡出专业学术研究以及领导的第一线。新生代汉方或中医学临床医师或中青年学者中，以汉方医学或者中医学的继承和发展为己任、在传统学术的继承与发扬上学有根基并且以之据为自身的学术主体或发展本位者为数不多，后起之秀的出现并非轻而易举。

究其原因，时代因素与环境因素最为关键。一是目前日本的医师都出身于西医学。他们将传统医学据为自身学术的本位或主体，并从源到流地学习和继承传统学术，是难度很大并缺少现实性的；二是作为正统医学体系之外的汉方医学，从国家医疗政策而言，长期以来几乎得不到政府的扶持。从昭和时代汉方医学的复兴至平成时代的再发展，汉方医学的主力军是日本医学界中的有志之士和专业学术团体，以及与医药品相关的生产企业、出版机构等，他们协同努力、相互支持。这与中国政府大力支持中医药学的继承和发扬，从中央到地方皆为举国协同一体发展的环境及态势不同，传统医学在日本的生存与发展依然是困难重重，任重道远。

也正因如此，矢数道明先生一直以来都期待着日本能够尽快地建立起公立的汉方医学研究机构；而平马直树先生则对在日本早日设立中医临床的培训基地、开展以中药学与方剂学为基础的辨证论治诊疗能力培训教育而孜孜不倦地努力。

笔者在展望日本汉方医学的前景时，也同平马和秋叶先生一样，希望加强汉方医学各流派的交流与融合，加强中日两国之间的交流与合作。"同源异流、同根异枝"的中日两国传统医学在面对现实与未来的发展中，都面临着许多相似的难题，不断拓展具有深度、广度并富有成效的两国间的学术交流，必将有助于推动彼此的健康发展。笔者对此寄予殷切的期望。

与此同时，笔者对于汉方医学的发展也抱有一些隐忧。笔者认为日本汉方医学界在积极引入西医学的最新技术、方法或标准，力争标新立异地推进发展，这需要警惕传统医学的理论体系被改头换面地"肢解"，或被西医学内容喧宾夺主地"取代"，笔者甚至担心"废医存药"危机的再次出现。

或许这并非杞人忧天。笔者在与赵中振博士共同主编的《日本传统医药学现状与趋势》一书中，收录了20世纪90年代担任北里大学东洋医学综合研究所第三任所长的大塚恭男（大塚敬节先生之子）于"汉方医学的历史与现状"一文中的内容，因感触深刻，特摘抄于此。

"科学与传统的调和是个极为复杂的问题。东洋医学接受科学的洗礼是时代的要求，以药理研究为中心的基础医学研究进展速度之快超过预期，今天已经到了用药之际必须考虑生药药理作用的时期。不过，东洋医学中也存在着现代科学无法解释的因素，也正因如此，东洋医学才得以在高度发展的西洋医学中保持着特有的生命力。无论是药量问题，还是生药与方剂、脉诊与腹诊，以及更为复杂的"证"等问题，恐怕都不是目前的科学所能解决的。急躁冒进的科学突进，或许仅能得到些似是而非的东西。因此，我们需要的是，在全面保护东洋医学的同时，对其本质进行耐心的探索。从前东畑精一曾对我说过：'农学繁荣而农业灭绝。'这句话我至今记忆犹新。我希望我们能以此为戒，认真保护和发扬东洋医学。"

转眼间，近30年过去了，笔者认为大塚恭男先生的这番话，不仅为日本汉方学界敲响警钟，就中国的中医药学发展而言，也可以之为鉴。

参考文献

［1］黄帝内经素问［M］. 北京：人民卫生出版社，1979.

［2］灵枢经［M］. 北京：人民卫生出版社，1963.

［3］南京中医学院校释. 难经校释［M］. 北京：人民卫生出版社，1963.

［4］汉·张仲景. 金匮要略方论［M］. 北京：人民卫生出版社，1963.

［5］隋·巢元方. 诸病源候论［M］. 北京：人民卫生出版社，1963.

［6］唐·孙思邈. 备急千金要方［M］. 北京：人民卫生出版社，1955.

［7］唐·孙思邈. 千金翼方［M］. 北京：人民卫生出版社，1955.

［8］宋·陈言. 三因极一病证方论［M］. 北京：人民卫生出版

社，1963.

[9] 宋·太平惠民和剂局编. 太平惠民和剂局方 [M]. 北京：中国中医药出版社，1996.

[10] 宋·庞安时. 伤寒总病论 [M]. 北京：人民卫生出版社，1989.

[11] 宋·杨士瀛. 仁斋直指方论 [M]. 福州：福建科学技术出版社，1989.

[12] 宋·朱肱. 类证活人书 [M]. 上海：商务印书馆，1955.

[13] 金·成无己. 注解伤寒论 [M]. 北京：人民卫生出版社，1963.

[14] 金·王履. 医经溯洄集 [M]. 北京：中国书店影印，1985.

[15] 金·刘完素. 金元四大家医学全书·素问玄机原病式 [M]. 天津：天津科学技术出版社，1996.

[16] 金·李东垣. 东垣医集·兰室秘藏 [M]. 北京：人民卫生出版社，1993.

[17] 金·李东垣. 东垣医集·内外伤辨惑论 [M]. 北京：人民卫生出版社，1993.

[18] 金·李东垣. 东垣医集·脾胃论 [M]. 北京：人民卫生出版社，1993.

[19] 金·李东垣. 东垣医集·医学发明 [M]. 北京：人民卫生出版社，1993.

[20] 元·张子和. 金元四大家医学全书·儒门事亲 [M]. 天

津：天津科学技术出版社，1996.

［21］元·罗天益. 卫生宝鉴［M］. 北京：人民卫生出版社，1963.

［22］元·朱丹溪. 丹溪医集·局方发挥［M］. 北京：人民卫生出版社，1993.

［23］元·朱丹溪. 丹溪医集·脉因证治［M］. 北京：人民卫生出版社，1993.

［24］元·朱丹溪. 丹溪医集·格致余论［M］. 北京：人民卫生出版社，1993.

［25］元·朱丹溪. 丹溪医集·丹溪手镜［M］. 北京：人民卫生出版社，1993.

［26］元·朱丹溪. 丹溪医集·金匮钩玄［M］. 北京：人民卫生出版社，1993.

［27］元·朱丹溪. 丹溪医集·丹溪心法［M］. 北京：人民卫生出版社，1993.

［28］明·虞抟. 医学正传［M］. 北京：人民卫生出版社，1965.

［29］明·刘纯. 刘纯医学全书·玉机微义［M］. 北京：中国中医药出版社，1999.

［30］明·李梴. 医学入门［M］. 南昌：江西科学技术出版社，1988.

［31］明·王纶. 明医杂著［M］. 南京：江苏科学技术出版社，1985.

［32］明・吴昆. 医方考［M］. 北京：人民卫生出版社，1990.

［33］明・张景岳. 景岳全书［M］. 北京：人民卫生出版社，1991.

［34］明・龚廷贤. 龚廷贤医学全书・万病回春［M］. 北京：中国中医药出版社，1999.

［35］明・龚廷贤. 龚廷贤医学全书・寿世保元［M］. 北京：中国中医药出版社，1999.

［36］清・程国彭. 医学心悟［M］. 北京：人民卫生出版社，1963.

［37］清・沈金鳌. 沈金鳌医学全书・杂病源流犀烛［M］. 北京：中国中医药出版社，1999.

［38］清・吴谦. 医宗金鉴［M］. 北京：人民卫生出版社，1963.

［39］清・尤在泾. 伤寒贯珠集［M］. 上海：上海科学技术出版社，1959.

［40］清・张志聪. 张志聪医学全书・金匮要略注［M］. 北京：中国中医药出版社，1999.

［41］秦伯未. 中医临证备要［M］. 北京：人民卫生出版社，1973.

［42］陆渊雷. 金匮要略今释［M］. 台北：昭仁出版社，1976.

［43］明・吴又可著，浙江省中医研究所评注. 温疫论评注［M］. 北京：人民卫生出版社，1977.

［44］中医研究院. 岳美中医案集［M］. 北京：人民卫生出版

社，1978.

　［45］黄文东. 著名中医学家的学术经验（一）［M］. 长沙：湖南科学技术出版社，1981.

　［46］中医研究院西苑医院. 岳美中医话集［M］. 北京：中医古籍出版社，1981.

　［47］丁光迪. 中药的配伍与应用［M］. 北京：人民卫生出版社，1982.

　［48］杨维益. 明治前日本汉医简史［M］. 北京：北京中医学院，1983.

　［49］印会河. 中医基础理论［M］. 上海：上海科学技术出版社，1984.

　［50］黄文东等. 实用中医内科学［M］. 上海：上海科学技术出版社，1985.

　［51］柯雪帆. 中医辨证学［M］. 上海：上海中医学院出版社，1987.

　［52］严世芸. 中医学术史［M］. 上海：上海中医学院出版社，1989.

　［53］范行准. 中国病史新义［M］. 北京：中医古籍出版社，1989.

　［54］冷方南. 中医证候辨治规范［M］. 北京：人民卫生出版社，1989.

　［55］董其圣等. 恽铁樵遗著选［M］. 上海：上海科技文献出版社，1989.

［56］郭子光. 日本汉方医学精华［M］. 成都：四川科学技术出版社，1990.

［57］史世勤. 中医传日史略［M］. 武汉：华中师范大学出版社，1991.

［58］李以义. 百病皆生于痰［M］. 北京：学苑出版社，1991.

［59］李晶. 伤寒论方证药研究［M］. 哈尔滨：黑龙江科学技术出版社，1992.

［60］王庆国，贾春华. 日本汉医名方选［M］. 北京：中国科学技术出版社，1992.

［61］张丰强. 中医名方应用大全——现代方证学［M］. 北京：中国医药科技出版社，1992.

［62］张丰强. 伤寒学［M］. 北京：中国中医药出版社，1993.

［63］章真如. 朱丹溪学术论考［M］. 北京：中国医药出版社，1994.

［64］王琦. 中国腹诊［M］. 北京：学苑出版社，1994.

［65］潘桂娟，樊正伦. 日本汉方医学［M］. 北京：中国中医药出版社，1994.

［66］刘国正. 日本历代名医秘方［M］. 北京：中医古籍出版社，1994.

［67］贾春华. 日本汉医古方派研究［M］. 长春：长春出版社，1994.

［68］马继兴. 中医文献学［M］. 上海：上海科学技术出版社，1995.

［69］叶发正. 伤寒学术史［M］. 武汉：华中师范大学出版社，1995.

［70］黄煌. 中医十大类方［M］. 南京：江苏科学技术出版社，1995.

［71］陶广正，高春媛［M］. 古今名医医案选评. 北京：中国中医药出版社，1997.

［72］成肇智. 中医病机论［M］. 北京：中国医药科技出版社，1997.

［73］黄煌. 张仲景五十味药证［M］. 北京：人民卫生出版社，1998.

［74］廖育群，傅芳，郑金生. 中国科学技术史·医学卷［M］. 北京：科学出版社，1998.

［75］戴昭宇，赵中振. 日本传统医学现状与趋势［M］. 北京：华夏出版社，1998.

［76］梁茂新. 中医证研究的困惑与对策［M］. 北京：人民卫生出版社，1998.

［77］畅达. 汤方辨证及临床［M］. 北京：中国中医药出版社，1999.

［78］戴昭宇，赵中振. 2000 日本传统医药学现状与趋势［M］. 香港：亚洲医药出版社，2000.

［79］熊曼琪. 中医药学高级丛书·伤寒论［M］. 北京：人民卫生出版社，2000.

［80］张志斌. 古代中医妇产科疾病史［M］. 北京：中医古籍出

版社，2000.

[81] 森立之. 伤寒论考注 [M]. 北京：学苑出版社，2001.

[82] 任应秋. 中医各家学说 [M]. 台北：知音出版社，2002.

[83] 小曾户洋著，郭秀梅译. 日本汉方典籍辞典 [M]. 北京：学苑出版社，2008.

[84]. 廖育群. 扶桑汉方的春晖秋色 [M]. 上海：上海交通大学出版社，2013.

[85] 赵振兴. 小柴胡汤临证应用 [M]. 太原：山西科学技术出版社，2016.

[86] 杨大华. 皇汉医学选评 [M]. 北京：中国中医药出版社，2017.

[87] 刘士勇. 武士道与柳叶刀 [M]. 上海：上海世纪出版集团，2018.

[88] 朱章忠. 经方临床应用与研究 [M]. 广州：广东经济出版社，1997，3-8.

[89] 崔月犁. 中医沉思录（一）[M]. 北京：中医古籍出版社，1997，190-200.

[90] 任应秋. 中医的"辨证论治"的体系 [J]. 中医杂志，1955，(4)：19.

[91] 肖敏材. 谈"辨证"的涵义与用字 [J]. 北京中医学院学报，1984，(4)：2-4.

[92] 柯雪帆.《伤寒论》辨证方法研究 [J]. 中国医药学报，1987，2（2）：13-16.

［93］张笑平. 论病证之参合诊治［J］. 中国医药学报，1988，3（2）：53-55.

［94］杜如竹. 中医证候研究进展、评价及展望［J］. 湖南中医学院学报，1991，11（2）：58-61.

［95］梁茂新. 开展中医发生学研究的基本构想［J］. 中医研究，1994，7（2）：3.

［96］林绍基. 论痰饮实质［J］. 天津中医，1994，11（4）：41-42.

［97］符友丰. 论"证"的概念与"辨证论治"的思路［J］. 医学与哲学，1994，（8）：38-39，42.

［98］熊曼琪等. 辨病分证是仲景学说的灵魂［J］. 中医杂志，1994，35（4）：236-237.

［99］贾春华. 古方派对中国近代《伤寒论》研究的影响［J］. 北京中医药大学学报，1994，17（4）：5-9.

［100］干祖望. 病、症、证三字必须区别［J］. 医古文知识，1995，（4）：27-29.

［101］黎志钟. 日本汉方医学衰落轨迹［J］. 中国医药学报，1995，10（5）：56-59.

［102］靳士英. 疾病史研究室60年［J］. 中华医史杂志，1996，（3）：152.

［103］杨维益，王天芳，陈家旭，等. 关于中医证的概念及其定义的思考［J］. 中医杂志，1996（06）：370-373.

［104］杨维益. 关于中医"证"研究的思考［J］. 中国医药学

报，1996，11（1）：4-6.

[105] 韦黎. 證、证、症、候的沿革和证候定义的研究 [J].中国医药学报，1996，11（2）：4-9.

[106] 梁茂新等. 中医证的研究趋势蠡测 [J]. 中国医药学报，1996，11（2）：10-13.

[107] 孟庆云. 痰病原道说解 [J]. 中医杂志，1996，37（4）：200-201.

[108] 聂惠民.《伤寒论》病、证、症的结构与临床意义 [J].中国医药学报，1996，11（4）：4-6.

[109] 梁嵘. 对中医证候以及病证结构的思考 [J]. 北京中医药大学学报，1997，20（4）：20-21.

[110] 俞雪茹. 论中医学与日本汉方医学之异同 [J]. 医古文知识，1997，（4）：20-23.

[111] 陈家旭. 中医"证"研究的回顾与展望 [J]. 北京中医药大学学报，1998（01）：40-43.

[112] 朱建平. 关于我国疾病认识史研究的思考 [J]. 中华医史杂志，1998，28（1）：47-49.

[113] 王庆国. 日本汉方医学独特的病因论、证候论 [J]. 北京中医药大学学报，1998，19（1）：25-27

[114] 宋镇星. 论痰之特性 [J]. 新中医，1998，30（4）：5-7.

[115] 王玉中等. 辨病论治、辨证论治与对症治疗 [J]. 河南中医，1998，18（5）：265-266.

[116] 黄煌. 论方证相应说及其意义 [J]. 江苏中医，1998，19

（8）：3-5.

［117］王玉川. 关于"有是证用是方"的反思［J］. 北京中医药大学学报，1998，21（6）：2-4.

［118］刘耀等. 宋金元时期《伤寒论》方的发展［J］. 山东中医药大学学报，1999，23（2）：99-100.

［119］徐木林等. 证的定义［J］. 辽宁中医杂志，1999，26（4）：147-149.

［120］成肇智. 用"审机定治"取代"辨证论治"［J］. 山东中医药大学学报，1999，23（6）：408-411.

［121］郭秀梅等.《万安方》所载《伤寒论》片段简介［J］. 国医论坛，2000，15（4）：1-2.

［122］宋诚挚等. 中医学学术流派与中医学学术范式［J］. 医学与哲学，2001，22（6）：34-35.

［123］王真权等. 中医证实质研究的困惑及出路［J］. 医学与哲学，2001，22（11）：9-11.

［124］宋镇星. 中医证本质的研究方法与思路［J］. 中国医药学报，2002，17（3）：179-182.

［125］童舜华. 辨病与辨证论治的历史沿革［J］. 上海中医药杂志，2002，（6）：40-42.

［126］梁嵘. 日本汉方医学兴衰的历史启示［J］. 国际中医中药杂志，2006，28（2）：72-75.

［127］戴昭宇. 从日本临床探讨中医学的亚健康研究［J］. 世界中医药，2007，2（6）：323-325.

［128］金丽. 循证医学视野下吉益东洞"方证相对"与中医现代化［J］. 中医杂志，2012，53（21）：1824.

［129］戴昭宇，孙基然. 日本汉方医学的方证探析［J］. 香港中医杂志，2015，10（1）：77-79.

［130］杨喆，刘琴等. 朱丹溪"左瘀右痰"论治中风浅析［J］. 湖南中医药大学学报，2016，36（9）：33-35.

［131］丁代苗，郑洪.《类证辨异全九集》与朱丹溪医著的关系［J］. 中华医史杂志，2021，51（2）：111-116.

［132］戴昭宇. 痰的概念与中医病因学说研究反思［J］. 2000中医药国际学术会议特刊，香港：亚洲医药. 2000，（1）：58.

［133］戴昭宇，孙基然. 浅论与日本现代难治病相关的中医学研究课题［C］. 98 香港中医药防治现代难治病学术研讨会论文集，1998：113-116.

［134］戴昭宇. 日本古方派的伤寒论研究管窥——从医案解析入手［C］. 2008 中日张仲景学说交流会论文集，2008：67-74.

［135］戴昭宇，孙基然. 归真返朴论"痰饮"——日本考证学派的研究考察［C］. 中华中医药学会第 17 届国医仲景学说学术研讨会论文集，2009：163-167.

［136］戴昭宇. RCT 研究与日本对复方中药的应用现状［C］. 第六届台北国际中医药学术论坛论文集，2014：319-321.

［137］戴昭宇，孙基然. 对"同证异治"的日中医学文献考察［C］. 中华医学会医史学分会第十四届一次学术年会论文集，2014：468-471.

［138］戴昭宇. 日中古今医家医案的比较研究［C］. 世界中医药学会联合会医案专业委员会第一届学术会议论文集. 2014：7-11.

［139］漢·张仲景. 傷寒論［M］. 明趙開美本. 東京：燎原書店，1988.

［140］漢·张仲景. 金匱要略［M］. 元鄧珍本. 東京：燎原書店，1988.

［141］晋·陳延之. 小品方残卷［M］. 東京：北里研究所附属東洋医学総合研究所影印，1993.

［142］丹波康頼. 医心方：卷三：半井家本［M］. 大阪：エリエント出版社影印，1991.

［143］十二卷秘抄［M］. 半井家傳抄本. 大阪：大阪府立図書館石崎文庫藏.

［144］大塚敬節，矢数道明. 近世漢方医学書集成［M］. 東京：名著出版，1979-1983.

［145］田代三喜. 本方加减秘集［M］. 大阪：大阪府立図書館石崎文庫藏.

［146］田代三喜. 近世漢方医学書集成1：辨証配剂［M］. 東京：名著出版，1979.

［147］田代三喜. 近世漢方医学書集成1：三帰廻翁医書［M］. 東京：名著出版，1979.

［148］田代三喜. 近世漢方医学書集成1：和极集［M］. 東京：名著出版，1979.

［149］田代三喜. 近世漢方医学書集成1：当流大成捷径度印可

集 [M]. 東京：名著出版, 1979.

[150] 田代三喜. 近世漢方医学書集成 1：启迪庵日用灸法 [M]. 東京：名著出版, 1979.

[151] 田代三喜. 近世漢方医学書集成 1：当流诸治诸药之捷術 [M]. 東京：名著出版, 1979.

[152] 工藤訓正. 矢数道明先生喜寿紀念文集 [M]. 東京：医聖社, 1983.

[153] 曲直瀬道三. 診脈口傳集 [M]. 日本内閣文庫收藏. 東京：1931.

[154] 曲直瀬道三. 近世漢方医学書集成 1：啓迪集 [M]. 東京：名著出版, 1979.

[155] 曲直瀬道三. 近世漢方医学書集成 1：切纸 [M]. 東京：名著出版, 1979.

[156] 曲直瀬道三. 近世漢方医学書集成 4：出证配剂 [M]. 東京：名著出版, 1979.

[157] 曲直瀬道三. 曲直瀬道三全集：第 3 卷 [M]. 大阪：オリエント出版社, 1995.

[158] 曲直瀬道三. 曲直瀬道三全集：第 1 卷 [M]. 大阪：オリエント出版社, 1995.

[159] 曲直瀬玄朔. 近世漢方医学書集成 6：医学天正记 [M]. 東京：名著出版, 1979.

[160] 曲直瀬玄朔. 近世漢方医学書集成 6：十五指南篇 [M]. 東京：名著出版, 1979.

［161］森嶼玄勝. 内经病機撮要辨証［M］. 武田科学振興財団杏雨書屋所藏.

［162］畑黄山. 必読・漢方医学余璧叢書 1：医学院学范［M］. 大阪：オリエント出版社，1990.

［163］畑维龙撰. 臨床漢方診断学叢書：第 18 卷：脉案提要［M］. 大阪：オリエント出版社，1995.

［164］下津春抱. 臨床漢方処方解說：第三册：本邦名医類案［M］. 京都：オリエント出版社，1995.

［165］名古屋玄医. 近世漢方医学書集成 102：医方問余［M］. 東京：名著出版，1984.

［166］名古屋玄医. 黄帝内经要語集注 5：別册（一）：医学愚得［M］. 大阪：オリエント出版社，1990.

［167］名古屋玄医. 近世漢方医学書集成 102：丹水家训［M］. 東京：名著出版，1984.

［168］後藤艮山. 臨床漢方診断学叢書 28：艮山腹诊图说［M］. 大阪：オリエント出版社，1995.

［169］香川修庵述. 病因論［M］. 京都：京都大学図書舘富士川文庫所藏.

［170］芸備医学会. 東洞全集［M］. 京都：思文閣出版，1970.

［171］吉益東洞. 近世漢方医学書集成 11：方極［M］. 東京：名著出版，1979.

［172］吉益東洞. 近世漢方医学書集成 11：类聚方［M］. 東

京：名著出版，1979.

　　[173] 六角重任笔记. 日本漢方名医处方解說：古方系 1：古方
便覽 [M]. 大阪：オリエント出版社，1989.

　　[174] 中神琴溪. 小田慶一編《中神琴溪》：生生堂杂记 [M].
東京：燎原書店，1987.

　　[175] 中西深斎. 近世漢方医学書集成 35：傷寒論名数解
[M]. 東京：名著出版，1979.

　　[176] 川越衡山. 近世漢方医学書集成 76：傷寒論脉証式
[M]. 東京：名著出版，1984.

　　[177] 吉益南涯. 近世漢方医学書集成 37：続医断 [M]. 東
京：名著出版，1980.

　　[178] 吉益南涯. 近世漢方医学書集成 37：観証辨 [M]. 東
京：名著出版，1980.

　　[179] 和田元庸. 近世漢方医学書集成 39：傷寒论精義外傳
[M]. 東京：名著出版，1981.

　　[180] 和田東郭. 近世漢方医学書集成 15：蕉窗雑話 [M]. 東
京：名著出版，1983.

　　[181] 和田東郭. 近世漢方医学書集成 15：導水瑣言 [M]. 東
京：名著出版，1983.

　　[182] 和田東郭. 近世漢方医学書集成 15：蕉窗方意解 [M].
東京：名著出版，1983.

　　[183] 原南陽. 近世漢方医学書集成 88：叢桂亭医事小言
[M]. 東京：名著出版，1979.

［184］近世漢方医学書編集委員会編. 日本の漢方を築いた人人［M］. 東京：名著出版, 1984.

［185］本間棗軒. 薬室雑識. 臨床和方治験選集［M］. 大阪：オリエント出版社, 1998.

［186］石崎淳古. 臨床漢方内科叢書5：飲病論［M］. 大阪：オリエント出版社, 1996.

［187］目黒道琢. 近世漢方医学書集成107：驪家医言［M］. 東京：名著出版, 1983.

［188］多纪元简. 近世漢方医学書集成108：医賸［M］. 東京：名著出版, 1983.

［189］平野重誠. 臨床漢方診断学叢書20：病位辨義［M］. 大阪：オリエント出版社, 1995.

［190］吉田元瑞. 臨床漢方診断学叢書14：諸証部類［M］. 大阪：オリエント出版社, 1995.

［191］中莖謙. 臨床漢方診断学叢書14：証法格［M］. 大阪：オリエント出版社, 1995.

［192］山田業広. 臨床方証学叢書：経方弁［M］. 大阪：オリエント出版社, 1996, 302.

［193］淺田宗伯. 近世漢方医学書集成99：先哲医話［M］. 東京：名著出版, 1983.

［194］淺田宗伯. 近世漢方医学書集成99：橘窓書影［M］. 東京：名著出版, 1983.

［195］淺田宗伯. 勿誤薬室方函［M］. 東京：津村順天堂,

1983.

［196］西山英雄. 漢方医学の基礎と診療［M］. 大阪：創元社，
1969.

［197］大塚敬節. 漢方の特質［M］. 大阪：創元社，1971.

［198］富士川游. 日本医学史［M］. 東京：形成社翻印，
1972.

［199］奥田謙藏. 傷寒論梗概［M］. 東京：医聖社，1973.

［200］中山忠直. 漢方医学の新研究［M］. 東京：文理書院，
1974.

［201］富士川游. 日本医学史纲要 1［M］. 東京：平凡社，
1974.

［202］龍野一雄. 漢方医学大系［M］. 京都：雄渾社，1978.

［203］矢数道明. 明治 117 年漢方略史年表［M］. 東京：春陽
堂，1979.

［204］藤平健，小倉重成. 漢方概論［M］. 大阪：創元社，
1979.

［205］京都府医師会. 京都の医学史［M］. 東京：思文閣，
1980.

［206］細野史郎. 漢方医学十講［M］. 大阪：創元社，1982.

［207］矢数道明. 拓殖大学漢方医学講座読本［M］. 日本東洋
医学会，1981.

［208］酒井シズ. 日本の医療史［M］. 東京：東京書籍株式会
社，1982.

［209］矢数道明. 近世漢方医学史 ［M］. 東京：名著出版，1982.

［210］大塚敬節. 大塚敬節著作集：別册：東洋医学史 ［M］. 東京：春陽堂，1982.

［211］大塚敬節. 大塚敬節著作集 ［M］. 東京：春陽堂，1982.

［212］松本克彦. 漢方一貫堂の世界——日本後世派の潮流 ［M］. 東京：自然社，1983.

［213］石原明. 漢方名医の匙加減 ［M］. 東京：健友社，1984.

［214］安井広迪. 近世漢方治験選集 1：半井家とその医術 ［M］. 東京：名著出版，1985.

［215］安井広迪. 近世漢方治験選集 1：和気記抄 ［M］. 東京：名著出版，1985.

［216］安井広迪. 近世漢方治験選集 1：半井古仙法印療治日記 ［M］. 東京：名著出版，1985.

［217］藤平健. 漢方臨床ノート論考篇 ［M］. 大阪：創元社，1986.

［218］矢数道明. 明治 117 年漢方医学の変遷と未来・漢方略史年表 ［M］. 東京：春陽堂書店，1986.

［219］松本一男. 日本漢方腹诊叢書 ［M］. 大阪：オリエント出版社，1986.

［220］井上光貞，笠原一男，児玉幸多. 詳説日本史 ［M］. 東

京：山川出版社，1988.

　　［221］丸山敏秋. 黄帝内経と中国古代医学［M］. 東京：東京美術，1988.

　　［222］長谷川弥. 傷寒金匱研究叢書1：第1-6巻［M］. 大阪：オリエント出版社，1988.

　　［223］長谷川弥人. 必読・漢方医学余璧叢書：第1-11巻［M］. 大阪：オリエント出版社，1990.

　　［224］長谷川弥人. 温疫論研究叢書：第1-6巻［M］. 大阪：オリエント出版社，1990.

　　［225］日本漢方医学研究所. 新版漢方医学［M］. 東京：日本漢方医学研究所，1990.

　　［226］福井楓亭. 必読・漢方医学余璧叢書4：証治辨義［M］. 大阪：オリエント出版社，1990.

　　［227］藤平健. 漢方腹診概論［M］. 東京：緑書房，1991.

　　［228］藤平健. 漢方腹診講座［M］. 東京：緑書房，1991.

　　［229］矢数道明，坂口宏. 漢方無限——現代漢方の源流［M］. 東京：緑書房，1992.

　　［230］松本一男. 松本書屋貴書叢刊：第1-10巻［M］. 東京：谷口書店，1993.

　　［231］松本一男. 日本漢方名医処方解説20：別巻［M］. 大阪：オリエント出版社，1994.

　　［232］長沢元夫. 漢方の諸問題［M］. 東京：健友社，1994.

　　［233］オリエント出版社文献研究所. 臨床漢方診断学叢書

［M］. 大阪：オリエント出版社, 1995.

　［234］オリエント出版社文献研究所. 臨床漢方病証学叢書1：第1-6冊［M］. 大阪：オリエント出版社, 1995.

　［235］オリエント出版社文献研究所. 臨床本草薬理学選集1：第1-7冊［M］. 大阪：オリエント出版社, 1995.

　［236］オリエント出版社文献研究所. 家傳・秘傳・民間薬叢書：第1-7巻［M］. 大阪：オリエント出版社, 1995.

　［237］オリエント出版社. 黄帝内経稀書集成1：第1-6冊（馬継興等解題）［M］. 大阪：オリエント出版社, 1996.

　［238］オリエント出版社文献研究所. 臨床漢方内科叢書：第1-6冊［M］. 大阪：オリエント出版社, 1996.

　［239］オリエント出版社文献研究所. 臨床漢方婦人科叢書1：第1-6冊［M］. 大阪：オリエント出版社, 1996.

　［240］長谷川弥人. 傷寒金匱稀書集成1：第1-6冊［M］. 大阪：オリエント出版社, 1996.

　［241］小曽戸洋. 中国医学古典と日本［M］. 東京：塙書房, 1996.

　［242］寺澤捷年. 絵でみる和漢診療学［M］. 東京：医学書院, 1996.

　［243］江部洋一郎, 横田静夫. 経方医学——《傷寒・金匱》の理論と処方解説①［M］. 東京：東洋学術出版社, 1997.

　［244］オリエント出版社文献研究所. 臨床和方治験選集［M］. 大阪：オリエント出版社, 1998.

［245］寺澤捷年. 症例から学ぶ和漢診療学（第2版）［M］. 東京：医学書院，1998.

［246］小山誠次. エキス漢方方剤学［M］. 京都：メディカルユーコン，1998.

［247］小曽戸洋. 日本漢方医籍辞典［M］. 東京：大修館書店，1999.

［248］中川良隆. 漢方診療の原点——精選の治験300例［M］. 東京：源草社，2001.

［249］安井広迪. 日本漢方各家学説2002［M］. 日本TCM研究所，2002.

［250］田畑隆一郎. 傷寒論の謎・二味の薬徴［M］. 東京：源草社，2002.

［251］日本東洋医学会学術教育委員会. 入門漢方医学［M］. 東京：日本東洋医学会発行，2002.

［252］寺澤捷年，喜多敏明. EBM漢方［M］. 東京：医歯薬出版株式会社，2003.

［253］岡田研吉，牧角和宏，小高修司. 宋以前傷寒論考［M］. 东京：東洋学術出版社，2008.

［254］日本東洋医学会学術教育委員会. 専門医のための漢方医学テキスト［M］. 東京：日本東洋医学会発行，2009.

［255］寺澤捷年. 吉益東洞の研究——日本漢方創造の思想［M］. 東京：岩波書店，2012.

［256］青木歳幸. 江戸時代の医学［M］. 東京：吉川弘文館，

2012.

［257］鶴田敏由. 山本巌の漢方療法［M］. 京都：メディカル
ューコン，2012.

［258］新村拓. 日本医療史［M］. 東京：吉川弘文館，2013.

［259］舘野正美. 中国医学と日本漢方—医学思想の立場から
［M］. 東京：岩波書店，2014.

［260］小曽戸洋. 新版漢方の歴史［M］. 東京：大修館書店，
2014.

［261］小曽戸洋. 江戸時代医学・本草学資料の整理と研究
［M］. 東京：北里研究所東洋医学総合研究所. 2015.

［262］日本医学文化保存会. 酬医頓得［J］. 医学選粋，東京：
1982（29），9-15.

［263］馬場辰二，細野史郎，大塚敬節，等."証"を語る［J］.
漢方の臨床，1954. 1（1）：52.

［264］安西安周. 日本古医学派考（七）［J］. 漢方の臨床，
1960. 7（5）：34.

［265］安西安周. 日本古医学派考（九）［J］. 漢方の臨床，
1960. 7（7）：55.

［266］安西安周. 日本古医学派考（十）［J］. 漢方の臨床，
1960. 7（8）：57.

［267］安西安周. 日本古医学派考（十一）［J］. 漢方の臨床，
1960. 7（9）：51.

［268］安西安周. 日本古医学派考（十三）［J］. 漢方の臨床，

1960，7（11）：60.

　　［269］山田光胤. 折衷派の本質とその立場［J］. 漢方の臨床，1971，18（4-5 合併号）：129.

　　［270］藤平健. 併病の重要性について［J］. 日本東洋医学雑誌，1981，32（2）：7-11.

　　［271］小倉重成. 潜証（見落し易い証）［J］. 日本東洋医学雑誌，1981，32（3）：13-15.

　　［272］小倉重成. 潜証（見落し易い証）—続——［J］. 日本東洋医学雑誌，1982，33（2）：27-29.

　　［273］小倉重成. 潜証と顕証［J］. 日本東洋医学雑誌，1982，33（2）：15-17.

　　［274］寺沢捷年，篠田裕之，今田屋章，等. 瘀血証の症候解析と診断基準の提唱［J］. 日本東洋医学雑誌，1983，34（1）：1-17.

　　［275］藤平健. 偶中と口訣と併病［J］. 日本東洋医学雑誌，1983，34（2）：53-57.

　　［276］村松睦. 漢方医学の“証”について［J］. 漢方診療，1983，2（4）：2-24.

　　［277］山田光胤. 陰陽虚実の意義［J］. 日本東洋医学雑誌，1983，34（3）：1-5.

　　［278］小曽戸洋. 近世漢方医学書集成 107：目黒道琢解説［M］. 東京：名著出版. 1983，15.

　　［279］矢数道明. 近世漢方医学書集成 107：考証学派の頂点に

立つ桂山多纪元简の偉業［M］. 東京：名著出版. 1983，275-282.

　　［280］松田邦夫. 近世漢方医学書集成 15：和田東郭小傳［M］. 東京：名著出版. 1983.

　　［281］花輪寿彦. 近世漢方医学書集成 102：名古屋玄医について［M］. 東京：名著出版社，1984.

　　［282］王洪図. 八綱について（上）［J］. 中医臨床，1984，5（3）：74-78.

　　［283］長沢元夫. 江戸時代における復古医学について（1）［J］. 中医臨床，1984，5（1）：51-55.

　　［284］岡野正憲. 日本漢方の口訣について［J］. 日本東洋医学雑誌，1985，36（2）：1-5.

　　［285］小川新. 私の腹証研究［J］. 日本東洋医学雑誌，1987，37（4）：1-25.

　　［286］小倉重成. 虚寒証の顕在と潜在［J］. 日本東洋医学雑誌，1987，37（4）：27-33.

　　［287］福田佳弘. 併病の臨床意義［J］. 日本東洋医学雑誌，1988，38（4）：5-11.

　　［288］大塚敬節. 中国医学の簡易化—口訣の傳統［J］. 漢方の臨床，1988，35（12）：151.

　　［289］平馬直樹. 中医学と日本漢方の違い［J］. 東洋医学，1989，17（5）：111-119.

　　［290］安井広迪. 中医学と日本漢方との異同［J］. 現代東洋医学，1990，11（2）：120-122.

［291］藤平健. 併病について［J］. 日本東洋医学雑誌, 1992, 43（2）: 1-13.

［292］矢数道明. 曲直瀬道三の医学について［J］. 日本東洋医学雑誌, 1993, 42（2）: 1-14.

［293］山本巌. 証についての私見その②［J］. MDEICAL KAMPO, 1993,（11）: 12-19.

［294］遠藤次郎, 中村輝子, 八巻英彦. 痰の起源（一）——漢訳仏典にみられる痰の検討［J］. 日本医史学雑誌, 1993, 39（3）: 335.

［295］遠藤次郎, 中村輝子, 八巻英彦. 痰の起源（二）——梁以前の医書にみられる痰の検討［J］. 日本医史学雑誌, 1993, 39（4）: 543-553.

［296］秋葉哲生. 江戸时代における前半期近代医学の受容とわが国の古方派の医説との形成との関連についての一考察［J］. 漢方臨床, 1995, 42（10）: 34-44.

［297］戴昭宇, 尤立平, 梁永宣. 中国に於ける小柴胡湯の臨床応用［J］. 中医臨床, 1996, 17（2）: 36-43.

［298］戴昭宇. 疏泄について［J］. 中医臨床. 1996, 17（3）: 86-88.

［299］山田光胤. 日本漢方医学の傳承と系譜［J］. 日本東洋医学雑誌, 1996, 46（4）: 505-518.

［300］長沢元夫. 表裏内外について（一）［J］. 和漢藥, 1996年11月号, 1-9.

［301］戴昭宇. 症例を中心とした弁証のすすめ方④〔証に関する日中の認識の違い〕［J］. 中医臨床，1997；18（1）：49-55.

［302］真柳誠. 西洋医学と東洋医学、中国医学と漢方［J］. しにか，1997. 8（11）：12.

［303］寺澤捷年. 漢方医学——過去・現在・未来［J］. 日本東洋医学雑誌，1997，48（2）：163-176.

［304］山崎正寿.“証”を考える——浅田宗伯に於ける証［J］. 漢方研究，1997，（9）：4-14.

［305］戴昭宇. 症例を中心とした弁証のすすめ方⑥～⑧〔病機・証機・症機〕［J］. 中医臨床，1997；18（3）：42-49；1997，18（4）：70-72；1998，19（2）：72-76.

［306］戴昭宇.“症状のない疾患”に診療する中国のアプローチ［J］. 中医臨床，1998，19（2）：34-36.

［307］戴昭宇. 秦伯未先生の身体痛の医案［J］. 中医臨床，1998，19（4）：64-68.

［308］遠藤次郎，中村輝子，梁永宣.《酬医頓得》に見られる田代三喜の医説（一）——“牛八”“三帰”の意義［J］. 日本医史学雑誌，1998，44（1）：73-89.

［309］原敬二郎.“証”を考える［J］. 漢方研究. 1998，（1）：24-35.

［310］山田光胤. 東アジア傳統医学に於ける日本漢方［J］. 日本東洋医学雑誌，1999，50（2）：201-213.

［311］三上正利. 漢方へ船出される方へ［J］. 日本漢方協会

通訊，1999，55：2.

［312］戴昭宇．痰・饮・水・湿の鑑別診断［M］．東京中医学報，1999，8（1）：27-39.

［313］真柳誠．近代中国傳統医学と日本—民国時代における日本医書の影響［J］．漢方の臨床，1999，46（12）：1928-1943.

［314］真柳誠．医史学より見た日中傳統医学の継承と発展——乖離の史的認識から相互理解へ［J］．漢方の臨床，2000，47（5）：642.

［315］半井英江．半井家起源についての考察［J］．日本医史学雑誌，2000，46（3）：312-313.

［316］遠藤次郎，中村輝子．新発見の医書、田代三喜《本方加減秘集》に見られる医説——基本方と加減方［J］．日本医史学雑誌，2001，47（4）：797-818.

［317］安井廣迪．京都の漢方医達——曲直瀬道三・吉益東洞・和田東郭を中心に［J］．日本東洋医学雑誌，2001，51（5）：845-897.

［318］小山誠次．証—徴候としての、病名としての、体質としての証—［J］．日本医事新報，2001，8（18）：2.

［319］遠藤次郎，鈴木琢也，中村輝子．曲直瀬道三撰《医心正傳》の研究医書［J］．科学史研究，2002，41（223）：129-136.

［320］遠藤次郎，中村輝子．《延寿院切紙》における導道・三喜像［J］．日本医史学雑誌，2002，48（3）：398-399.

［321］寺澤捷年．東西医学の融和による新世紀医療の構築

［J］．日本東洋医学雑誌，2002，53（1-2）：11-35.

［322］青山廉平.《医断》、《斥医断》を中心について［J］．日本東洋医学雑誌，2003，54（2）：287-303.

［323］町泉寿郎，小曽戸洋，花輪壽彦．蔵書からみた大塚敬節の学問と人［J］．日本東洋医学雑誌，2003，54（4）：749-762.

［324］寺澤捷年．東洋医学におけるEBMの構築［J］．日本東洋医学雑誌，2004，55（1）：1-12.

［325］寺澤捷年．傷寒論の成立とその特異性［J］．日本東洋医学雑誌，2006，57（6）：799-804.

［326］安井廣迪．日本漢方諸学派の流れ［J］．日本東洋医学雑誌，2007，58（2）：177-202.

［327］岡部哲郎，木元博史，井齋偉矢，等．漢方のEBMはどうあるべきか［J］．日本東洋医学雑誌，2007，58（3）：433-473.

［328］牧角和宏，小高修司，黄煌，等．傷寒論再考——東洞生誕の地にちなんで—［J］．日本東洋医学雑誌，2008，59（2）：193-230.

［329］《中医臨床》編集部．平馬直樹先生に聞く・中医学の魅力 第1回 中医学の本質とは何か［J］．中医臨床，2008，29（4）：32-38.

［330］《中医臨床》編集部．平馬直樹先生に聞く・中医学の魅力 第2回 漢方を自在に操るために中医学を［J］．中医臨床，2009，30（1）：31-36.

［331］《中医臨床》編集部．平馬直樹先生に聞く・中医学の魅

力 第3回 老中医の臨床とその魅力 [J]. 中医臨床, 2009, 30
(2): 36-42.

[332]《中医臨床》編集部. 平馬直樹先生に聞く・中医学の魅
力 第4回 老中医の経験は中医学の魅力の宝庫 [J]. 中医臨床,
2009, 30 (3): 38-46.

[333]《中医臨床》編集部. 平馬直樹先生に聞く・中医学の魅
力 第5回 日本漢方との対話 [J]. 中医臨床, 2009, 30 (4): 34-
40.

[334]《中医臨床》編集部. 平馬直樹先生に聞く・中医学の魅
力 第6回 いまなぜ日本中医学会か [J]. 中医臨床, 2010, 31
(2): 30-36.

[335] 秋葉哲生. 医療用漢方製剤の歴史 [J]. 日本東洋医学
雑誌, 2010, 61 (7): 881-888.

[336] 秋葉哲生. 証の歴史と現代的課題 [J]. 漢方の臨床,
2010, 57 (11-12).

[337] 寺澤捷年. 和田啓十郎著《医界之鉄椎》と漢方の課題
[J]. 日本東洋医学雑誌, 2010, 61 (7): 938-955.

[338] 鈴木達彦, 遠藤次郎. 薬用量および服薬法から見た日
本漢方の流派——薬用量および分服の意義— [J]. 日本東洋医学
雑誌, 2011, 62 (3): 382-39.

[339] 高鵬飛, 宗形佳織, 詹睿, 等. 日中の伝統医学教育シ
ステムの相違 [J]. 日本東洋医学雑誌, 2012, 63 (2): 131-137.

[340] 寺澤捷年.《医界之鉄椎》から一世紀たって [J]. 日本

東洋医学雑誌, 2012, 63 (2)：89-97.

　　[341] 舘野正美. 吉益東洞の医学思想——中国古代医学思想との対比において [J]. 日本東洋医学雑誌, 2012, 63 (1)：41-48.

　　[342] 鈴木達彦. 吉益東洞十二律方の検討 [J]. 日本東洋医学雑誌, 2012, 63 (1)：15-24.

　　[343] 坂井由美, 並木隆雄. 奥田謙蔵《漢方古方要方解説》の方剤分類——我が国における類方分類の歴史上での位置付けと将来の課題— [J]. 日本東洋医学雑誌, 2012, 63 (2)：340-346.

　　[344] 鈴木達彦, 今村由紀, 平崎能郎, 等. 昭和期以降の日本漢方医学書における腹診所見の相違について——安中散と香蘇散の腹診所見の形成を中心として— [J]. 日本東洋医学雑誌, 2014, 65 (3)：167-179.

　　[345] 寺澤捷年. 新たな腹診法の工夫——立位診の提唱 [J]. 日本東洋医学雑誌, 2014, 65 (3)：231-235.

　　[346] 寺澤捷年. 胸脇苦満の発現機序に関する病態生理学的考察——胸脇苦満と横隔膜異常緊張との関連 [J]. 日本東洋医学雑誌, 2016, 67 (1)：13-21.

　　[347] 真柳誠. 証と症はややこしい證 [EB/OL]. [2023-03-30]. https：//square.umin.ac.jp/mayanagi/paper04/secom10.htm.

　　[348] 真柳誠. 漢方や東洋医学と呼ぶいわれ [EB/OL]. [2023-03-30]. https：//square.umin.ac.jp/mayanagi/paper04/secom02.htm.

后　记

　　笔者于 2003 年在日本执笔作为本书底稿的博士学位论文时，正赶上 SARS（非典）在中国肆虐；而今笔者修订此稿时，又因 COVID-19 新冠病毒在国际横行而不得不蛰居香港。时光流转，感慨无限。

　　长期以来，笔者一直以围绕着"证"与临床思维以及诊疗方法论进行汉方医学与中医学的比较研究。原因首先在于，笔者赴日留学后又连续在日本工作和生活了 20 多年，从事中医学的教育、编辑报导以及临床研究，参与并推动中日两国传统医学界交流的活动。笔者越发痛感有责任和义务向两国的同道对"同源异流、同根异枝"的中日传统医学的异同，提交较为深入的考察报告；其次，作为教师，笔者也深知传道授业中"授人以鱼不如授人以渔"的重要性。就中医学术而言，所谓"渔"，核心应是对诊疗思维与方法论的探讨和把握。在此方面，可以说中日两国的医学界恰可互为镜鉴。

　　说到世界传统医学领域，中医学以及作为中医学体系的一个分支的日本汉方医学，如今都是不可多得的硕果仅存者。对继往开来的二者而言，还必须与时俱进。然而长期以来，二者都背负着学术上的重重问题与包袱蹒跚前行，其现代发展与未来进程的方向何在？笔者认为，长期以来迷茫与争议的焦点，主要存在于对有关流派、"证"以及诊疗思维和诊疗方法论的探讨之中。

　　20 年前笔者开始构思的本书底稿，内容集中于对江户时期日本汉方医学界各个流派特点，特别是它们就"证"以及诊疗方法论的研究。本次修订，则结合近年来大量新的研究文献以及自身多年来对此课题更为深入、系统的考察与新近的思索，做了大幅度的增补。只是，一己的考察终属管中窥豹，难免偏颇以及挂一漏万。对于笔者的无知、偏颇或未察之处，还祈望中日两国的同道多多指正。

　　借此机会，笔者要向多年来一直热切关注海外中医学事业发展并担任本书策划编辑、责任编辑的高铭坚、周亚男两位热忱、尽职的女士，连同出版社相关的各位人士，致以最诚挚与最衷心的谢意！同时，也向多年来对笔者的学术研究予以热心指导和直率建言，还在百忙中拨冗审读本书稿并欣然为笔者题写序言的导师郑金生教授、挚友赵中振教授和张永贤教授，致以最诚挚的谢意！

　　谨以本书，敬献给长期以来为笔者付出太多的牺牲、一直支持并鼓励笔者的先父戴广明与慈母彭悦梅！敬献给多年来不断关怀笔者的年迈岳父王本显与岳母杨亚军等各位家人。

　　本书运用比较研究方法，对日本汉方医学古今主要流派的学术理论与临床特色，特别是围绕着诊疗的思路、过程和方法加以探讨。其中列举了众多不同时代、不同流派医家的临证案例，且每每通过与中国中医学的比较，解析日本汉方医学与中医学的异同，探讨不同流派的临床思维特点。

本书内容谈及了"证"的学术史、汉方医学各家学说及中日医学交流史等诸多相关学科，目的是尽可能客观、全面地将日本汉方医学古今的流派沿革及其特点介绍给海内外的中医药界同仁，冀以推进汉方与中医学临床思维，亦即诊疗方法论的交流与研究。同时，笔者也期望中日两国的同道能通过对本书内容的考察，将对方视为学术参照物，进而更好地知己知彼、相互借鉴。

作者的苦心和初衷，连同抛砖引玉的本书内容，如能得到读者的一些理解和认同，则与有荣焉！

笔者和王凤英博士联袂译著的《日本汉方医学与中医学——江户医案纵横谈》（原著：秋叶哲生 平马直树）与本书，探讨的都是日本汉方医学不同流派的诊疗特点，而研究方法也都以古今的日本医案为对象，内容上也恰有互补。比较而言，本书侧重于总论，前者则围绕医案展开讨论，纵向谈日本汉方医学的古今演变，横向则以中医学来同汉方医学加以比较，可谓偏重于各论。由此，这两书可称为同一系列的姊妹篇，谨供相参互见。

戴昭宇

2021 年 11 月 25 日

2023 年 10 月 16 日修讫

关于作者

戴昭宇，男，1962 年出生于北京。1980 年进入北京中医药大学中医系学习。1985 年本科毕业后，考入本校中医内科脾胃病专业，攻读硕士学位。在导师董建华教授与田德禄教授的指导下，完成"和胃通降，生肌托疮——以胃痈观点论治胃与十二指肠溃疡"的学位课题研究。之后，任该校附属东直门医院内科医师，主攻消化系统疾病的中医诊疗。1985—1989 年，参与了"七五"国家科技攻关项目重点课题"董建华教授胃脘痛和肝胆病电脑专家诊疗系统"的医理设计与部分临床验证的科研，还参与了教育部重点研究课题"慢性萎缩性胃炎癌前病变的中药治疗研究"的相关工作。

1989 年赴日本留学，在日本国立千叶大学专攻临床心理学。1993—2004 年，受聘担任日本东洋学术出版社日文版《中医临床》杂志编委和编辑、记者，并参与了日文版《传统医学》（后更名为《汉方诊疗》）杂志的创刊与编辑工作。同时兼任东京医疗福祉专门学校中医学非常勤讲师以及东京数家医疗机构的中医临床顾问。长期在日从事中医学的教育、研究和中日医学交流活动，并先后担任在日中国科学技术者联盟医学与药学协会秘书长、会长，日本齿科东洋医学会国际交流委员会委员长，埼玉医科大学东洋医学科非常勤讲师，特定非营利活动法人日中健康科学会理事长等职。2000—2003 年，师从中国中医科学院医史文献研究所郑金生教授，以"中日传统医学在诊疗领域的比较研究"为课题，完成《汉方医学主要流派"证"的学术史研究》学位论文，获得医学博士学位。2008—2013 年，受聘为东京有明医疗大学保健医疗学部针灸学科副教授，并取得日本针灸师资格。

2013 年以来，转职于香港继续从事中医学教学和临床研究。现任香港浸会大学中医药学院主任中医师、中医内科学教学负责人，兼任特定非营利活动法人日中健康科学会理事长、一般社团法人日本中医药学会国际交流委员会委员长、世界中医药学会联合会心身医学专业委员会副会长、世界中医药学会联合会经方专业委员会副会长、世界中医药学会联合会亚健康专业委员会副会长、《中医杂志》中文版编委、《香港中医杂志》编委。

作者至今发表专业论文近 100 篇、医学文稿 300 余篇。主编《日本传统医药学现状与趋势》《2000 日本传统医药学现状与趋势》，主编《中国保健食品指南》（日文），编辑《经穴名辞考》（日文），监译《经方医学》（中文），译著《日本汉方医学与中医学——江户医案纵横谈》等。作为编委，执笔参编专著近 10 部。

他的主要研究领域是围绕着诊疗思路与方法的中日传统医学比

较研究，以脾胃病、焦虑障碍为核心的中医心身医疗。尤其注重对临床医案的研究，相关成果还有"从案例学习中医的辨证论治"系列讲座、"开心戴夫的中医心身诊疗医话"系列等，并在日文版《中医临床》杂志以及香港《中医生活》等杂志专栏上连载。